Tomando Control de su Salud:

Una guía para el manejo de las enfermedades del corazón, diabetes, asma, bronquitis, enfisema y otros problemas crónicos

Virginia González, MPH, María H. Marin, B.A. Kate Lorig, RN, DrPH, Halsted Holman, MD, David Sobel, MD, Diana Laurent, MPH, Marian Minor, RPT, PhD

Bull Publishing Company
Boulder, Colorado

Bull Publishing Company
P.O. Box 1377
Boulder, CO 80306
800-676-2855
www.bullpub.com

ISBN 0-923521-66-6

The work is supported by: NIHNR Grant NR 04438 and California State Tobacco-Related Disease Research Program Award 6RT 0107.

Library of Congress Cataloging-in-Publication Data

Living a healthy life with chronic conditions. Spanish
      Tomando control de su Salud: Una guía para manejo de las enfermedades del
      corazón, diabetes, asma, bronquitis, enfisema y otros problemas crónicos / by
      Kate Lorig . . . [et al.].
      p. cm.
      Includes index.
      ISBN 0-923521-66-6
      1. Chronic diseases—Popular works. I. Lorig, Kate. II. Title.

RC108.L56518 2002
616'044—dc21   2001052929

10 9 8 7 6 5 4 3

Publisher: James Bull
Production: Shadow Canyon Graphics
Cover Design: Lightbourne Images

Tabla de Contenido

Agradecimientos

Este libro es el resultado de la colaboración y participación de muchas personas. Los más importantes son los primeros participantes del estudio y programa, Tomando Control de su Salud. A estos se agregaron otros participantes, a los cursos y estudio, en los Estados Unidos y México. A través de su participación y sus comentarios, estas personas nos compartieron la información que necesitaron para poder manejar mejor su salud, y nos ayudaron a desarrollar en forma más completa este libro y el programa Tomando Control de su Salud. También queremos agradecer a nuestros lideres o instructores del programa, por su apoyo, dedicación y compromiso para ayudar a las personas con enfermedades crónicas. De la misma manera queremos agradecer a todos los profesionales y a las organizaciones comunitarias que colaboraron en la realización del este programa.

La realización del programa y el libro no se hubieran sido posible sin el apoyo del National Institute of Nursing Research y del State of California Tobacco-Related Research Program. Así mismo en forma especial agradecemos a Paso del Norte Health Foundation y El Paso Diabetes Association.

Otras personas merecen ser mencionadas, especialmente quienes contribuyeron con su tiempo, esfuerzo, ideas, traducción y revisión de este libro y el éxito del programa: Susan Kayman, Lori Doyle, Dra. Teresa Bravo, Dr. Arturo Madrigal, Dr. Jesus Mendiolaza, Dra. Monica Ochoa, Blanca Schwarz, Lidia Bongiorno, Frank Villa, Claudia Ortega, Jesus Dora Maudeño-Moya, Mirna Sanchez, Esmeralda Fernández, John J. Marin y Damaso Rosas.

Finalmente, queremos agradecer a nuestro publicador Jim Bull. Jim siempre creyó en nuestro proyecto. Se dió cuenta de la necesidad en la comunidad latina y nos ayudó a realizar este libro para poder alcanzar a la población de habla hispana.

Capítulo
1

Visión General del Manejo Personal de Enfermedades Crónicas

UNA ENFERMEDAD CRÓNICA ES ALGO QUE NADIE QUIERE TENER. Sin embargo, la mayoría de nosotros desarrollará una o más de estas enfermedades en el transcurso de nuestras vidas. Aunque nadie las desee, las enfermedades o problemas de salud nos afectan a todos. Todos vamos a tener que pasar o manejar algún tipo de enfermedad desde unas muy simples, a otras muy complicadas; de unas temporales o que duran corto tiempo, a otras con las que vamos a vivir por el resto de nuestras vidas, las que llamamos enfermedades crónicas. Este libro se ha escrito con el propósito de ayudar a las personas con enfermedades crónicas a aprender que es posible vivir una vida plena y más saludable a pesar de la enfermedad. Esto puede parecer un concepto extraño. ¿Cómo una persona enferma puede vivir una vida más saludable? Para responder a esta pregunta necesitamos enfocarnos en las consecuencias que traen la mayoría de las enfermedades crónicas. Estas enfermedades, ya sean del corazón, hígado, presión alta, colesterol alto, asma, enfisema, diabetes, o cualquier otra enfermedad que se derive o se desarrolle de alguna enfermedad crónica, traen como consecuencia que la persona, en la mayoría de los casos, pierda su condición física y se sienta más fatigada. Esto a su vez causa estrés emocional, frustración, disgusto, enojo, depresión y desesperanza, haciendo que la persona sienta que pierde el control de su salud y de su vida. La buena salud se manifiesta en un cuerpo sano y mente sana. Aplicando este principio diríamos, una manera saludable de vivir con una enfermedad crónica es trabajar para vencer los problemas físicos y emocionales causados por la enfermedad. Para una persona con enfermedad crónica, la meta debería ser de alcanzar su mejor capacidad física posible, y a la vez mantener y mejorar su habilidad para hacer las cosas que más le gustan. De esta manera podrá disfrutar mejor de la vida. Este libro se ha desarrollado exactamente para ayudar a las personas con enfermedades crónicas a lograr esa meta.

Usted no encontrará curas milagrosas en estas páginas. Mas bien, se beneficiará de cientos de ideas y consejos que le ayudarán en el manejo de su enfermedad y su vida. Estos consejos vienen de médicos y otros profesionales en el campo de salud. Aun más importante, ofrecemos consejos de personas como usted que tienen la enfermedad y aprendieron a manejarla en *forma positiva*. Por favor, note que decimos *manejar positivamente* la enfermedad. Es importante enfatizar que cuando se tiene una enfermedad crónica no hay forma de evitar manejarla. Si usted decide no hacer nada y sólo sufrir, es una forma de manejar su enfermedad. Si usted sigue un tratamiento tomando sólo medicinas, es otro estilo de manejar la enfermedad. Usted logrará vivir una vida más saludable si maneja en forma positiva su enfermedad, obteniendo los mejores tratamientos que los proveedores de salud puedan ofrecer. Además de ser proactivo en el cuidado y manejo cotidiano de su salud. Esto le llevará a vivir una vida plena y productiva.

2

Tabla 1.1 Diferencias entre enfermedades agudas o curables y crónicas

Característica	ENFERMEDADES AGUDAS O CURABLES	ENFERMEDADES CRÓNICAS
Comienzan	En forma rápida e inesperada.	Gradual y lentamente.
Causas	Generalmente existe sólo un factor causante.	Existen varios factores causantes.
Duración	Un tiempo determinado o corto.	El tiempo es indefinido.
Diagnóstico	Comúnmente es preciso.	Generalmente es incierto, sobre todo al inicio.
Pruebas del diagnóstico	Con frecuencia son decisivas.	Con frecuencia no son decisivas y son limitadas.
Tratamiento	Comúnmente se curan.	Rara vez se curan.
Función del profesional	Seleccionar y dirigir el tratamiento.	Educar y trabajar en conjunto con el paciente.
Función del paciente	Seguir el tratamiento, hasta la recuperación.	Trabajar en conjunto con el doctor y otros profesionales a cargo de su tratamiento.
		Tomar responsabilidad por el manejo diario de su enfermedad.

En este capítulo vamos a ofrecer un panorama de las enfermedades crónicas. Hablaremos en forma general de los problemas más comunes causados por estas enfermedades. Además, ofreceremos algunas guías para desarrollar habilidades de manejo personal que son únicas o específicas a una condición en particular. Pronto usted notará que los problemas de las enfermedades y la habilidad para manejarlos tienen más en común de lo que usted se imaginaba. El resto del libro le ofrece información detallada que le ayudará a aprender y desarrollar todas las habilidades necesarias para el manejo personal de su enfermedad.

3

Las Enfermedades Crónicas

Para entender el significado de una enfermedad crónica vamos a clasificar los problemas de salud en general en dos grupos, "curables" y "crónicos". Las enfermedades curables son aquellas que se presentan en forma rápida e inesperada, y están relacionadas a un factor causante, se diagnostican fácilmente, afectan por un período determinado o corto y responden a un tratamiento o cirugía. En una enfermedad curable tanto el paciente como el doctor saben que esperar, no hay incertidumbre o dudas. El paciente normalmente sigue las instrucciones o tratamiento hasta su completa recuperación, y después puede seguir con su vida normal. Las enfermedades curables generalmente tienen un ciclo de empeorarse por un tiempo, ser tratados y recuperarse. Además, pueden variar de una condición simple a una condición de riesgo, pero la persona se recupera completamente. Finalmente, el éxito en el cuidado de una enfermedad curable depende del conocimiento y experiencia de su proveedor de salud para diagnosticar y administrar el tratamiento adecuado.

Algunos ejemplos de enfermedades curables son: una infección causada por un virus, bacteria o germen, como una gripa o influenza, una infección a la garganta, o pueden pasar de situaciones simples a complicadas; pero pueden ser tratadas con medicinas y curarse completamente. Una apendicitis, generalmente comienza con una señal rápida con náuseas y dolor en abdomen, el diagnóstico lo establece el médico con un examen físico, esto lleva a una cirugía para remover el apéndice inflamado. Después de un período el paciente se recupera completamente. Una torcedura, corte, luxación o ruptura de huesos causado por accidentes, en la mayoría de casos pueden ser tratados y curadas completamente.

Las enfermedades crónicas son diferentes. Se presentan en forma gradual y lentamente, a veces sin síntomas o malestares, pero van deteriorando nuestra salud en forma permanente. Podemos comparar con lo que sucede con una cerca de madera expuesta al medio ambiente sin protección. Con el tiempo la madera se comienza a deteriorar lentamente por el sol, la lluvia y el viento, muchas veces no lo notamos. Muchas enfermedades crónicas no presentan síntomas, y cuando estos aparecen generalmente la enfermedad está muy avanzada, como en el caso de la arteriosclerosis, donde la señal puede ser un ataque cardíaco, un derrame cerebral o apoplejía. En el caso de diabetes se puede presentar un coma diabético. En la mayor parte de artritis se inicia con un pequeño hormigueo o adormecimiento y avanza gradualmente. A diferencia de las enfermedades curables, las enfermedades crónicas tienen múltiples y diferentes factores causantes, incluyen el factor genético o hereditario, el estilo de vida (fumar, falta de ejercicio, vida sedentaria, falta de una alimentación balanceada, el estrés etc.), el medio ambiente y el factor fisiológico.

El diagnóstico de las enfermedades crónicas a diferencia de las curables puede ser difícil de determinar y a veces requiere muchas pruebas. Esto puede ser frustrante para aquellos que quieren una respuesta rápida. En la arteriosclerosis la señal puede ser un ataque cerebral o cardíaco; en el caso de diabetes la señal puede ser problemas con la visión, complicaciones con heridas que no cicatrizan o un coma diabético; en el caso de asma si no se controla un ataque severo puede ser fatal. En algunos casos, aunque el diagnóstico puede ser rápido, los efectos a largo plazo pueden ser difíciles de determinar como en el caso de un ataque cardíaco o derrame cerebral. La característica más importante de las enfermedades crónicas es la falta de un patrón regular donde se pueda predecir lo que va a suceder.

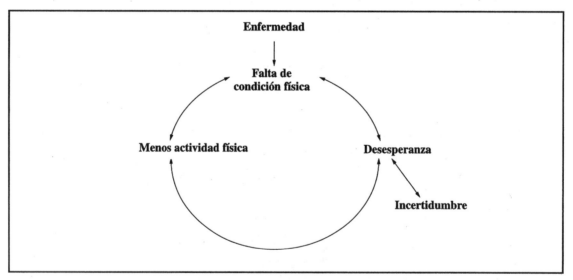

Figura 1.1 ***Ciclo de los Síntomas***

A diferencia a las enfermedades curables donde el paciente se recupera completamente, las enfermedades crónicas generalmente nos llevan a una persistente pérdida de la condición física. Debido a esto, la persona se cansa fácilmente y no puede realizar las actividades que antes hacía. Se ven forzados a abandonar las actividades recreativas como caminar, jugar deportes, salir con amistades, ir de compras, hacer las tareas o quehaceres del hogar, trabajar en el jardín, etc. Esta falta de actividad acelera la pérdida de la condición física. Al mismo tiempo, la pérdida de actividad física crea una incertidumbre acerca del futuro, esto a su vez crea un sentimiento de desesperanza y futilidad de que nada puede hacerse para mejorar la situación. Por supuesto, si creemos que no podemos hacer nada no haremos absolutamente nada, así se reforzará el sentimiento de desesperanza, perpetuando un ciclo vicioso de los síntomas. El problema principal de vivir con una enfermedad crónica es tener que batallar con el ciclo de pérdida de la condición física y pérdida de la esperanza de mejorar. (Revise la figura 1.1 del ciclo de los síntomas)

La Tabla 1.1 resume las diferencias entre las enfermedades curables y crónicas. A través de este libro examinamos formas de romper el ciclo de los síntomas y alejarnos del problema de pérdida de la condición física y de la pérdida de la esperanza de mejorar nuestra situación, que con frecuencia se siente como resultado de una enfermedad crónica.

¿Cuál es la Causa de una Enfermedad Crónica?

Para contestar esta pregunta necesitamos entender como opera el organismo. Como sabemos las células son la base o los cimientos (es decir los materiales como ladrillos, arena, cementos, etc.) que forman los tejidos y los órganos: el corazón, los pulmones, el cerebro, la sangre, los vasos sanguíneos, los huesos, los músculos, en realidad todo el cuerpo está formado de células. Para que una célula se mantenga viva y funcione en forma normal, deben suceder tres cosas: debe ser nutrida, recibir oxígeno y eliminar los productos residuales. Si por alguna razón la célula no puede realizar alguna de estas tres funciones se dice que la célula está enferma. Cuando las células se enferman no pueden realizar su función, los tejidos y órganos sufren, esto hará que usted "experimente" limitación en sus habilidades para realizar sus actividades cotidianas.

La diferencia entre unas enfermedades crónicas depende en qué órganos están siendo afectados y el proceso en el cual este efecto ocurre. Por ejemplo, en un ataque cerebral o apoplejía, los vasos sanguíneos del cerebro se bloquean o se rompen. Esto evita que el oxígeno y otros nutrientes lleguen al cerebro causando daño o lesión cerebral. Cuando esto ocurre, alguna parte del cuerpo controlado por el cerebro lesionado pierde su función. Por ejemplo, perdemos la habilidad de mover una pierna, un brazo, o parte de la cara.

Si usted tiene una enfermedad cardíaca, muchas cosas suceden. Por ejemplo, un ataque al corazón ocurre cuando no llega suficiente sangre al corazón, porque los vasos sanguíneos se bloquean. Esto se llama trombosis coronaria. Cuando esto sucede, se bloquea el paso del oxígeno al corazón causando lesión o daño al músculo cardíaco, produciendo dolor. El corazón que experimenta una lesión muscular, se debilita y no puede realizar su función normal. Un corazón débil no es capaz de bombear la sangre al torrente sanguíneo, por lo tanto, la sangre no puede llevar el oxígeno y los nutrientes a las células y los tejidos. Cuando la sangre no llega en forma eficiente al organismo los tejidos acumulan flúidos o sustancias, esto hará que la persona experimente fatiga y dificultad para respirar.

Con asma, bronquitis y enfisema las vías respiratorias se estrechan bloqueando o limitando el paso del oxígeno. En el caso del asma y bronquitis la dificultad es para que el *oxígeno* llegue a los pulmones. En el caso de enfisema la capacidad pulmonar disminuye, por lo tanto los pulmones no pueden pasar en forma efectiva el oxígeno a la sangre. En ambos casos hay una obstrucción del flujo de aire hacia dentro y fuera de los pulmones, privando al organismo del oxígeno en la sangre.

En la diabetes, el páncreas, una pequeña glándula del cuerpo, no produce suficiente insulina (hormona producida por el páncreas), o la insulina que produce no puede realizar su función eficientemente en el organismo. Sin la ayuda de la insulina las células del organismo no pueden utilizar la glucosa (azúcar sanguíneo) que lleva la sangre y que sirve para nutrir la célula y para producir energía. En las enfermedades del hígado y de los riñones, las células que forman estos órganos no funcionan adecuadamente; por lo tanto, estos órganos tendrán dificultad en cumplir su función de eliminar o desechar los residuos del cuerpo.

Hemos mencionado diferentes enfermedades crónicas, sin embargo, las consecuencias básicas de todas estas enfermedades son similares. Por ejemplo, pérdida o limitación en la función de algunos órganos debido a la reducción o falta de oxígeno, acumulación de productos residuales, o la inhabilidad del organismo de utilizar la glucosa (azúcar sanguíneo) para obtener energía. La perdida de la función también ocurre en la enfermedad como la artritis pero por diferentes razones. Por ejemplo, en la osteoartritis, el cartílago, el tejido firme y gomoso que se encuentra al final de los huesos y entre los "discos" que forman los huesos de la columna vertebral se desgasta, se deshilacha, o se sale de su lugar causando dolor. No sabemos claramente porque las células de los cartílagos se debilitan o mueren, pero los resultados son dolor e incapacidad.

Hemos visto hasta ahora, que todas las enfermedades crónicas empiezan al nivel de las células. Pero una enfermedad es más que el mal funcionamiento celular. También involucra los problemas que día a día tenemos que afrontar en nuestras vidas. Los que incluyen no hacer las cosas que queremos hacer (lo que nos gusta hacer) o la necesidad de cambiar nuestros hábitos y actividades sociales. En general, hasta que usted no siente los síntomas (dificultad para respirar, fatiga, dolor, mareos, problemas con la visión, etc.) no se dará cuenta que realmente tiene la enfermedad. Comparamos antes lo que sucede con una cerca de madera expuesta al medio ambiente, se comienza a deteriorar lentamente y muchas veces no lo notamos hasta que está muy dañada. Lamentablemente, muchas de las enfermedades crónicas avanzan silenciosamente sin dar señales hasta que están muy avanzadas.

Las causas biológicas de las enfermedades crónicas son diferentes, sin embargo, los problemas que causan a los pacientes son similares. Por ejemplo, la mayoría de las personas que tienen enfermedades crónicas sufren de fatiga y falta de energía. La alteración del sueño es un problema común. En algunos casos se tiene dolor y en otros, el problema es la dificultad para respirar. Estar discapacitado, hasta cierto punto, es parte de tener una enfermedad crónica. Puede ser la dificultad para usar las manos, debido a la artritis o a un ataque o apoplejía; dificultad para caminar debido a la falta de respiración, apoplejía, artritis o diabetes. Algunas veces la incapacidad proviene de la falta de energía o de encontrarse extremadamente fatigado.

7

Otro problema común de las enfermedades crónicas es la depresión, o el "sentimiento de tristeza o pesadumbre". Es difícil mantener una actitud alegre cuando su enfermedad le causa problemas que probablemente no desaparecerán. Acompañan a la depresión, el temor o incertidumbre acerca del futuro. Usted se preguntará, ¿seré capaz de mantener mi independencia? Sí no puedo ser capaz de cuidarme a mí mismo, ¿quién me cuidará?, ¿qué le pasará a mi familia?, ¿mi condición empeorará? La limitación para valerse por sí mismo, o la incapacidad y la depresión harán que la persona pierda la confianza en sí misma, afectando su autoestima.

Una de las cosas importantes que debemos aprender es que, debido a las similitudes entre las enfermedades crónicas, las principales tareas o habilidades que debemos aprender para manejar estas enfermedades también son similares. Además, para poder superar los problemas físicos y emocionales es necesario aprender la habilidad para resolver problemas que surgen durante el transcurso de su enfermedad. Estas tareas y habilidades incluyen desarrollar y mantener un programa de ejercicio, de nutrición, manejar los síntomas; hacer decisiones acerca de cuando buscar ayuda médica. Además, trabajar en forma efectiva con su médico; usar medicamentos, disminuyendo los efectos secundarios que estos puedan producir; buscar y utilizar los recursos en su comunidad, hablar con un familiar o amigo acerca de su enfermedad, y si es necesario cambiar sus actividades sociales. La tarea más importante de todas, posiblemente será aprender a responder a su enfermedad en forma continua, resolviendo día a día los problemas que se presenten. El cuadro 1, ilustra algunos de los problemas causados por las enfermedades crónicas más comunes.

Cuadro 1: *Problemas Comunes Causados por las Enfermedades Crónicas.*

POSIBLES PROBLEMAS CAUSADOS POR LAS ENFERMEDADES CRÓNICAS

Enfermedad Crónica	Dolor	Fatiga	Falta de aire o dificultad para respirar	Función física	Emociones
Acidez y reflujo gastro-esofágico	X				
Artritis	X	X		X	X
Asma y enfermedades pulmonares		X	X	X	X
Ataque / derrame cerebral (apoplejía)		X		X	X
Cálculos (piedras) en los riñones	X				
Cáncer	X	X		X	X
Diabetes	X	X		X	X
Dolor crónico	X	X		X	X
Enfermedades cardíacas	X	X	X	X	X
Enfermedad de HIV (SIDA)	X	X	X	X	X
Enfermedad inflamatoria del intestino	X				X
Enfermedad de Parkinson		X		X	X
Esclerosis Mútiple		X		X	X
Fallo renal		X			X
Hepatitis	X	X			X
Insuficiencia cardíaca congestiva		X	X		X
Presiona alta					X
Síndrome del intestino irritable	X				X
Ulcera péptica	X				X

De esta pequeña introducción usted podrá apreciar que las enfermedades crónicas tienen más en común de lo que pensábamos o veíamos a primera vista. En este libro, trataremos acerca del manejo de estas enfermedades crónicas. En la mayor parte del libro hablarémos más acerca de las tareas o habilidades más comunes para el manejo personal de estas enfermedades. Si usted tiene más de una enfermedad crónica, no se verá confundido de cómo o donde va a empezar. Las técnicas o habilidades que aprenderá para las enfermedades cardíacas también le serán útiles para las enfermedades del pulmón, artritis o ataque cerebral. Empiece con el problema o la enfermedad que más le afecta y le molesta. El cuadro 2 señala algunas de las habilidades o técnicas que tal vez necesita para manejar algunas de estas enfermedades específicas. Algunas de estas técnicas también son discutidas en otros capítulos que tratan de enfermedades específicas.

Antes de discutir las técnicas de manejo personal, vamos a hablar un poco más acerca de lo que para nosotros significa el manejo personal de enfermedades crónicas.

9

El Camino de las Enfermedades Crónicas

Para manejar una enfermedad crónica la primera responsabilidad que la persona debe asumir es entender su enfermedad y qué está pasando en su organismo. Esto significa, convertirse en una persona proactiva, aprendiendo cada vez más acerca de las causas y tratamientos para su enfermedad. También significa poner atención y observar cómo la enfermedad y los tratamientos afectan o generan cambios en su organismo. Las enfermedades son diferentes para cada persona, con la experiencia y la práctica usted y su familia se harán expertos en determinar los efectos de la enfermedad y sus tratamientos. Es más, usted es la única persona que siente y tiene que vivir con su enfermedad día tras día. Por eso, el observar su enfermedad y reportar correctamente a sus proveedores de salud son parte importante de convertirse en una persona proactiva en el manejo de su enfermedad. Como mencionamos anteriormente las enfermedades crónicas pueden subir o bajar en intensidad y no tienen patrón estable. Estas enfermedades no siguen ningún transcurso o camino recto, actualmente están llenas de subidas y bajadas.

La figura 1.2 (página 10) representa el camino que generalmente siguen las enfermedades crónicas después de la primera visita con su médico u otro profesional en el campo de salud. Aunque, la intensidad de los síntomas parecen que están al mismo nivel en las tres visitas, lo que ha pasado en el transcurso de esas tres visitas puede significar algo completamente diferente cuando el equipo de profesionales a cargo de su tratamiento está evaluando si mantienen o cambian su tratamiento. En el caso de la primera visita, los síntomas mejoran, entonces mantener estable

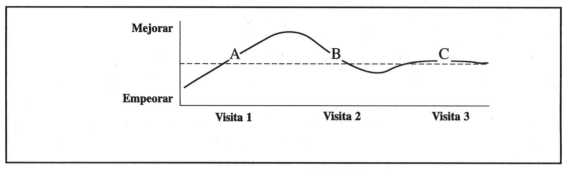

Figura 1.2 ***Transcurso de la Enfermedad***

10

o tal vez disminuir el tratamiento puede ser lo indicado. En el caso de la segunda visita, parece que las cosas empeoran, entonces lo indicado será elegir un tratamiento adicional. En el caso de la tercera visita, las cosas se han mantenido estables por un tiempo; entonces quiere decir que mantener ese tratamiento es la mejor opción.

Su experiencia y entendimiento de su enfermedad, así como reportar o comunicar claramente a su médico son con frecuencia los mejores indicadores del camino o la ruta que sigue su enfermedad. Su médico y cualquier otro experto en el campo de salud comúnmente depende de estos reportes para hacer sus decisiones. Aun más, si el profesional en el campo de salud anima y facilita el aprendizaje del paciente; y éste responde participando en las decisiones y siendo proactivo, podemos decir que se ha iniciado el "trabajo en conjunto" o una "sociedad" entre el paciente y sus proveedores de salud. Para ser más efectivo, el manejo personal de las enfermedades crónicas es muy importante la formación de esta sociedad, paciente-proveedor de salud.

Cuando uno desarrolla una enfermedad crónica, uno se vuelve más consiente de su cuerpo. Los síntomas pequeños que generalmente antes ignorábamos ahora pueden ser causa de preocupación. Por ejemplo, ¿es este dolor en el pecho una señal de un ataque al corazón?, ¿es mi dolor en la rodilla una señal que mi artritis se ha extendido? No hay una respuesta simple que reafirme o niegue estos temores y que se pueda a aplicar a todos los pacientes. Tampoco no hay una forma segura de clasificar las señales o síntomas serios de los simples o temporales, y saber cuáles son los que podemos ignorar o descartar.

Es de gran ayuda entender el ritmo natural de su enfermedad crónica. En general, los síntomas deberían ser reportados y chequeados por su médico si estos son *raros o poco usuales, severos, persistentes o se presentan después de haber usado un nuevo medicamento.*

A través de este libro, les ofrecerémos algunos ejemplos específicos de los

Cuadro 2: *Estrategias para Manejar las Enfermedades Crónicas, más Comunes*

HABILIDAD Y DESTREZA EN EL MANEJO PERSONAL

Enfermedad Crónica	Manejo del Dolor	Manejo de la Fatiga	Técnicas de Respiración	Relajación y Manejo de las Emociones	Nutrición	Ejercicio	Medicinas
Acidez y reflujo gastro-esofágico.					X		X

Otras "herramientas" útiles en el manejo personal de su enfermedad crónica
- Evite ingerir sustancias irritantes (Por ej., café, alcohol, aspirinas, medicinas antiinflamatorias no esteroides).
- Eleve la cabecera de la cama.

Enfermedad Crónica	Manejo del Dolor	Manejo de la Fatiga	Técnicas de Respiración	Relajación y Manejo de las Emociones	Nutrición	Ejercicio	Medicinas
Artritis	X	X		X	X	X	X

Otras "herramientas" útiles en el manejo personal de su enfermedad crónica
- Use objetos o aparatos que hagan más fácil sus actividades.
- Use apropiadamente las articulaciones.
- Use el calor y el frío.
- Tome descansos cortos durante sus actividades.

Enfermedad Crónica	Manejo del Dolor	Manejo de la Fatiga	Técnicas de Respiración	Relajación y Manejo de las Emociones	Nutrición	Ejercicio	Medicinas
Asma y enfermedades pulmonares		X	X	X		X	X

Otras "herramientas" útiles en el manejo personal de su enfermedad crónica
- Use inhaladores y un medidor de flujo respiratorio.
- Evite el contacto con lo que inicia su alergia.

Enfermedad Crónica	Manejo del Dolor	Manejo de la Fatiga	Técnicas de Respiración	Relajación y Manejo de las Emociones	Nutrición	Ejercicio	Medicinas
Ataque / derrame cerebral (Apoplejía)			X	X		X	X

Otras "herramientas" útiles en el manejo personal de su enfermedad crónica
- Use objetos o aparatos que hagan más fácil sus actividades.

Enfermedad Crónica	Manejo del Dolor	Manejo de la Fatiga	Técnicas de Respiración	Relajación y Manejo de las Emociones	Nutrición	Ejercicio	Medicinas
Cálculos (piedras) en los riñones	X				X		X

Otras "herramientas" útiles en el manejo personal de su enfermedad crónica
- Beba bastante liquido.
- Evite calcio o las sustancias oxálicas, dependiendo del tipo de cálculos.

a continuación

11

Cuadro 2: *Estrategias para Manejar las Enfermedades Crónicas más Comunes*

HABILIDAD Y DESTREZA EN EL MANEJO PERSONAL

Enfermedad Crónica	Manejo del Dolor	Manejo de la Fatiga	Técnicas de Respiración	Relajación y Manejo de las Emociones	Nutrición	Ejercicio	Medicinas
Cáncer	X	X		X	X		X

Otras "herramientas" útiles en el manejo personal de su enfermedad crónica
• Varía según el tipo de cáncer.
• Manejo de la cirugía, la radiación y la quimioterapia.

Enfermedad Crónica	Manejo del Dolor	Manejo de la Fatiga	Técnicas de Respiración	Relajación y Manejo de las Emociones	Nutrición	Ejercicio	Medicinas
Diabetes	X	X		X	X	X	X

Otras "herramientas" útiles en el manejo personal de su enfermedad crónica
• Hágase la prueba de sangre (glucosa) en casa.
• Inyección de insulina.
• Cuídese los pies.
• Cuídese la vista (retinas). Vaya al oculista y oftalmólogo regularmente.

Enfermedad Crónica	Manejo del Dolor	Manejo de la Fatiga	Técnicas de Respiración	Relajación y Manejo de las Emociones	Nutrición	Ejercicio	Medicinas
Dolor crónico	X	X		X		X	X

Otras "herramientas" útiles en el manejo personal de su enfermedad crónica
• Tome descansos cortos.
• Practique ejercicios específicos para su enfermedad.
• Acomode sus muebles ergonómicamente (para uso eficiente y práctico).
• Ajuste sus actividades.

Enfermedad Crónica	Manejo del Dolor	Manejo de la Fatiga	Técnicas de Respiración	Relajación y Manejo de las Emociones	Nutrición	Ejercicio	Medicinas
Enfermedades cardíacas	X	X	X	X	X	X	X

Otras "herramientas" útiles en el manejo personal de su enfermedad crónica
• Reconozca y vigile los síntomas y señales de un ataque al corazón.

Enfermedad Crónica	Manejo del Dolor	Manejo de la Fatiga	Técnicas de Respiración	Relajación y Manejo de las Emociones	Nutrición	Ejercicio	Medicinas
Enfermedad de HIV (SIDA)	X	X	X	X	X	X	X

Otras "herramientas" útiles en el manejo personal de su enfermedad crónica
• Prevenga las infecciones. (Practique sexo usando protección; mantenga la higiene).
• Vigile las señales de un principio de infecciones.
• Evite inyectarse droga intravenosa.

a continuación

12

Cuadro 2: *Estrategias para Manejar las Enfermedades Crónicas más Comunes*

HABILIDAD Y DESTREZA EN EL MANEJO PERSONAL

Enfermedad Crónica	Manejo del Dolor	Manejo de la Fatiga	Técnicas de Respiración	Relajación y Manejo de las Emociones	Nutrición	Ejercicio	Medicinas
Enfermedad inflamatoria del intestino	X			X	X		X
Enfermedad de Parkinson		X		X		X	X

Otras "herramientas" útiles en el manejo personal de su enfermedad crónica
• Manejo de la movilidad.

Esclerosis múltiple		X		X		X	X

Otras "herramientas" útiles en el manejo personal de su enfermedad crónica
• Manejo de la incontinencia urinaria.
• Manejo de la movilidad.

Fallo renal		X		X	X		X

Otras "herramientas" útiles en el manejo personal de su enfermedad crónica
• Diálisis

Hepatitis	X	X		X	X		X

Otras "herramientas" útiles en el manejo personal de su enfermedad crónica
• Evite ingerir alcohol, inyectarse droga intravenosa o medicinas tóxicas al hígado.
• Prevenga las infecciones (Por ej. para la hepatitis B y C, practique sexo usando protección, mantenga la higiene).

Insuficiencia cardíaca congestiva		X	X	X	X	X	X

Otras "herramientas" útiles en el manejo personal de su enfermedad crónica
• Vigile su peso diario.
• Limite el consumo de sodio/sal.

a continuación

13

Cuadro 2: *Estrategias para Manejar las Enfermedades Crónicas más Comunes*

HABILIDAD Y DESTREZA EN EL MANEJO PERSONAL

Enfermedad Crónica	Manejo del Dolor	Manejo de la Fatiga	Técnicas de Respiración	Relajación y Manejo de las Emociones	Nutrición	Ejercicio	Medicinas
Presión alta				X	X	X	X

Otras "herramientas" útiles en el manejo personal de su enfermedad crónica
• Vigile frecuentemente su presíon arterial. Use en casa una máquina para medirse la presión.
• Limite el consumo de sodio/sal.

Síndrome del intestino irritable	X			X	X		X

Úlcera péptica	X			X	X		X

Otras "herramientas" útiles en el manejo personal de su enfermedad crónica
• Evite ingerir sustancias irritantes (Por ej. café, alcohol, aspirinas, medicinas antiinflamatorias no esteroides).

---

pasos que pueden tomar cuando se presentan ciertos síntomas. Es aquí, cuando el trabajo en conjunto o "la sociedad" que han formado con su proveedor de salud se vuelve sumamente importante. El o ella puede ayudarle o guiarle a manejar los problemas o síntomas específicos. El manejo personal de la enfermedad, no significa que lo tiene que hacer solo. Lo que significa es que usted debe actuar o participar activamente en todo el proceso, convertirse en una persona proactiva. Si usted tiene preguntas, dudas o preocupaciones acerca de su salud, como persona proactiva, buscará ayuda, guías o consejos para manejar esos problemas.

Basándonos en todo lo que hemos mencionado, este término "manejo personal" puede parecer un término bastante simple. Para entender mejor el "manejo personal", podemos compararlo con el concepto de "dirigir o administrar" un centro de trabajo. Los gerentes que dirigen organizaciones no hacen todo el trabajo ellos mismos; ellos contratan y trabajan con "asesores o consultores" que les ayudan a hacer decisiones y realizar el trabajo. En su papel de gerentes, ellos son los responsables en tomar las decisiones y asegurarse que se lleven a cabo.

Como "administrador de su enfermedad", usted será responsable de tomar decisiones sobre su salud y asegurarse también de que estas se lleven a cabo, y manejar día a día los cambios o problemas que se presenten. Al decidir ser una persona proactiva anticipamos posibles contratiempos y emprendemos una serie de acciones para provocar cambios que favorecerán nuestra situación actual y futura. Para lograr esto, obtenemos información de diferentes "asesores o consultores", como familiares, amigos, doctores, terapeutas físicos, psicólogos u otros profesionales en el campo de la salud, las asociaciones o fundaciones de enfermedades crónicas o algún otro recurso comunitario. Nos rodeamos de un grupo de profesionales en el campo de salud que guíen y dirijan nuestro tratamiento. Sin embargo, una vez que tenemos toda esta información, depende de nosotros llevarlo a cabo o ponerlo en práctica. Todas las decisiones que pongamos en práctica afectarán de alguna manera a nuestra enfermedad y calidad de vida. Muchos de nosotros conocemos personas con problemas de salud serios que parecen vivir muy bien, y a otros, con problemas menores que parecen haberse dado por vencido ante la vida. La diferencia radica en la forma proactiva de cómo manejan su enfermedad.

15

Elegir convertirse en persona proactiva en el cuidado de su salud, es como ser el "gerente de una empresa"; y como en cualquier empresa este proceso puede ser una tarea que requiere mucho trabajo. Se le van a presentar muchas subidas, bajadas, curvas y caminos difíciles a seguir. Al aprender nuevas habilidades o destrezas, muchos de los problemas relacionados con enfermedades crónicas se pueden aliviar, evitarse o aún eliminarse.

El éxito de cualquier empresa radica primero en decidir qué queremos hacer, luego decidir cómo lo vamos a hacer y finalmente aprender nuevas técnicas y habilidades y llevarlas a cabo. Esta tarea está basada en aprender nuevas técnicas o habilidades y prácticarlas hasta dominarlas. La tarea del manejo personal de enfermedades está basada en este mismo proceso de aprender técnicas y habilidades hasta dominarlas e incorporarlas, integrándolas en forma permanente a nuestro estilo de vida. Recuerden, cualquier actividad nueva que elijamos toma tiempo y práctica hasta convertirnos en "maestros o expertos". Es más, dominar estas técnicas o habilidades es una de las tareas más importantes en la tercera edad.

En este libro ofrecemos cientos de nuevas técnicas, habilidades y estrategias que pueden ayudarle a aliviar algunos de los problemas causados por las enfermedades crónicas. No esperamos que usted ponga en práctica todas las técnicas, pero sí que seleccione o escoja algunas. Experimente, trate cosas nuevas. Establezca sus propias metas. Lo que usted decida hacer, tal vez no es tan importante, como la confianza y el control que sentirá al realizar algo que *usted eligió* y que sí *quería* hacer. Sin embargo, hemos aprendido que el puro conocimiento de técnicas o habilidades no es suficiente. Muchos de nosotros necesitamos una forma práctica de incorporarlas diariamente a nuestras vidas.

Casi siempre, los primeros intentos no tienen éxito y los resultados positivos casi no se aprecian. Por eso, nos resulta fácil regresar a nuestros viejos patrones de comportamiento, en vez de adquirir nuevas técnicas o habilidades que parecen difíciles. Por muy difícil que parezca, la llave del éxito para el manejo de las enfermedades crónicas es adquirir conocimientos necesarios para evitar complicaciones.

Uno de los métodos más importantes para dominar nuevas técnicas es establecer metas concretas, llevarlas a cabo y evaluar los resultados. En las siguientes páginas, ofreceremos sugerencias acerca de cómo hacerse propósitos para cumplir metas a corto plazo. Si usted decide utilizar estos principios, es casi seguro que tendrá éxito en el manejo de los síntomas de sus enfermedades crónicas.

16

Técnicas y Habilidades de Manejo Personal

Nuestra forma de actuar está generalmente regida por nuestra forma de pensar o por la opinión que tenemos acerca de esa situación. Por ejemplo, si usted piensa que tener una enfermedad crónica es como haber caído en un abismo profundo, usted tendría dificultad en tratar de salir de ese abismo, o tal vez podría pensar que es imposible sobrevivir esa situación. Su forma de pensar determina en gran parte lo que le sucede y cómo maneja sus problemas de salud.

Las personas que tienen más éxito en el manejo personal de su enfermedad son aquellas que piensan en su enfermedad como en un camino. Este camino tiene subidas, bajadas, curvas etc. A veces este camino es plano y suave. Otras veces este camino puede ser áspero y difícil. Para atravesar este camino uno tiene que usar muchas habilidades y estrategias. Algunas veces podrá avanzar fácilmente, otras tal vez tendrá que ir más despacio. En el camino encontrará obstáculos que deberá superar.

Las personas capaces de manejar su enfermedad crónica con más éxito son aquellas personas proactivas que han aprendido técnicas y habilidades para superar aquellas barreras y obstáculos que encontraron en el camino.

Estas habilidades se dividen en tres categorías:

- *Habilidades para manejar la enfermedad*
  Cualquier enfermedad requiere que usted implemente nuevas cosas. Esto puede incluir tomar medicina, usar inhaladores u oxígeno. Significa visitar con más frecuencia a su médico o proveedor de salud. A veces requiere que haga nuevos ejercicios o cambie sus hábitos alimenticios. Todo esto forma parte del trabajo que usted tiene que hacer para manejar su enfermedad.

- *Habilidades necesarias para continuar con su vida normal*
  El hecho de tener una enfermedad crónica no significa que toda su vida debe parar. Todavía hay muchas cosas que hacer: continuar sus relaciones familiares,

mantener sus amistades, responsabilidades de trabajos. Las cosas que antes hacía sin pensar o sin problemas ahora pueden ser más difíciles debido a la enfermedad crónica. Usted tal vez necesite aprender nuevas habilidades para mantener sus actividades diarias y disfrutar de la vida.

- *Habilidades necesarias para manejar sus emociones*
  Cuando recibe un diagnóstico que tiene una enfermedad crónica, su futuro cambia, también cambian sus planes y su estado de ánimo y emociones. Muchas de las emociones son negativas. Pueden incluir enojo: "¿Por qué a mí? No es justo"; depresión: "Ya no puedo hacer nada, ni vale la pena"; frustración: "No importa lo que yo haga, nada cambiará. No puedo hacer lo que yo quiero"; o aislamiento: "Nadie entiende, nadie quiere estar cerca de una persona que está enferma". Para recorrer el camino de una enfermedad crónica, se requiere aprender habilidades para trabajar con estas emociones negativas, y poder manejarlas.

17

Con este cuadro de fondo, usted puede empezar a convertirse en una persona proactiva pensando acerca de las habilidades de manejo personal para:

1. Manejar el trabajo de cuidar su enfermedad.
2. Manejar el trabajo para continuar con sus actividades diarias.
3. Manejar los cambios emocionales que trae consigo una enfermedad crónica.

Tareas para el Manejo Personal

1. **Cuidar su enfermedad** (como tomar medicina, hacer ejercicio, visitar a su médico, describir y comunicar sus síntomas clara y completamente, cambiar sus hábitos alimenticios).

2. **Llevar a cabo sus actividades normales** (quehaceres del hogar, trabajo, actividades sociales y familiares, etc.).

3. **Manejar sus cambios emocionales** (cambios de sentimientos que vienen de su enfermedad, como el enojo, incertidumbre acerca del futuro, cambios de expectativas, de metas, y a veces depresión. Tambien usted puede incluir cambios en las relaciones con sus familiares y amigos).

En este libro usted encontrará información que le ayudará a aprender y ensayar nuevas técnicas y habilidades para convertirse en persona proactiva en el manejo personal de su enfermedad. Este *no* es un libro de estudio que tiene que leer completamente. Le sugerimos que lea los primeros dos capítulos y luego revise la *tabla de contenido* para encontrar los capítulos con la información que usted más necesita. Siéntase libre de saltearse todos los temas que no son de interés. Así podrá enfocarse y aprender las habilidades que necesita para recorrer su propio camino de enfermedades crónicas.

18

Capítulo
2
___

Convirtiéndose en Persona Proactiva
en el Cuidado de Su Salud

SERÍA IMPOSIBLE VIVIR CON UNA ENFERMEDAD CRÓNICA SIN CONVERTIRNOS EN PERSONAS PROACTIVAS. Tenemos la enfermedad y de alguna manera tenemos que manejarla. Podemos responder de dos formas a nuestra enfermedad: podemos ser pasivos, o podemos ser proactivos. Elegir ser pasivos significa no hacer nada y gradualmente perder la habilidad de hacer las cosas que nos gustan. Elegir ser proactivos, significa participar activamente en el proceso y tratamiento de nuestra enfermedad, mejorando nuestra calidad de vida y evitando complicaciones. Algunas personas manejan su enfermedad aislándose de todo y de todos en la vida. Prefieren quedarse en cama y se vuelven menos sociables. Sus enfermedades pasan a ser el centro de su existencia. Otras personas en las mismas condiciones y con los mismos síntomas manejan sus enfermedades, incorporándolas como parte de sus vidas. Para lograr esto, ellos han hecho algunos cambios en las cosas que acostumbraban hacer o han encontrado otra vía para poder realizarlas. Sin embargo, para estas personas la vida continúa siendo completa y activa. La diferencia entre estos dos extremos no es la enfermedad sino la forma cómo la persona que padece una enfermedad crónica decide manejarla.

En el trabajo y en la casa, usted es responsable de tomar decisiones y asegurarse de que se lleven a cabo. Al decidir ser una persona proactiva, anticipamos posibles contratiempos que sabemos nos suceden y emprendemos una serie de acciones para provocar cambios que favorecerán nuestra situación actual y futura. De la misma forma se aplica este principio a las personas que tienen enfermedades crónicas. Para ser proactivo(a) en el cuidado de su enfermedad, su tarea es informarse de todo lo posible acerca de ésta y asumir responsabilidad por su cuidado cotidiano. Para lograr esto, podemos obtener información de familiares, amigos, doctores, terapeutas físicos, psicólogos u otros profesionales en el campo de la salud, asociaciones y fundaciones como la del pulmón, el corazón y diabetes, o algún otro recurso comunitario.

Estas personas nos proporcionan información, consejos o sugerencias; como personas proactivas es de nuestro interés decidir cómo vamos a utilizar esta información. Todas las decisiones y acciones que pongamos en práctica afectarán de alguna manera a nuestra enfermedad y calidad de vida. Muchos de nosotros conocemos personas con problemas de salud serios que parecen vivir muy bien, y a otros con problemas menores que parecen haberse dado por vencido ante la vida. La diferencia radica en la manera positiva y la actitud proactiva de las personas que parecen vivir bien.

Elegir convertirse en persona proactiva en el cuidado de su salud también significa trabajar en conjunto con otras personas, y sobre todo, reconocer que el manejo personal de sus síntomas es un trabajo de todos los días y a veces nada fácil. Al igual que los problemas que surgen en las relaciones interpersonales, existen muchos cambios y correcciones en el proceso de convertirse en persona proactiva. Al aprender nuevas habilidades y adquirir nuevas aptitudes, muchos de los problemas relacionados con diferentes enfermedades se ven aliviados y pueden evitarse o aún eliminarse.

Pero, ¿cómo comenzar? El secreto del éxito es primero aprender un conjunto de habilidades y acciones, practicarlas hasta dominarlas por completo e integrarlas a su estilo de vida. De la misma forma como un niño(a) empieza a leer las letras del abecedario, después aprende sus sonidos y sus combinaciones hasta llegar al conocimiento de frases sencillas y después de años de práctica puede leer una novela completa. Podríamos decir que lo mismo se aplica para casi cualquier actividad nueva que escogemos realizar. Toma tiempo convertirnos en maestros de una actividad.

Este libro contiene una gran variedad de técnicas nuevas que le pueden ser útiles para el alivio de algunos de los problemas causados por las enfermedades crónicas. Sin embargo, hemos aprendido que el conocer las técnicas y/o aptitudes no es suficiente, también necesitamos una forma práctica y la habilidad para incorporarlas en nuestra vida cotidiana. Desafortunadamente, los primeros intentos suelen dejar mucho que desear, especialmente porque no vemos resultados positivos. Parecería más sencillo regresar otra vez a nuestros viejos patrones de comportamiento que tratar de adquirir nuevas habilidades, las que pueden ser más difíciles. Uno de los mejores métodos para dominar nuevas aptitudes es haciéndonos metas concretas. En las siguientes páginas, resumimos algunas sugerencias sobre cómo hacerse propósitos para cumplir metas. Si usted decide utilizar estos principios, es casi seguro que tendrá éxito en el manejo de los síntomas de su enfermedad.

Al igual que cualquier nueva técnica, ser proactivo también es una habilidad que debe ser aprendida y practicada. Para convertirse en persona proactiva en el manejo de su enfermedad usted debe seguir los siguientes pasos:

1. Decida lo que desea lograr (su **meta** a mediano o largo plazo).
2. Busca todas las **alternativas para cumplir su meta**.
3. Haga planes concretos a corto plazo (**propósitos**, acuerdos consigo mismo).

4. **Lleve a cabo** sus propósitos/acuerdos.
5. **Revise** los resultados obtenidos.
6. Realice **correcciones** o cambios conforme sea necesario.
7. Prémiese usted mismo por los logros alcanzados.

Decidir lo que Quiere Lograr—Metas

Decidir o escoger lo que queremos lograr es tal vez la parte más sencilla del proceso para convertirse en persona proactiva. Piense en todas las actividades que le gustaría hacer. Por ejemplo, una persona quería lograr caminar 20 pasos cuesta arriba para visitar a su hija en un día festivo. Otra persona quería perder peso para controlar mejor su diabetes; otra persona quería poder ser más sociable. En cada uno de estos casos, les llevaría al menos varias semanas o aún meses cumplir la meta final. De hecho, muchas metas parecen sueños irrealizables y por esta razón, a veces no tratamos de alcanzarlas. Sin embargo, un buen programa de manejo de su enfermedad empieza con metas y propósitos concretos que se puedan realizar. Tome unos minutos para escribir aquí sus metas a largo o corto plazo.

Mis metas son:

1. _____

2. _____

3. _____

Ponga un asterisco (*) al lado de la meta que usted quisiera lograr primero.

Buscar Alternativas para Lograr Su Meta

Existen muchas formas de alcanzar una meta específica. Por ejemplo, la persona que quería caminar 20 pasos cuesta arriba podría comenzar un programa para caminar lentamente al inicio, ejercicios de fortalecimiento de las rodillas, aprender a utilizar un bastón o comenzar a subir algunas escaleras cada día. La persona que deseaba perder peso podría decidir dejar de comer entre comidas, dejar de comer postre, no comer alimentos fritos o empezar un programa de ejercicio aeróbico. La persona que quería poder ser sociable, podría asistir a clases, a grupos en iglesias u otras organizaciones o grupos de apoyo en la comunidad. Incluso participar en clases de ejercicios u ofrecerse como voluntaria para alguna causa social. A veces para una persona puede ser difícil pensar en todas las opciones. Si encuentra problemas, puede acudir a alguien que le pueda orientar (un consejero, asesor, etc.). Comparta sus metas con familiares, amigos, y profesionales que puedan ayudarle. Puede llamar a organizaciones comunitarias como la Asociación del Pulmón, Corazón o la Fundación de Artritis. Puede usar el Internet. No pregunte qué debería hacer. Pregunte, en vez por sugerencias o ideas para lograr su meta. También es importante hacer una lista de opciones que pueda realizar.

22

Tenga en cuenta que muchas opciones no se consideran porque uno piensa o asume que no existen o que no trabajan. Nunca asuma, primero investigue si la opción puede funcionar para usted. Por ejemplo, una persona había vivido en su ciudad toda su vida y pensaba que conocía todos los recursos de su comunidad. Cuando se le presentaron dificultades con su seguro de salud, una amiga que vive en otra ciudad le sugirió que se contactara con un consejero de seguros. La persona descartó esta sugerencia porque creía que ese servicio no existía en su ciudad. Sólo meses después y a través de su amiga, llamó la agencia local de ayuda para personas mayores, se enteró que habían tres agencias en su ciudad que prestaban consejería para seguros y ella no sabía. Estos servicios comunitarios existen en casi todos los Estados Unidos, la persona de este caso asumió que en su comunidad no había. En pocas palabras, asumir es el peor enemigo de las personas proactivas.

Existen varias formas para alcanzar la meta que uno se propone: usted sólo tiene que escoger cómo va a hacerlo. En las siguientes líneas, haga una lista de las opciones para alcanzar su meta, y después escoja una o dos con las que le gustaría empezar a trabajar.

Posibles opciones

1. _____

2. _____

3. _____

4. _____

5. _____

6. _____

Estableciendo Metas a Corto Plazo. Hacerse Propósitos

Llamamos propósito a un plan a corto plazo que requiere de acciones específicas y que usted está seguro(a) de poder realizar en las próximas semanas. Aprender a incorporar estos planes o propósitos semanales le proporcionaría una nueva aptitud para manejar los síntomas de su enfermedad. La mayoría de nosotros podemos incorporar hábitos que nos harían más saludables, desafortunadamente, no lo hacemos. Por ejemplo, muchas personas con enfermedades crónicas pueden caminar, aunque sólo sean distancias cortas, otros lo pueden hacer por distancias mayores. Sin embargo, muy pocos establecen y ponen en práctica un programa de ejercicio, a pesar de conocer los beneficios. Por esta razón, recurrimos a hacernos propósitos para realizar nuestras metas; quiere decir que nos proponemos hacer algo y lo cumplimos. Revisemos todos los pasos para hacernos un propósito.

Primero, decida qué quiere realizar esta semana. Por ejemplo, la persona que quiere subir escaleras puede empezar subiendo 3 escaleras cuatro veces por semana. La persona que quiere perder peso, puede dejar de comer entre comidas 3 días de la semana. Esta acción debe ser algo que en verdad quiere realizar, además debe ser realista; elija algo que pueda realizar, con la finalidad de alcanzar una meta a largo plazo.

Entonces, puede hacer un plan específico. Esta es la parte más importante en la realización de su propósito. Decidir lo que quiere hacer sin un plan para llevarlo a cabo no tiene ningún valor. El plan debe contener al menos lo siguiente:

1. ***¿Qué es exactamente lo que va a hacer?*** Por ejemplo, ¿qué distancia va usted a caminar, cómo va usted a comer menos, cuál técnica de relajación va usted a practicar, qué actividad desea realizar?

2. ***¿Cuánto?*** Por ejemplo, caminar en la vecindad durante 15 minutos alrededor de la cuadra, subir tres escalones, dejar de comer 1 ó 2 bocadillos al día, escribir dos cartas.

3. ***¿Cuándo va a hacer la actividad?*** Esto debe ser específico: antes de la comida, durante el baño, cuando regrese del trabajo, etc. Relacionar una nueva actividad con un hábito viejo es una buena forma de asegurarse de llevarla a cabo.

4. ***¿Cuántas veces va a realizar la actividad?*** Esta parte puede ser engañosa. La mayoría de nosotros tendemos a decir "todos los días". Sin embargo, somos

23

humanos y esto no es siempre posible. Por lo tanto, es mejor hacer algo 4 veces a la semana y exceder la meta haciéndolo 5 veces en esa semana, que proponerse algo para todos los días y fallar uno o dos días. Si usted es como la mayoría de nosotros, puede realizar su actividad 3 ó 4 veces por semana con mucho éxito.

Cuando hace su propósito, hay algunas sugerencias que puede considerar. La primera es empezar con metas pequeñas, hacerlo despacio o en el nivel en que se encuentra. Es decir, si usted puede caminar una vez alrededor de la cuadra, comience su programa caminando una vez alrededor de la cuadra, no intente caminar un kilómetro o una milla. Si nunca ha hecho ejercicios, empiece en forma gradual con algunos minutos de calentamiento, algunos ejercicios de resistencia y de enfriamiento en un tiempo total de 5 minutos. Si quiere perder peso, póngase una meta basándose en sus hábitos alimenticios, por ejemplo, no comer más después de haber cenado. (Vea el capítulo 16 para mayor información acerca de la nutrición.)

Finalmente, dése a sí mismo algunos días libres. Todos tenemos días en que no deseamos hacer nada.

Una vez que se ha hecho su propósito, pregúntese lo siguiente: en una escala del 0 al 10, en donde 0 representa inseguridad total y 10 certeza total, "¿Qué tan seguro(a) me siento de poder llevar a cabo mi propósito completamente?" Si su

---

Consejos para Hacerse Propósitos

1. Algo que USTED quiere hacer

2. Algo razonable y realista (*que puede lograr esta semana*)

3. Especifique algún hábito que desea cambiar o empezar (*perder peso **no es un** hábito; no comer después de la cena **es** un hábito*)

4. Responda a las siguientes preguntas:
   ¿Qué puedo hacer?
   ¿Cuánto es razonable hacer?
   ¿Cuándo lo puedo hacer? (*días, horas, etc. de la semana*)
   ¿Con qué frecuencia?

5. Grado de seguridad de 7 o más (*que puede cumplir su propósito*)

respuesta es 7 o un número mayor, lo más probable es que su propósito sea realista. Si su respuesta es menor a 7, ¿qué le hace sentirse inseguro(a)? ¿Qué problemas cree que se le pueden presentar? ¿Qué obstáculo debe superar para cumplir su propósito? Si puede encontrar las soluciones a estos problemas o rehacer su propósito, lo más probable es que tendrá éxito.

Una vez que ha decidido cual es su propósito, considere escribirlo en el calendario, o en la forma que se encuentra al final de este capítulo, para ayudarle a llevar cuenta de sus actividades y sus éxitos.

Realizando Sus Propósitos

Una vez completado su propósito y siendo éste realista, llevarlo a cabo será mucho más fácil. A veces es muy útil contar con el apoyo de la familia o amigos para ayudarnos a realizar nuestros propósitos. Es una buena motivación tener con quién compartir y comunicar nuestro progreso. Además, puede tomar notas durante el día al llevar a cabo sus planes, esto le ayudará a ver qué es lo que ha cumplido y los obstáculos que se le presentaron. De esta manera podrá utilizar estas anotaciones en la resolución de los problemas.

Por ejemplo, la persona que quería subir escaleras, nunca llegó a hacerlo, ya que casi siempre se encontraba problemas: estaba cansada, no tuvo tiempo suficiente, el clima era demasiado frío, etc. Cuando se dió cuenta de esto, llegó a la conclusión que la razón real por la que no cumplió con su propósito era que encontrarse sola y sin ayuda y se temía caer en las escaleras. Después, decidió acompañarse de una amiga y utilizar un bastón como apoyo. Esto la ayudó a cumplir su propósito.

Revisando los Resultados

Al final de la semana, observe si está más cerca de realizar su meta. ¿Puede caminar más lejos? ¿Ha perdido peso? ¿Está menos fatigado(a)? Es importante revisar los resultados; probablemente su progreso no será obvio cada día, pero podrá observar cambios positivos al final de cada semana. Si encuentra problemas en el proceso, recuerde que puede pedir ayuda a otras personas como amigos, familiares u otros profesionales en el campo de la salud. Al final de cada semana, evalúe como le fue con su propósito y que bien se siente de haberlo cumplido. Si no lo pudo cumplir o tuvo problemas este es el momento para aplicar la técnica de resolución de problemas, de la que hablaremos a continuación.

Cambios y Correcciones Durante el Proceso
(Resolución de Problemas)

Cuando tratamos de superar obstáculos, el primer plan para hacerlo no siempre será el que mejor trabaje. Si el primer plan no le funciona, no pierda el ánimo, busque otras alternativas y siga tratando. A veces es necesario hacer cambios y correcciones a nuestros propósitos para hacerlos más realistas. Usted puede modificar sus propósitos semanales para que sea más fácil cumplirlos o permitirse más tiempo para cumplir tareas difíciles. También puede cambiar los pasos para alcanzar su meta más fácilmente, o pida ayuda a otras personas o consultores.

El primer y más importante paso para resolver problemas es *identificar el problema*. Este es también el paso más difícil. Por ejemplo, para usted subir gradas es un problema, pero tomaría un poco más de esfuerzo el definir que el problema verdadero es su miedo de caerse, cuando sube gradas.

Cuando identificó y definió el problema, el siguiente paso es hacer una *lista de ideas para resolver el problema*. Podría hacer una buena lista por su cuenta, pero escuchar a asesores o consultores ayuda. Los asesores pueden ser amigos, familiares, personas del equipo de servicios de salud o recursos comunitarios.

Cuando tiene su lista de ideas, *seleccione una idea y póngala en práctica*. Recuerde que es difícil realizar una actividad nueva. Dé a la opción que eligió una oportunidad y un tiempo adecuado antes de decidir que no trabaja.

Después de poner en práctica la opción que eligió *evalúe los resultados*. Si todo marcha bien usted habrá resuelto su problema. Si con esa opción no pudo resolver su problema y cumplir su propósito, pase al siguiente paso, haga cambios, corrija la opción.

Si no encuentra solución, *substituya la idea* con alguna otra opción de su lista, *ajuste la idea* un poco para que pueda lograrla. Así puede ir tratando diferentes ideas o alternativas para ver cual de ellas le da mejor resultado.

Si después de tratar con diferentes opciones todavía no encuentra una solución, utilice otros recursos. Pida ayuda a sus asesores (familiares, amigos, o profesionales) para que le den más ideas.

Si todo lo anterior no trabajó, tal vez necesite aceptar que el problema no tiene solución por ahora. Esto a veces puede ser difícil de aceptar. Recuerde, si no puede resolver su problema ahora tal vez más adelante o con tiempo pueda resolverlo. Aun si su camino está bloqueado por ahora, probablemente hay otros caminos que usted pueda tomar. No se rinda, continúe buscando la solución.

Resumen de los Pasos para Resolver Problemas

1. Identifique el problema *(este es el primer paso y el más difícil)*.
2. Haga una lista de ideas para resolver el problema.
3. Elija una de las soluciones y póngala en práctica.
4. Evalúe los resultados.
5. Substituya por otra idea, si la primera no le dio resultado.
6. Utilice otros recursos *(pida ideas a familiares, amigos y profesionales para solucionar su problema, si las suyas no le dieron resultado)*.
7. Acepte que el problema no tiene solución por el momento.

Premiando Sus Éxitos

Una de las mejores recompensas al ser proactivo(a), es la satisfacción de cumplir sus metas. Sin embargo, no tiene que esperar ver realizadas sus metas para recompensarse frecuentemente. Por ejemplo, una persona proactiva a quien le costaba mucho esfuerzo hacer diez minutos de ejercicio para mejorar su enfermedad crónica, se permitía ver su programa favorito de televisión después de hacer su ejercicio. Otro persona proactiva decidió leer el periódico después de hacer sus ejercicios; leer el periódico se convirtió en su recompensa. Otra persona proactiva que dejó de fumar, utiliza el dinero que ahorra al dejar de comprar cigarrillos para sus pasatiempos favoritos, como ir al estadio a ver un juego de fútbol con sus amigos. Seguramente usted tiene muchas formas de premiarse a sí mismo(a). Nosotros le animamos a hacerlo cada vez que cumpla con sus propósitos.

En resumen una persona proactiva con éxito hace lo siguiente:

1. Se pone metas.
2. Hace una lista de alternativas para alcanzar sus metas.
3. Se hace propósitos semanales a corto plazo para cumplir sus metas.
4. Lleva a cabo sus propósitos.
5. Evalúa su progreso semanal.
6. Hace cambios durante el proceso, si es necesario.
7. Se premia a sí mismo por los éxitos logrados.

Una ultima nota: Es importante reconocer que cuando se tiene una enfermedad crónica es posible que hayan opciones que no se puedan realizar. Por tanto, no será posible realizar algunas de nuestras metas. Si esto es una realidad para usted, no se lamente o enfoque demasiado en lo que no puede hacer. Es mejor enfocarse en una nueva meta que usted si pueda lograr, en algo que sea realista para su condición. Conocemos una persona proactiva en silla de ruedas, que habla del 90% de las cosas que si puede hacer y se pasa desarrollando ese 90% en su máxima capacidad. ¿Está usted listo(a) para convertirse en persona proactiva? En las páginas 29 y 30 le ofrecemos una guía para hacerse propósitos (un ejemplo y otro en blanco). Utilice esa guía para realizar cambios importantes para usted y convertirse en persona proactiva en el manejo de su enfermedad.

Ahora que ya conoce el significado de ser proactivo, ya está listo(a) a utilizar todas las herramientas de manejo personal que le ofrecemos en este libro. Este libro será de gran utilidad para usted, aunque no tenga un capítulo específico de la enfermedad que usted padece, las técnicas que le ofrecemos le ayudarán para cualquier tipo de enfermedad. El cuadro 2 de las paginas 11 a 14 contiene información que lo guiará hacia la habilidad específica que necesita para el manejo de su condición en particular. Recuerde, las técnicas de manejo personal son similares para todo tipo de enfermedad. Algunos capítulos de este libro contienen información específica acerca de enfermedades crónicas como diabetes, problemas cardíacos, respiratorios y artritis. También tenemos un capítulo acerca de las medicinas y sus usos. Pero la mayor parte del libro se ha dedicado a ofrecer diferentes herramientas (técnicas y habilidades) que lo ayudarán en el manejo de cualquier tipo de enfermedad crónica. En este libro se han incluido temas como ejercicio, nutrición, manejo de los síntomas, comunicación, hacer decisiones para el futuro, resolver problemas, encontrar recursos en su comunidad, dejar de fumar, poder duradero permanente para su tratamiento médico y por supuesto sexualidad e intimidad.

Consejos para Hacerse Propósitos (Modelo)

Si decide escribir su propósito, asegúrese de incluir lo siguiente:

1. ¿Qué es lo que va hacer?

2. ¿Cuánto va hacer?

3. ¿Cuándo lo va hacer (a qué hora)?

4. ¿Cuántas veces por semana va hacerlo?

Por ejemplo: Esta semana voy a caminar (qué) alrededor de la cuadra (cuánto), antes de la comida (cuándo), tres veces esta semana (cuántas veces).

Esta semana voy a *Caminar alrededor de la casa* (Qué)
3 veces (Cuánto)
antes del almuerzo (Cuándo)
3 días por semana (Cuántas veces)

¿Qué tan seguro(a) se siente de cumplir todo su propósito? En la escala de (0 - 10) donde 0 = muy inseguro(a), y el 10 = muy seguro(a) ¿Qué número elegiría usted?

_____

Por cada día que usted cumple su propósito, le sugerimos poner una marca (√):

Día	Marque	Comentarios
Lunes	—	*Estuvo lloviendo*
Martes	✔	*Caminé despacio y observé todo lo que había a mi alrededor*
Miércoles	✔	*Hacía mucho frío, pero la caminata me cayó bien*
Jueves	—	*Estuvo lloviendo*
Viernes	✔	*Sólo camine alrededor de la casa dos veces*
Sábado	✔	*Me acompaño mi amiga, tuvimos una buena conversación.*
Domingo	—	*Me sentí cansado*

29

Consejos para Hacerse Propósitos

Si decide escribir su propósito, asegúrese de incluir lo siguiente:

1. ¿Qué es lo que va hacer?

2. ¿Cuánto va hacer?

3. ¿Cuándo lo va hacer (a qué hora)?

4. ¿Cuántas veces por semana va hacerlo?

Por ejemplo: Esta semana voy a caminar (qué) alrededor de la cuadra (cuánto), antes de la comida (cuándo), tres veces esta semana (cuántas veces).

Esta semana voy

_____ (Qué)

_____ (Cuánto)

_____ (Cuándo)

_____ (Cuántas veces)

¿Qué tan seguro(a) se siente de cumplir todo su propósito? En la escala de (0 - 10) donde 0 = muy inseguro(a), y el 10 = muy seguro(a) ¿Qué número elegiría usted?

_____

Por cada día que usted cumple su propósito, le sugerimos poner una marca (√):

Día	Marque	Comentarios
Lunes		
Martes		
Miércoles		
Jueves		
Viernes		
Sábado		
Domingo		

Capítulo

3

Encontrando Recursos en Su Comunidad

GRAN PARTE DE SER UNA PERSONA PROACTIVA EN EL CUIDADO DE SU ENFERMEDAD ES SABER CUANDO NECESITA AYUDA Y CÓMO ENCONTRARLA. Pedir ayuda para realizar las actividades diarias, quehaceres, u otras áreas de su vida, no quiere decir que usted ha caído víctima de su enfermedad, o que no puede valerse por sí mismo.

Al contrario, el saber a donde dirigirse para adquirir ayuda en áreas específicas de su vida, requiere iniciativa, reconocimiento de su condición, y de sus propias capacidades. Al hacerse más consciente de lo que siente a través del día, usted puede hacerse más consciente de la cantidad de energía, y de paciencia que necesitará para poder realizar sus actividades. Si usted encuentra que le hace falta energía, tiempo, paciencia o capacidad para algunas tareas, considere los otros recursos que le ofrezcan ayuda para realizar las cosas más importantes en su vida.

La primera fuente de ayuda a la que nos dirigimos es la familia y amigos cercanos. Sin embargo, a algunas personas se les hace difícil pedir ayuda a sus seres queridos porque no quieren ser una carga. Desafortunadamente, hay otras personas que no tienen familia o amigos cercanos a quien llamar. Si esta es su situación, necesitará buscar otros recursos en su comunidad.

Encontrar otros recursos o servicios en su comunidad es en cierto modo como "buscar un tesoro", para conseguirlo deberá ser creativo. A veces, encontrar lo que necesita puede ser tan simple como buscarlo en el libro telefónico y hacer algunas llamadas. Otras veces, puede requerir ser como un detective para encontrar la ayuda que busca.

Encontrar y reconocer indicios o pistas de lo que busca es la labor más importante de un detective o investigador. Así usted debe encontrar que tareas se le dificultan más. Por ejemplo, si usted tiene dificultad para preparar las comidas debido a que tiene que estar mucho tiempo de pie, esto le va a causar dolor y cansancio. Sin embargo, si usted decide continuar preparando sus comidas en lugar de buscar a alguien que le ayude, usted debería de explorar la manera en que permita preparar sus comidas sentada. Esto tal vez requiera alterar un poco su área de trabajo en la cocina.

¿Pero dónde o cómo encontrar la persona que tenga conocimiento y experiencia para realizar alteraciones a la cocina para personas con limitaciones físicas? Usted necesita un punto de partida para la búsqueda de su "tesoro". Buscando en la guía telefónica en las páginas amarillas y/o en la sección de clasificados del periódico, usted puede encontrar anuncios o una lista de contratistas. Algunos se anuncian como especializados en cocinas, y otros no mencionan ninguna especialidad. Tal vez ninguno mencione nada acerca de modificaciones para personas con limitaciones físicas. Si después de algunas llamadas, usted no tiene éxito para encontrar a alguien que se especialice en modificaciones para personas con limitaciones, ¿ahora qué puede hacer?

Bueno, usted tiene algunas opciones. Primero, puede llamar a cada uno de aquellos que se anuncian hasta que encuentra lo que busca. Esto no solamente pudiera tomar tiempo, sino también pudiera ser que usted no tiene confianza en la persona que encontró, hasta que no encuentre a alguien que le dé referencias acerca de la calidad del trabajo que hace esta persona.

¿A quién más puede recurrir para obtener información de este tipo? La mejor fuente de información puede ser alguien que trabaje con personas con limitaciones físicas. Por ejemplo, un terapeuta físico, en la tienda para equipo ortopédico, el departamento o la comisión de servicios humanos de su condado, el centro más cercano para personas incapacitadas, la oficina para servicios de rehabilitación, el colegio comunitario o la oficina local de una organización voluntaria de salud, etc.

También usted puede preguntar entre sus conocidos, si saben de alguien que ha remodelado su cocina para ayudarse específicamente con su problema de incapacidad. Tal vez esa persona pudiera ser la indicada, no sólo dándole el nombre de alguien que hace este tipo de trabajo, sino también ideas acerca del costo y problemas que pudiera encontrar en el proceso.

Suponiendo que su búsqueda no dio resultado, trate de encontrar personas en su comunidad quienes son "fuentes de información" sobre recursos existentes. Estas personas parecen saberlo todo porque han estado relacionados y han vivido mucho tiempo en la comunidad. Ellos son los que pudieran ayudar a solucionar este tipo de problemas.

Es posible que usted conozca a este tipo de persona. Ellas siempre buscan consejos, y siempre tratan de ayudar a otros. A lo mejor ya hay alguien así entre sus amigos o conocidos. Si le consulta a una de estas personas, puede ser que encuentre la respuesta, o ponerlo en la dirección correcta para encontrarla. Esta persona también pudiera unirse en la búsqueda para resolver su problema. Esta persona como una fuente de información, puede ser amigo, un socio de negocios, el cartero, su doctor, el encargado de la tienda, el farmacéutico, el chofer del autobús, la secretaria de la escuela de sus niños, o el encargado de la biblioteca. Todo lo que usted tiene que hacer es preguntar entre sus conocidos.

Recuerde que una vez que usted se hace bueno en buscar recursos y soluciones, usted también puede convertirse en una de estas "fuentes de información" en su comunidad.

33

Algunos Recursos Comunitarios

A veces cuando uno necesita encontrar información, productos o servicios, es necesario utilizar otros tipos de recursos que existen en la comunidad. Algunos ejemplos de estos recursos incluyen los siguientes.

El libro telefónico es probablemente una de las más importantes herramientas que podemos usar. Este libro contiene nombres de personas y organizaciones que le pueden ayudar, y a través del cual usted puede contratar a algún servicio. Existen varios directorios telefónicos incluso un libro en español que se llama "Momento Páginas Amarillas". Este directorio ha sido diseñado para satisfacer las necesidades de la comunidad latina del Norte de California, pero existen otros libros similares en otras partes del estado y país. Para la mayoría de las personas que buscan algún servicio o ayuda, es aquí donde se puede empezar.

En el libro telefónico también se puede encontrar los números para los servicios de información y referencia. Hay muchas agencias que operan estos servicios que son de mucha ayuda. Busque abajo del servicio de información y referencia (I & R) de United Way (una organización voluntaria), e información y referencia para personas mayores de edad (Senior Information & Referral). Una vez que usted tenga estos números, lo que usted busca se hará mucho más fácil. Estos servicios contienen una gran lista de direcciones y números telefónicos para casi todo lo que usted pudiera necesitar. Están dispuestos a referirle a otras agencias que le puedan ayudar en su búsqueda de servicios.

Otro recurso importante son las agencias de salud no lucrativas (en inglés "non-profits"), como La Asociación Americana del Corazón (para enfermedades del corazón y derrames cerebrales), La Asociación Americana del Pulmón y La Asociación Americana de Diabetes. Estas asociaciones reciben contribuciones de individuos, así como contribuciones de diferentes corporaciones. Proveen información actualizada acerca de enfermedades, además ofrecen apoyo y servicios a personas con estas enfermedades. Algunas de estas agencias tienen información y servicios en español. También conducen investigaciones con la esperanza de ayudar a las personas manejar mejor su enfermedad, mejorar los tratamientos o tal vez encontrar curación. Por una pequeña cuota usted puede hacerse miembro de estas organizaciones. Así recibirá en forma regular folletos de información en el correo sobre la enfermedad y los programas y servicios ofrecidos en su comunidad. Sin embargo, usted no necesita hacerse miembro para recibir los servicios que ofrecen; esas agencias están allí para servirle.

Hay otras organizaciones en la comunidad que ofrecen servicios directos de información y referencia. Entre ellas se incluyen los centros comunitarios, centros para personas de mayor edad, servicios de salud del condado y agencias religiosas para servicio social. Estas organizaciones ofrecen clases, información, oportunidades de recreación, programas de nutrición y ejercicios, ayuda legal y de impuestos, servicios sociales y más. Probablemente hay algún centro comunitario o centro para personas mayores cerca de usted. La oficina del gobierno de su ciudad o condado, así como el encargado de la biblioteca pudieran decirle donde están localizados estas organizaciones. Muchas veces, en la sección del calendario comunitario del periódico o en la radio y televisión se informan de los programas y servicios que ofrecen estas organizaciones.

La mayoría de las organizaciones religiosas ofrecen información y servicios a las personas que lo necesitan, ya sea directamente a través de la iglesia o de la diócesis u otro grupo de servicio social. Para conseguir ayuda de organizaciones religiosas, empiece con su iglesia local, y ellos le ayudarán o le referirán a alguien que le pueda ofrecer la ayuda que necesita. Usted no necesita ser miembro de la religión o de la iglesia para poder recibir ayuda.

Su clínica, hospital u organización de salud también pudiera ofrecer algunos servicios. Llame a su clínica, hospital local o a su plan de seguro médico, y pregunte por el departamento de educación para la salud o el departamento de servicios sociales. Su doctor u otra profesional de salud también pudiera tener información sobre los servicios disponibles en la organización de salud a la cual se encuentra afiliado. (A continuación de esta sección encontrará más información sobre los diferentes profesionales de salud y cómo le puedan ayudar.)

Otro recurso que puede contactar es la biblioteca. Esta es un recurso muy importante, particularmente cuando usted busca información acerca de su enfermedad. La biblioteca, en particular el bibliotecario, puede proveer información y servicios de referencia. A menudo, la sección de referencia de la biblioteca tiene libros o folletos de información que enlistan varios recursos. El bibliotecario puede ayudarle a encontrar lo que busca, si usted no lo puede encontrar por si mismo. En las bibliotecas de la ciudad o del condado aún pueda encontrar información y libros en español sobre varios temas.

Además de la biblioteca de la ciudad o del condado, hay otras más especializadas y disponibles. Pregunte al servicio de información y referencia si hay una biblioteca de salud en su comunidad. Las bibliotecas especializadas en recursos relacionados con la salud, muchas veces tienen información computarizada, servicio de investigación disponible, material impreso, vídeo y audiocasetes. Estas bibliotecas generalmente están disponibles a través de organizaciones no lucrativas y hospitales. Por eso, algunas veces piden una pequeña donación o cobran una pequeña cuota para algunos de sus servicios.

Los colegios y universidades también tienen bibliotecas abiertas al público. Por cierto, bajo la ley, las secciones de los "documentos de gobierno" regionales en las bibliotecas, deben ser abiertos al público sin costo alguno. Publicaciones gubernamentales existen casi en cualquier tema, y las publicaciones particularmente relacionadas con la salud son muy extensas. Generalmente estas publicaciones se realizan con el dinero de los impuestos que pagamos.

35

Si usted vive cerca de una escuela de medicina, tal vez pueda tener acceso a la biblioteca médica de esa escuela. Sin embargo, este es un lugar para obtener sólo información sobre varios temas de salud. Esta información generalmente es más técnica. Por eso, al menos que usted tenga algunos conocimientos médicos, es posible que la información no le va a servir, y aún puede confundirle.

Los periódicos locales también son un excelente recurso, y los diferentes editores pueden tener mucho conocimiento sobre diferentes recursos en la comunidad. Las secciones del periódico más importantes son la de la salud o ciencias, la del calendario de eventos, y la de los anuncios clasificados. Estas le pudieran servir en su búsqueda de información y/o servicios. A veces usted puede encontrar indicios de lo que busca en la sección de los clasificados. Busque abajo las secciones que dicen "anuncios", "salud", o cualquier otro título que le interesa. Muchas organizaciones anuncian clases, charlas u otros eventos en estas secciones. Aun si no estuviera interesado en este evento, el número de teléfono que publican puede ser importante para ayudarle a buscar otras cosas en el futuro. Existen algunos periódicos en español que le pueden ayudar con información especialmente dirigida a las necesidades de la comunidad latina.

Recursos para el Cuidado Médico

El sistema de salud en los Estados Unidos presenta claras diferencias con los sistemas en América Latina. En este país existe una gran variedad de recursos y servicios que pueden ayudar en el tratamiento de su enfermedad. Por eso, es necesario informarnos y desarrollar nuevas aptitudes para poder utilizar más efectivamente los recursos disponibles para el cuidado de su salud.

Es difícil adaptarse y utilizar un sistema con el cual no está familiarizado. Aún más difícil es la comunicación en un idioma que no es el propio. Sin embargo, existen soluciones a estos problemas. Los traductores profesionales forman parte de la mayoría de los hospitales o clínicas, sólo hay que llamar con anticipación para asegurar la presencia de una persona bilingüe durante su cita. Si no se siente cómodo trabajando con una persona extraña como traductor(a), tal vez un miembro de la familia que domine los dos idiomas puede ayudarle.

El segundo problema es familiarizarse con el sistema médico. Algunas personas se sienten incómodos cuando esperan ver al médico pero les recibe una enfermera(o). Las enfermeras en el sistema médico poseen una educación especializada en identificar y proporcionar tratamiento a varios problemas de la salud, además complementan el conocimiento de los médicos. No tema por la preparación profesional de estas personas, le aseguramos, está en buenas manos.

En la siguiente sección, explicamos la función de diferentes profesionales en el campo de la salud física y mental, a quienes puede recurrir para complementar su tratamiento. Tomar ventaja de estos recursos que le ofrece el sistema, le facilitará encontrar información y el mejor tratamiento, que consiste en una combinación de la utilización de recursos, no solamente la visita con su médico. Finalmente, comprender el funcionamiento de las partes del sistema de la salud, le permitirá utilizarlo más adecuadamente.

Profesionales en el Campo de Salud

Muchas personas gastan tiempo y dinero consultando a varios médicos y cambiando de médicos constantemente. Estas circunstancias pueden crear problemas para el paciente, evitando el desarrollo de una relación más íntima y amigable. Además, hace difícil la aplicación de un plan de tratamiento adecuado para su enfermedad.

Para lograr un cuidado médico adecuado, también es importante saber las funciones que cumplen los diferentes profesionales en el campo de salud. A continuación ofrecemos una breve explicación de la labor que realizan algunos de ellos:

Un doctor general (también conocido como doctor familiar o médico de cabecera), es el primer doctor que consultamos cuando empezamos con problemas de la salud. A veces el médico general es el único que lo trata en el cuidado de diferentes tipos de enfermedades. Este médico puede ser un internista que se especializa en el tratamiento de problemas de la salud comunes en adultos. También, el médico general o familiar se encarga de los problemas de salud en otros miembros de la familia. Si su enfermedad se complica o empieza a hacerse crónica, el médico general puede consultar o referirle a un especialista.

El doctor especialista es el que ha profundizado más el estudio y conocimiento de un órgano o sistema del cuerpo. Por tanto se dedica al diagnóstico y tratamiento de una enfermedad específica. Por ejemplo:

- El cardiólogo—Especialista en las enfermedades del corazón.

- El neurólogo—Especialista en el diagnóstico y tratamiento de enfermedades del pulmón, como asma, enfisema, bronquitis, tos crónica, etc.

- El endocrinólogo—Especialista en diabetes y problemas glandulares u hormonales.

- El oftalmólogo—Especialista en las enfermedades de los ojos.

- El neurólogo—Especialista en el cerebro y los problemas del sistema nervioso.

- El nefrólogo—Especialista en los riñones.

- El podiatra—Especialista en el cuidado de los pies.

- El reumatólogo—Especialista en la artritis y otras enfermedades reumáticas.

37

A veces, se puede ir con un especialista sin tener una referencia, pero es muy común que su seguro médico le pida que su doctor general lo refiera con un especialista.

Los médicos también pueden trabajar en conjunto o referirle a otros profesionistas entrenados para resolver sus problemas específicos; estos incluyen los siguientes.

- *Enfermeras(os) u otros colaboradores del médico* están capacitados para hacer ciertos diagnósticos y resuelven problemas. Especialmente él/la Enfermera(o) Práctica ("Nurse Practitioner" o "Physician Assistant") quienes reciben un entrenamiento especial para proveer servicio en reemplazo del médico. Pueden pasar más tiempo con los pacientes y ofrecerles información educativa sobre su condición y sobre otros recursos comunitarios disponibles.

- *Terapeutas físicos, ocupacionales o respiratorios,* nos enseñan cómo hacer ejercicios, cómo adaptar y planear sus actividades o cómo respirar más efectivamente. También nos muestran en donde encontrar instrumentos o aparatos especiales y cómo utilizarlos efectivamente para ayudar nuestra condición.

- *Farmacéuticos,* nos proporcionan importante información acerca de las medicinas que son prescritas por el médico. Cuando usted va a la farmacia para adquirir su receta médica, por ley el farmacéutico debe explicarle, qué es la medicina, cómo usarla en forma efectiva y cuales son los efectos secundarios que se pueden presentar. También le dan información acerca de las medicina sin prescripción médica ("over-the-counter") para el tratamiento de enfermedades leves o comunes (influenza, gripa). A diferencia de nuestros países de origen, aquí los farmacéuticos no pueden recetar medicinas fuertes sin prescripción médica.

- *Los educadores de la salud* ofrecen consejos y enseñan habilidades sobre cómo manejar las enfermedades. Además poseen información sobre los recursos disponibles en su comunidad. De hecho, los educadores de la salud frecuentemente desarrollan programas accesibles o cursos educativos sobre varios aspectos de la salud.

- *Nutricionistas* le pueden ayudar a realizar cambios específicos en su alimentación sin riesgo a tener complicaciones con su enfermedad. (Por ejemplo, en el caso de diabetes o problemas cardíacos, le ayudan a controlar el peso, cómo reducir la grasa o los carbohidratos, etc.).

- *Los trabajadores sociales* conocen bien los recursos en su comunidad y determinan su elegibilidad para ciertos programas o beneficios de asistencia económica y/o seguro médico. También pueden ayudarnos a resolver problemas personales y de la familia.

- *Consejeros o psicólogos* ayudan a manejar el estrés y otros aspectos emocionales resultantes de una enfermedad crónica o cambios y ajustes en nuestras vidas que causan la depresión y otros problemas emocionales. Además, le pueden ayudar a desarrollar nuevas habilidades para resolver problemas de comunicación.

- *Proveedores de terapias alternativas,* como quiroprácticos podiatra, acupunturistas, y otros como hierberos, masajistas (sobadores) y hueseros, nos pueden ayudar con problemas específicos y ofrecernos diferentes técnicas para manejar los síntomas.

- *Promotores de salud* son personas como usted de la comunidad que son entrenados por los educadores de salud para llevar diferentes programas de salud a la comunidad. Gracias a los promotores de salud se pueden extender los programas educativos y llegar a un gran número de personas. Ellos también ofrecen información sobre los recursos disponibles en su comunidad.

¿A Dónde Ir para Recibir Cuidado Médico?

Para algunas personas, el problema consiste en donde recibir cuidados médicos para su enfermedad. Si cuenta con seguro médico, sus elecciones estarán definidas por la amplitud de la cobertura que le proporciona el seguro. Si tiene *Medicare,* debe saber que algunos médicos privados aceptan este seguro, también es aceptado en hospitales públicos del condado, algunos hospitales privados y en las clínicas de la comunidad. Si su seguro es *Medi-Cal (en California) o Medicaid (en otros estados)*, sus elecciones están todavía más limitadas. Por lo general, puede recibir cuidado en los hospitales del condado y algunos hospitales privados, o en las clínicas de su comunidad; algunos médicos le permiten consultarles con *Medi-Cal o Medicaid*. Si no cuenta con ningún tipo de cobertura médica o seguro médico, algunas clínicas en la comunidad y los hospitales públicos del condado pueden proporcionarle la atención médica que necesita. Existen planes de pago a largo plazo, permitiendo pagar una cantidad mínima mensual, si usted trabaja; si no es así, el gobierno subsidiará sus gastos médicos. Le sugerimos consultar con un trabajador(a) social o consejero legal, si tiene dudas sobre la cobertura de sus gastos o su elegibilidad para alguna asistencia económica. Algunas instituciones caritativas cuentan con dichos servicios gratuitos, por ejemplo, las Caridades Católicas *(Catholic Charities)* o en los mismos hospitales o clínicas.

¡No espere hasta el último momento, busque atención médica! En el caso de cualquier enfermedad crónica, es necesario buscar cuidados preventivos, para evitar complicaciones. No espere a que el dolor y la incapacidad le limiten la vida. Ni tampoco deje que la enfermedad vaya avanzando silenciosamente dañando otros órganos vitales y complicando aún más su salud. Busque información y atención temprana, utilizando todos los recursos antes mencionados.

Capítulo
4

Entendiendo
Síntomas Comunes

LAS PERSONAS CON ENFERMEDADES CRÓNICAS GENERALMENTE SIENTEN DIVERSOS SÍN-
TOMAS. Algunas veces estos síntomas no son visibles o sólo se presentan cuando la enfermedad está muy avanzada. Debemos remarcar que los síntomas son
las señales de que algo diferente está ocurriendo en el cuerpo. Con frecuencia
estos síntomas son impredecibles y difíciles de describir a otras personas. La
fatiga, falta de respiración, dolor y problemas para dormir son síntomas muy
comunes entre personas con enfermedades crónicas. Pero la forma como afecta a
cada individuo es muy personal. No sólo las enfermedades causan estos síntomas; a
veces existen otros factores como problemas familiares, estrés, depresión y otras
emociones que pueden convertirse en nuevos síntomas. Estos a su vez intensifican
más los síntomas existentes, empeorando la salud.

Por eso, como persona proactiva en el cuidado de su enfermedad es importante
reconocer estos síntomas y aprender a manejarlos en forma efectiva, para evitar que
se complique, o que se empeore la enfermedad. En este capítulo discutiremos
algunos de los síntomas más comunes entre las diferentes enfermedades y los factores que puedan causar o empeorar estos síntomas. Además, ofreceremos algunos
consejos o guías para controlar estos síntomas. En el capítulo 5, *Estrategias para
manejar los síntomas*, presentamos unas técnicas específicas que utilizan la habilidad de la mente para ayudar a combatir estos síntomas.

Cómo Manejar los Síntomas

El proceso de manejar los síntomas consiste en lo siguiente: primero, es
importante identificar cual es el síntoma para poder manejarlo. Segundo, es necesario determinar cual es la causa o que ocasiona el síntoma. Esto puede parecer

un proceso simple, pero debemos recordar que los síntomas y problemas asociados con una enfermedad crónica pueden ser numerosos, complejos y muchas veces se pueden relacionar entre sí.

Imagínese que trata de sujetar 2 ó más hebras de hilo que vienen de diferentes direcciones, de pronto le agregan muchas hebras de hilo al mismo tiempo. Esto hará que se forme una enredadera difícil de sujetar y no podrá saber dónde comienza o termina cada hebra. De igual forma se puede comparar los síntomas y sus causas con las hebras de hilo que se hacen una enredadera, pronto no podrá saber donde comienza o termina cada síntoma. Una persona con una enfermedad crónica puede experimentar varios síntomas y cada síntoma puede tener varias causas que afectan su vida. Entonces, para manejar con éxito estos síntomas, debemos encontrar la forma de identificar la causa de cada síntoma para que pueda ser tratado.

A veces cuando comentamos con otras personas nuestros síntomas recibimos respuestas como: "Yo se muy bien como te sientes, yo tuve el mismo problema, hace un mes. Todo lo que hice fue . . . y me mejoré". O, "si tomas tal medicina te sentirás mejor. Me sentí así y me ayudó". Cuando nos sentimos frustrados o desesperados con nuestros síntomas tendemos a creer todo lo que nos dicen sin tener en cuenta que cada organismo es diferente y cada síntoma se manifiesta diferente en cada persona. Entonces otra persona no puede saber exactamente que nos está sucediendo. Y el seguir ciegamente un consejo puede afectar nuestra salud.

Conforme lea este capítulo, usted notará que algunos síntomas tienen las mismas causas. A veces un síntoma puede dar origen a otro síntoma. Al ganar un mejor entendimiento acerca de las causas de sus síntomas, usted puede encontrar la mejor manera de tratarlos. Esto a su vez ayudará a prevenir que los síntomas recurran.

Tenga presente las siguientes sugerencias cuando elija una técnica para el manejo de sus síntomas, sin importar el tipo de síntoma que esté sintiendo.

Fatiga

Las enfermedades crónicas pueden consumir sus energías. Por eso, la fatiga puede ser un problema muy real, que no está solo "en la mente" de la persona. La fatiga puede limitar las cosas que usted desea o le gustaría hacer. Aún más, usted puede ser malentendido por aquellos que no tienen una enfermedad crónica. A veces su pareja, miembros de la familia y amigos no entienden que la fatiga asociada con la enfermedad crónica es impredecible, y pueden pensar que usted no tiene interés en algunas actividades o prefiere estar solo. Es posible que aun usted no sepa por qué se siente así.

SUGERENCIAS PARA ELEGIR
TÉCNICAS PARA EL MANEJO DE LOS SÍNTOMAS

- *Escoja una técnica para tratar primero.* Le recomendamos que lo practique por lo menos 2 semanas dos veces al día antes de decidir si la técnica le funciona o no. No la descarte sin haberle dado a la técnica una prueba justa.

- *Trate alguna de las otras técnicas, dándoles el mismo período de prueba.* Es importante tratar más de una técnica para aprender cuál técnica es más útil para determinado síntoma, o simplemente cual prefiere hacer.

- *Piense como y cuando puede usar las técnicas que le gustan.* Por ejemplo, algunos métodos pueden hacerse en cualquier parte, mientras que otros requieren un lugar tranquilo. Algunos pueden requerir cambios más grandes en su estilo de vida. Es posible que en su práctica de las diferentes técnicas va a descubrir que algunas funcionan mejor para manejar síntomas específicos y no tan bien para otros. Las personas que mejor manejan sus síntomas aprenden a utilizar una variedad de técnicas de acuerdo a sus necesidades y situaciones.

- *Coloque notas recordatorias en lugares visibles para usted.* Es importante recordar practicar la técnica y ser consistente para obtener el mayor beneficio. Por ejemplo, coloque una nota en su espejo, en su oficina, en el tablero de su automóvil o cerca del teléfono de su casa. Usted puede cambiar las notas periódicamente de tal forma que continúe dándose cuenta de ellas.

- *Trate de relacionar estas técnicas con otros hábitos establecidos o con sus actividades cotidianas.* Por ejemplo, puede practicar la relajación como parte de su enfriamiento del ejercicio. Puede pedirle a un amigo o miembro de su familia que le recuerde hacer su práctica cada día, tal vez ellos se animen a participar con usted.

Para poder manejar la fatiga, es importante entender que puede tener muchas causas, tales como:

- **La enfermedad por sí misma.** Con cualquier enfermedad ya sea diabetes, enfisema, bronquitis crónica, asma o enfermedad cardíaca, el realizar actividades requiere de más energía. También, el cuerpo es menos eficiente en el uso de energía reservada para las actividades diarias, en parte, ya que utiliza esta energía en su intento de curarse.

- **Inactividad.** Los músculos que no se usan pierden su habilidad de funcionamiento; es decir, se hacen menos eficientes para realizar su función. El corazón, que está hecho de tejido muscular también puede disminuir su capacidad de funcionamiento. Cuando esto sucede, la habilidad del corazón para expulsar la sangre, los nutrientes necesarios y el oxígeno a otras partes del cuerpo también disminuye. Cuando los músculos no reciben nutrientes y oxígeno necesarios no pueden funcionar adecuadamente, se cansan o agotan con facilidad. A diferencia de los músculos en buenas condiciones – que sí reciben un adecuado suplemento de sangre, oxígeno y nutrientes, y por lo tanto tienen más energía.

- **Nutrición inadecuada.** Los alimentos son nuestra fuente básica de energía. Si el combustible que tomamos no es de calidad superior y/o en cantidades adecuadas, puede resultar en fatiga. Para algunas personas, la obesidad causa fatiga. El exceso de peso causa un incremento en la cantidad de energía necesaria para realizar las actividades diarias. Para otros, estar bajo de peso puede causar problemas asociados con la fatiga, especialmente para las personas con enfisema. Muchas personas con enfisema experimentan pérdidas súbitas de peso, debido a cambios en sus hábitos alimenticios.

- **Descanso insuficiente.** Por una variedad de razones, hay veces en que no dormimos lo suficiente, padecemos de insomnio o no descansamos bien durante el sueño. El no lograr un descanso adecuado puede causar fatiga. La última sección de este capítulo trata los problemas de sueño.

- **Emociones.** El estrés y la depresión también causan fatiga. Muchas personas conocen la relación entre el estrés y el sentirse cansado. Pero también deben reconocer que la fatiga es uno de los síntomas principales de la depresión.

Si la fatiga es para usted un problema, su primer trabajo es *determinar la causa*. ¿Tiene usted una alimentación saludable? ¿Está haciendo ejercicio regularmente? ¿Está durmiendo bastante, y descansando bien durante el sueño? Si usted respondió "no" a alguna de estas preguntas quiere decir que usted ha empezado a determinar una o más de las causas de su fatiga.

Lo importante acerca de la fatiga es que puede ser causada por muchas razones, y no siempre es la enfermedad. Por tanto, para combatir y prevenir la fatiga, es importante reconocer las diferentes causas de su fatiga y emplear varias técnicas para tratarla.

Si la fatiga es causada por malos hábitos alimenticios, quiere decir que no está comiendo comidas balanceadas, o no tienen todos los nutrientes necesarios, o no tiene un horario regular de alimentación. Entonces la solución es hacer algunos cambios en su hábitos alimenticios. Por ejemplo, comer alimentos de mejor calidad en las cantidades adecuadas o establecer un horario regular para comer. Para otros, el problema puede ser la disminución del apetito, lo que conduce a comer menos y por tanto una reducción en el consumo de calorías. Esto a su vez produce una pérdida de peso. En el capítulo 6 explicamos en gran detalle los problemas que nos impiden a comer saludablemente y ofrecemos sugerencias para mejorar nuestros hábitos alimenticios.

Con frecuencia algunas personas dicen que no pueden hacer ejercicio porque se sienten fatigados. Esto crea un círculo vicioso: la persona se siente fatigada por la *falta de ejercicio* y a su vez no hace ejercicio debido a la fatiga. Si este es su problema, la próxima vez que se sienta fatigado trate de motivarse para hacer un poco de ejercicio. No tiene que hacer mucho ejercicio. Lo importante es salir y hacer una caminata corta. Si esto no es posible, entonces camine alrededor de su casa. Para más información sobre cómo empezar un programa de ejercicio lea los capítulos 7 a 10 referente al ejercicio. Recuerde el ejercicio puede ser una solución para combatir la fatiga.

Si *las emociones* son la causa de su fatiga, el descanso no le ayudará. Tal vez puede hacerle sentir peor. Para muchas personas *la fatiga es un signo de depresión*. Hablaremos de cómo manejar la depresión un poco más adelante en este capítulo. Por otro lado, si usted siente que está bajo mucho estrés, a continuación le ofrecemos algunos consejos.

Estrés o Tensión

El estrés o la tensión es un problema común que afecta a toda persona, con o sin enfermedades crónicas. Pero ¿qué es el estrés? En los años 50's, el fisiólogo Hans Selye describió el estrés como "la respuesta corporal no específica ante cualquier demanda que se le haga al organismo". Otros han ampliado esta definición para explicar que es la preparación del organismo para enfrentar a las demandas, sean placenteras o no placenteras.

¿Cómo Responde su Cuerpo al Estrés?

Su cuerpo está acostumbrado a funcionar a cierto nivel. Cuando hay necesidad de cambiar este nivel (cuando la demanda externa excede los recursos disponibles), su cuerpo debe de ajustarse fisiológicamente para responder a esa demanda. Su cuerpo reacciona preparándose para la acción: su latido cardíaco se incrementa, sube la presión arterial, los músculos del cuello y hombros se tensionan, su respiración se hace más rápida, su digestión se hace lenta, su boca se seca y puede empezar a sudar. Estos son signos de "estrés".

46

¿Por qué Ocurre Esto?

Para responder al desafío o estar listo para la acción los músculos se ponen tensos y necesitan ser abastecidos con oxígeno y energía. Su frecuencia respiratoria se incrementa para poder inhalar tanto oxígeno como sea posible y también eliminar tanto dióxido de carbono como sea posible. Su latido cardíaco se incrementa para llevar oxígeno y nutrientes a los músculos. Más aun, los procesos fisiológicos que no son inmediatamente necesarios, tales como la digestión de los alimentos y las respuestas naturales del sistema inmune del cuerpo se hacen más lentos.

¿Cuánto Tiempo Duran estas Respuestas?

En general, estas respuestas del cuerpo duran sólo hasta que el evento estresante pasa. Luego su organismo regresa a sus niveles normales de funcionamiento. A veces, el cuerpo no regresa completamente a ese nivel confortable de funcionamiento, o sea que la reacción disminuye pero no desaparece. Si el estrés está presente por un tiempo indefinido, su cuerpo empieza a adaptarse a este estrés. El proceso de adaptación del organismo al estrés puede contribuir a otros problemas tales como la hipertensión, dificultad para respirar o articulaciones dolorosas, llegando a ser potencialmente perjudicial para la salud.

Tipos de Estrés

Sin importar los factores que causan estrés (estresores), la respuesta o cambios en el cuerpo son los mismos. Los factores estresantes, sin embargo, no son completamente independientes unos de otros. Con frecuencia un factor que causa estrés puede conducir a otros tipos de estresantes o incluso aumentar los factores de estrés ya existentes. Varios estresores pueden también ocurrir simultáneamente, creando un "círculo vicioso". Veamos ahora algunos de los tipos y fuentes de estrés más comunes:

- **Estresantes físicos.** Los estresantes físicos pueden variar desde algo tan placentero como cargar a su nieto por primera vez, hacer compras en el supermercado, hasta los síntomas físicos de su enfermedad. La único que estas tres situaciones tienen en común es que todos incrementan su demanda corporal de energía. Si su cuerpo no está preparado para afrontar con esta demanda, los resultados pueden variar desde dolor muscular o fatiga hasta el empeoramiento de algunos síntomas de la enfermedad.

- **Estresantes mentales y emocionales.** Los factores mentales y emocionales que causan estrés pueden variar desde los placenteros hasta los desagradables, pero la respuesta de su organismo será la misma. Por ejemplo, la alegría que experimenta de ver que su hijo se casa o el conocer nuevos amigos causará el mismo efecto o reacción de estrés en su organismo como el sentirse frustrado o deprimido por su enfermedad. Aunque parezca extraño, esto se puede explicar en la forma como su cerebro percibe el factor estrés, reaccionando para superar el estímulo sin importar si es bueno o malo.

- **Estresantes ambientales.** Los factores del medio ambiente que causan estrés también pueden ser buenos y malos. Estos estresantes pueden variar desde un día soleado, veredas desiguales que hacen difícil el caminar, los ruidos altos, el mal tiempo, hasta el humo de un cigarrillo y otros.

¿Es una Contradicción Decir que el Estrés Puede Ser "Bueno"?

Como mencionamos anteriormente, algunas situaciones que causan estrés pueden ser agradables o positivas. Algunos ejemplos son: una promoción del trabajo, una boda, los días de vacación, una nueva amistad, o un nuevo bebe. Estos eventos lo hacen sentirse bien, pero aun así causan algunos cambios fisiológicos en su organismo. Otro ejemplo de un "factor de estrés bueno" es el ejercicio.

Cuando hace ejercicio, o algún tipo de actividad física, hay una demanda o exigencia a su organismo. El corazón y los pulmones tienen que trabajar más de lo normal para llevar el oxígeno y sangre a los músculos; por eso, aumentan la frecuencia del corazón y la respiración. Mientras tanto, los músculos están trabajando más fuerte para responder a las señales del cerebro que les dicen que se sigan moviendo.

Conforme usted mantiene un programa de ejercicio continuo por varias semanas, empezará a notar un cambio: lo que al principio le parecía difícil o imposible de realizar ahora es relativamente simple o requiere menos esfuerzo. Su cuerpo se ha adaptado a estas demandas. Además, el corazón, pulmones y otros músculos se fortalecen más para poder realizar esta actividad extra. Quiere decir que usted ha mejorado su condición física.

¿Cómo Puede Reconocer Cuando Está Estresado?

Todo persona necesita un cierto nivel de estrés para funcionar. El estrés actúa como factor de motivación para vencer y superar obstáculos. El estrés es útil mientras usted no sobrepase "el umbral de resistencia", o sea no exceda completamente los límites. Algunas veces puede tolerar más estrés que otras veces. Pero si usted no está consciente de los diferentes tipos de estrés que experimenta, puede ir más allá del umbral de resistencia de su organismo y sentir que su vida está completamente fuera de control. Generalmente es difícil reconocer cuanto estrés es excesivo para usted. Algunos signos de alerta pueden incluir:

- Comerse las uñas, jalarse el cabello u otros hábitos repetitivos.

- Rechinar los dientes, apretar la mandíbula.

- Tensión en su cabeza, cuello u hombros.

- Sentimientos de ansiedad, nerviosismo, abandono, irritabilidad.

A veces, usted puede notar o darse cuenta cuando le están pasando estos signos. Si lo hace, tome unos minutos para identificar lo que causa esta tensión. Tome unas respiraciones profundas y trate de relajarse (ofrecemos algunas técnicas de relajación en el capítulo 5). Ahora vamos a examinar algunos otros métodos que nos pueden ayudar a manejar el estrés.

Evitar las Situaciones de Estrés

Hay algunas situaciones que usted reconoce como estresantes, tales como el encontrarse en el tráfico congestionado, viajar, o ir al médico. Primero, *identifique objetivamente cual es la causa estresante de esta situación particular.* ¿Es que a usted le enoja llegar tarde? ¿Son los viajes estresantes por la incertidumbre acerca de llegar a su destino? ¿No se siente seguro de poder explicar sus síntomas al médico?

Una vez que ha identificado cual es el problema, *puede empezar a buscar formas para disminuir el estrés que le causa la situación.* Por ejemplo, si el problema con el tráfico es llegar tarde, ¿puede usted salir más temprano? Si es que no le gusta manejar, ¿puede dejar que alguien más maneje? Si hay incertidumbre con su viaje, ¿puede llamar a alguien en el lugar de destino y preguntar por acceso a sillas de ruedas, transporte público local y otros? Cuando va al médico ¿puede preparar una lista de preguntas sobre su enfermedad para el médico? ¿Puede llevar un familiar con usted que pueda ayudar a explicar cuando sea necesario?

Luego que haya identificado posibles soluciones, *seleccione una* para tratar la próxima vez que esté en esta situación. No olvide *evaluar los resultados.* (Este es el enfoque de la resolución de problemas, descrita en el capítulo 2.)

48

Manejando el Estrés

Usted puede tener éxito evitando algunos tipos de estrés al modificar o adaptarse a la situación, mientras tanto otros factores estresantes pueden presentarse cuando usted menos lo espera. La forma de manejar este tipo de estrés también implica solucionar problemas.

Si usted reconoce que ciertas situaciones pueden ser factores que causan estrés, *desarrolle maneras de manejar estas situaciones antes de que ocurran.* Trate de *ensayar,* en su mente, que es lo que hará cuando la situación se presente, de tal forma que usted estará preparado. Inherente a este enfoque es el poner atención a las señales que envía su cuerpo cuando el estrés va aumentando. El identificar y entender las señales de su organismo le ayudará a prepararse para manejar mejor las situaciones estresantes y evitar el estrés.

Ciertas sustancias químicas también pueden incrementar el estrés. Estos químicos incluyen la nicotina, el alcohol y la cafeína. Algunas personas fuman un cigarro, beben un vaso de vino o una taza de café para disminuir la tensión; sin embargo, esto incrementa la respuesta o reacción física del organismo hacia el estrés. Evitar el consumo de estos químicos pueden ayudarle a que se sienta más calmado.

En el capítulo 5 hablaremos de otras técnicas que pueden ser útiles para usted en el manejo de situaciones estresantes; estas son: la respiración diafragmática, la relajación muscular progresiva, las imágenes guiadas y el pensar positivamente.

Algunas otras formas de manejar el estrés incluyen el dormir suficiente, hacer ejercicios y comer bien. Estos también son temas que tratamos con más detalle en otros capítulos de este libro.

En resumen, el estrés puede considerarse una reacción física y emocional compleja y como cualquier otro síntoma, tiene muchas causas y muchas maneras de ser manejado. Depende de usted examinar el problema y encontrar las causas. Así podrá buscar soluciones que van de acuerdo a sus necesidades y estilo de vida.

Dificultad para Respirar

La dificultad para respirar, como la fatiga y el estrés puede tener muchas causas. Cualquiera que sea la causa este síntoma le indica que su cuerpo no está recibiendo el oxígeno que necesita. Esto puede ser resultado de los diferentes tipos de cambios fisiológicos que tienen lugar como resultado de una enfermedad crónica. Estos cambios pueden conducir a una sensibilidad incrementada a diferentes estímulos. (En el capítulo 16, puede encontrar más sobre problemas respiratorios y los cambios que ocurren con la enfermedad crónica pulmonar.) Algunos de los cambios más comunes que ocurren incluyen:

Daño a los sacos alveolares en los pulmones, como es en el caso del enfisema, que causa que los pulmones se debiliten. No puedan realizar su trabajo de llevar oxígeno hacia la sangre y el de sacar dióxido de carbono hacia afuera. El cuerpo se logra adaptar a este cambio en alguna medida. Pero cuando hay un cambio rápido en el patrón "normal" de respiración, los pulmones no siempre pueden mantenerse.

El estrechamiento de las vías respiratorias hacia los sacos alveolares y el exceso en la producción de mucosidad se asocian con la bronquitis crónica. Debido a que las vías respiratorias se estrechan o reducen, hay menos espacio para que el aire fluya a través de las vías respiratorias para llegar a los pulmones. Por tanto, su organismo recibirá menos oxígeno.

Las personas con *asma* tienen problemas similares a aquellos con bronquitis crónica. Una diferencia entre estas dos enfermedades es que el asma se produce en respuesta a algún tipo de estímulo lo que causa el estrechamiento de la vía respiratoria y el incremento en la producción de mucosidad. Como resultado se reduce el espacio disponible para que el oxígeno llegue a los pulmones.

La persona con *enfermedad cardíaca* también pueden experimentar problemas para respirar, pero por diferentes razones. En este caso, el corazón no puede realizar su función y se hace menos eficiente para expulsar la sangre hacia todo el cuerpo. Si existe un cambio súbito en la demanda de oxígeno del cuerpo, el corazón tiene que trabajar más fuerte para tratar de llevar este oxígeno. Si el corazón no puede trabajar lo suficientemente fuerte para satisfacer las necesidades de oxígeno del cuerpo, la persona puede sentir la sensación de falta de aire para respirar. Mientras tanto la frecuencia respiratoria se incrementará para tratar de satisfacer la necesidad de oxígeno. Este incremento en la frecuencia respiratoria puede hacer que la persona sienta aún más la falta de aire para respirar.

La persona que tiene *sobrepeso* puede experimentar dificultad respiratoria porque el peso excesivo incrementa la cantidad de energía y la cantidad de oxígeno requerido para que el cuerpo pueda hacer tareas simples. Esto a su vez incrementa la carga de trabajo del corazón. Si el problema de obesidad se une con la enfermedad crónica pulmonar o alguna enfermedad cardíaca, su organismo tendrá aún más dificultad en abastecerse del oxígeno que necesita.

La debilidad de los músculos pectorales y el diafragma también pueden conducir a dificultad respiratoria. La falta de condición física puede afectar los músculos respiratorios, o cualquiera de los otros músculos del cuerpo. Los músculos debilitados no pueden realizar su función. Por tanto necesitan más energía y oxígeno que los músculos que están en buena condición física. En el caso de los músculos respiratorios, el problema se complica porque clarificar los pulmones se hace más difícil cuando los músculos están debilitados. Además no ayudan a expandir las vías respiratorias dejando menos espacio para que el aire fresco sea inhalado.

Existen diferentes causas que producen la sensación de falta de aire para respirar, así mismo hay muchas cosas que usted puede hacer para manejar este problema.

Si durante una actividad usted tiene dificultad para respirar, *no deje de hacer lo que está haciendo, tampoco se apure para terminar; pero sí hágalo en forma más lenta.* Si la dificultad respiratoria continúa, deténgase por unos minutos. Si después de estos pasos no se mejora, tome la medicina recetada por su médico. Las personas con dificultad para respirar con frecuencia se asustan y sienten miedo. Este miedo puede causar dos problemas adicionales. Primero, el estado de miedo puede originar que su organismo libere hormonas, y estas hormonas a su vez pueden causar aún más dificultad para respirar. Segundo, tener miedo puede hacer que usted evite o deje de hacer sus actividades. Esto evitará que usted desarrolle la resistencia necesaria para ayudar a mejorar su respiración. Por eso, es recomendable hacer las actividades en forma calmada o lentamente para controlar mejor la respiración.

Incremente gradualmente su nivel de actividad, que este incremento no exceda más de 25% cada semana. Por ejemplo, si actualmente usted es capaz de trabajar en el jardín por 20 minutos, la siguiente semana, puede incrementar a ese tiempo en un máximo de 5 minutos. Una vez que se sienta confortable trabajando en el jardín por 25 minutos, nuevamente puede agregar 5 minutos más. Si lo hace gradualmente con seguridad usted podrá incrementar el tiempo de duración de sus actividades.

No fume y manténgase alejado del humo de segunda mano, quiere decir que evite a los fumadores. Estar expuesto al humo puede aumentar aún más la sensación de falta de aire para respirar. Pero dejar de fumar puede ser difícil, tal vez usted tenga que buscar ayuda para dejar el cigarrillo (encontrará más información en el capítulo 19). También es importante que le explique a sus familiares y amigos que el humo del cigarrillo afecta su salud y que apreciaría que no fumen cerca de usted. Haga de su casa una zona de "no fumar". Pídale a las personas que fuman que lo hagan fuera de la casa, en el jardín o en el patio.

Use sus medicinas y oxígeno tal como lo prescribió su doctor. Los mensajes acerca las medicinas pueden ser confusos, que hacen daño, que no se deben usar, etc. Es cierto que las medicinas en general producen efectos secundarios. Sin embargo, cuando existe una enfermedad crónica, la medicina ayuda con los síntomas, evita complicaciones y hasta puede salvar la vida. Las complicaciones de la misma enfermedad pueden ser más graves que los efectos secundarios de la medicina. Por eso es necesario tomar la dosis tal como se le han prescrito su médico.

Tomar más medicina que la dosis prescrita no significa que le hará mejor, por el contrario puede causarle complicaciones. Por tanto, no aumente su dosis sin consultar con su doctor. Para que la medicina sea efectiva debe tomarse según la indicación médica, aún cuando no sienta síntomas. Si la dosis prescrita no parece trabajar, resista la tentación de tomar más medicina. Es recomendable consultar con su doctor *antes* de hacer cambios en la dosis o dejar de tomar las medicinas.

Si la mucosidad o las secreciones son un problema tome *más líquidos*, a menos que su doctor le haya indicado que no lo haga. Tomar más líquido le ayudará a suavizar la mucosidad la que podrá ser eliminada con facilidad por la tos. El uso de un humidificador también puede ser útil.

Practique *la respiración diafragmática*. Como se mencionó anteriormente, uno de los problemas que causa dificultad respiratoria, especialmente para las personas con enfisema, bronquitis crónica y asma, es un debilitamiento de los músculos respiratorios y el diafragma. Cuando esta debilidad muscular ocurre, los pulmones no son capaces de vaciarse apropiadamente, dejando menos espacio para el aire fresco.

Con práctica, la respiración diafragmática le ayudará a fortalecer y mejorar la coordinación y la eficiencia de los músculos respiratorios. También ayuda a disminuir la cantidad de energía necesaria para respirar. Además, la respiración diafragmática se puede usar con cualquiera de las técnicas de relajación (descritas en el siguiente capítulo), o sola para lograr un estado de relajación.

La respiración diafragmática o respiración del vientre es una técnica que le ayudará a fortalecer su respiración, aumentar la capacidad de llevar aire fresco a los pulmones y le ayudará a relajarse. Especialmente cuando los pulmones no pueden expandirse para recibir el oxígeno. Lea completamente los siguientes pasos para esta técnica antes de ponerla en práctica.

1. Acuéstese sobre su espalda, coloque su cabeza en una almohada, coloque otra almohada bajo sus rodillas. Debe estar en una posición cómoda con los hombros relajados.

2. Coloque una palma de su mano en la zona abdominal, arriba del ombligo y debajo de la caja torácica o costillas, y la otra palma de su mano sobre el pecho. Cierre los ojos, para que pueda enfocarse en su respiración. Con los labios forme un pequeño orificio como si fuera para silbar, a soplar una vela o a besar a alguien. También, puede utilizar una pajita para sorber liquido; sujétela con los labios para realizar esta técnica.

3. Ahora comience respirando profundamente por la nariz hasta sentir que la mano que está en el abdomen se mueve por el movimiento del diafragma. La mano que está en el pecho sólo debe moverse en forma muy leve. Inhale la mayor cantidad de aire posible.

4. Después exhale por la boca por el pequeño orificio formado por los labios, o por la pajita que sostiene con los labios, dejando salir el aire en forma lenta y suave, pero forzando hacia fuera todo el aire que pueda. Debe tomar el doble de tiempo

en exhalar que lo que toma en respirar profundamente. Imagine a su abdomen como un globo que se desinfla lentamente.

5. Practique esta técnica de 10 a 15 minutos, unas tres o cuatro veces al día, hasta que lo pueda hacer en forma automática. Si comienza a sentir un poco de mareo, pare y descanse.

Una vez que se sienta confortable haciendo este ejercicio, usted puede practicar colocando un peso ligero sobre su abdomen para agregar un poco más de esfuerzo. Esto fortalecerá aún más los músculos usados para inhalar. Empiece con un peso de aproximadamente una libra, como un libro o una bolsa de arroz o frijoles. Gradualmente incremente el peso conforme la fuerza de sus músculos mejora. Después que domine la técnica de respiración diafragmática acostado, usted podrá practicarlo sentado, mientras está de pie o mientras camina. Al dominar esta técnica mientras realiza otras actividades, estará mejor preparado para manejar la falta de aire para respirar.

Dolor o Malestar Físico

El dolor o malestar físico es otro problema común para personas con enfermedades crónicas. Al igual que la mayoría de los síntomas mencionados, el dolor puede tener muchas causas. Las cuatro causas más comunes son:

- **Causado por la enfermedad misma.** El dolor o malestar es la señal que alguna zona del cuerpo está siendo afectada. Por ejemplo la disminución del flujo sanguíneo al corazón, el bloqueo de nervios, arterias o vasos sanguíneos, una articulación inflamada, etc. Estas son sólo algunas de las causas, pueden haber muchas más relacionadas con la enfermedad.

- **Músculos tensos.** Cuando hay dolor en alguna parte del cuerpo, los músculos en esa área se ponen tensos. Esa es la respuesta natural del cuerpo para proteger el área de dolor.

- **Debilidad de los músculos.** Con la enfermedad crónica, es común hacerse menos activo, conduciendo al debilitamiento de los músculos. Cuando el músculo está débil, no tiene la energía suficiente para realizar su función. Por esta razón la más leve actividad puede conducir a dolor y rigidez.

- **Falta de sueño, o no poder descansar completamente durante el sueño.** El dolor o malestar físico con frecuencia interfiera con el sueño, produce insomnio, o hace que la persona pierde la habilidad de descansar aún cuando duerme.

53

Esto con el tiempo hará que los síntomas como el dolor o malestar físico empeoren. Además afectará la habilidad de la persona para manejar y controlar el dolor.

- **El estrés, ansiedad y otras emociones como depresión, disgusto, enojo y temor.** Todas estas emociones desagradables pueden afectar la forma como la persona con enfermedad crónica percibe el dolor y los malestares físicos. Cuando nos sentimos asustados, frustrados o deprimidos, *todo* incluyendo el dolor se siente peor. Esto no quiere decir que el dolor no es real. Lo que quiere decir es que estas emociones pueden aumentar más la intensidad del dolor.

54

Sabiendo que el dolor proviene de diferentes fuentes o causas, las técnicas para el manejo del dolor deben estar dirigidas a todas y cada una de esas fuentes. Como usar medicamentos para aliviar el dolor causado por la enfermedad. Por ejemplo la medicina puede reducir el dolor causado por la inflamación. Otra medicina puede ayudar a abrir los vasos sanguíneos y los tubos bronquiales.

Con las enfermedades crónicas, generalmente los analgésicos, tales como los narcóticos no son útiles. Es más, los narcóticos pueden ser peligrosos para las personas con impedimentos o limitaciones en la función respiratoria, porque estas drogas disminuyen la frecuencia respiratoria, haciendo que los problemas existentes se empeoren. Además, los analgésicos tienden a disminuir su efecto con el tiempo y pueden hacerse adictivos. Debido a que las enfermedades crónicas son a largo plazo, el dolor asociado a la enfermedad también es a largo plazo. Esto hace que el potencial adictivo se incremente al utilizar altas dosis de analgésicos para combatir el dolor. Por esto es importante entender que la medicina sola no es suficiente para manejar o controlar el dolor.

Existen otros dos recursos que podemos utilizar para el manejo del dolor: 1) el ejercicio físico y 2) las estrategias cognoscitivas, en las cuales usted utiliza activamente la mente para manejar sus síntomas, por ejemplo la relajación mental, la distracción, la visualización, etc. Los consejos y guías para iniciar un programa de ejercicio los pueden encontrar en los capítulos 7 a 10, y el uso de las estrategias cognoscitivas los puede encontrar en el capítulo 5.

Además de las dos maneras mencionadas anteriormente para el manejo del dolor, hay otras técnicas o terapias que son útiles para manejar el dolor en una zona localizada. Estas técnicas incluyen *el uso del calor, frío y/o masajes,* estas tres aplicaciones trabajan estimulando la piel y otros tejidos que rodean el área de dolor, esto a su vez ayuda a incrementar el flujo sanguíneo al área afectada.

La estimulación con calor se puede hacer aplicando paños calientes o tomando baños o duchas de agua caliente (dirigida al área de dolor). Algunas personas prefieren utilizar frío para calmar el dolor. Puede usar una bolsa de verduras o maíz congelados, lo que hace un paquete frío barato y se puede volver a usar. Si utiliza terapias de calor o frío para el dolor no se exceda, limite la aplicación a sólo 15 ó 20 minutos cada vez.

El masaje es una de las formas más antiguas del manejo del dolor. Es un procedimiento simple que puede llevarse a cabo con poca práctica o preparación. La presión aplicada estimula la piel, los tejidos adyacentes y los músculos. Algunas personas usan crema mentolada o ungüentos durante el masaje porque les da un efecto de enfriamiento. El masaje, aunque relativamente simple, no es apropiado para todas las clases de dolor. *No use el masaje cuando la zona de dolor está inflamada*; quiere decir que está hinchada, roja y caliente al tacto. Tampoco haga masaje a la zona de dolor si tiene infección o si usted padece de las siguientes enfermedades: flebitis (inflamación de la membrana interna de las venas), tromboflebitis (inflamación y coágulo en las venas) o erupciones de la piel.

55

Enojo, ¿Por qué Yo?

El enojarse es una de las respuestas más comunes a una enfermedad crónica. La incertidumbre, el no saber que va a suceder al vivir con una condición crónica amenaza la independencia y el control que ha logrado a través de los años. Esto crea sentimientos de frustración, inutilidad y falta de esperanza, los que a su vez incrementan, el resentimiento y enojo. Durante el curso de una enfermedad, muchas personas puedan preguntarse: "¿Por qué yo? ¿Qué hice para merecer esto?, o ¿Por qué me está castigando Dios?" Todas estas interrogantes son expresiones normales para la persona con una enfermedad crónica.

Por diferentes razones usted puede estar enojado consigo mismo, con la familia, los amigos, con los proveedores de salud, Dios o el mundo en general. Por ejemplo, puede enojarse consigo mismo por no haberse cuidado mejor cuando era joven. Usted puede estar enojado con su familia y amigos porque no hacen las cosas de la manera que a usted le gustaría. O usted puede estar frustrado con su médico porque no puede "curarlo" de su enfermedad. A veces el sentimiento de enojo o disgusto se desarrolla a un nivel que no puede ser controlado, la persona se irrita y empieza a gritar al perro, al gato o a todo el que se le acerca. Esto es bastante común y puede ser difícil de controlar sobre todo si usted no se da cuenta que el enojo está tomando control de su vida.

A veces el enojo o disgusto no sólo es una respuesta a tener una enfermedad crónica, sino es el resultado del proceso de la enfermedad en sí. Por ejemplo, si alguien ha sufrido un derrame cerebral (apoplejía), el daño al cerebro puede afectar la habilidad de la persona para expresar o suprimir emociones. Por tanto, la persona puede presentarse con llantos inapropiados o tener cambios drásticos en el estado de ánimo y temperamento.

Un paso importante para manejar el enojo efectivamente es reconocer e identificar por qué, con quién y cuándo me estoy sintiendo enojado. La siguiente tarea debe ser encontrar formas constructivas y adecuadas de expresar su sentimiento de enojo. Esto evitará que el enojo o disgusto se acumulen y se hagan "explosivos". También, evitará que reaccionemos ofendiendo a otros y a sí mismo. El enojo o disgusto acumulado pueden intensificar otros síntomas de su enfermedad como la depresión.

Hay varias cosas que usted puede hacer para manejar o controlar su enojo. Una manera importante es aprender a *comunicar su enojo o disgusto verbalmente,* preferiblemente sin acusar ni ofender a otros. Sin embargo, el comunicar su enojo a otra persona no necesariamente significa que la otra persona podrá ayudarlo. Es importante saber que muchas personas no se sienten cómodas o confortables cuando están cerca de una persona enojada, aún cuando el enojo sea justificado. Por tanto, puede ser útil buscar consejería o unirse a un grupo de apoyo. Existen diferentes organizaciones en la comunidad que ofrecen estos servicios.

Otra forma de manejar el enojo o la cólera es *tratar de modificar sus expectativas.* Todos hemos aprendido hacer cambios lo largo de la vida. Por ejemplo, cuando éramos niños, pensamos que podríamos convertirnos en lo que quisiéramos: un bombero, una bailarina, un doctor, etc. Conforme crecimos, sin embargo, evaluamos estas expectativas junto con nuestras capacidades, talentos e intereses. Basado en esta evaluación, modificamos nuestros planes.

El mismo proceso se puede usar para manejar los efectos de la enfermedad crónica en su vida. Por ejemplo, es posible que no es realista esperar que será curado. Sin embargo, sí es realista esperar que usted aún puede hacer cosas muy placenteras, o vivir una vida casi normal. Usted tiene la habilidad de afectar el progreso de su enfermedad, hacer más lento el proceso, o prevenir que empeore. Cambiar sus expectativas puede ayudarlo a cambiar su perspectiva. En vez de hundirse en el 10% de las cosas que ya no puede hacer, piense en el 90% de las cosas que todavía puede hacer. Incluso usted puede encontrar nuevas actividades o pasatiempos para reemplazar los antiguos. Desarrollar y usar el pensamiento positivo también puede ayudar a cambiar y aceptar su perspectiva.

El enojo también puede ser *canalizado a través de nuevas actividades,* tales como el ejercicio, la música o la pintura. Muchas personas encuentran que estas actividades son salidas extremadamente terapéuticas para esta emoción.

En breve, *la cólera es una emoción normal y frecuentemente es una respuesta común a tener una enfermedad crónica.* Parte de aprender a manejar la enfermedad implica reconocer esta emoción y encontrar maneras constructivas para controlarla.

56

Depresión

Para algunas personas la depresión puede ser una palabra temerosa. Por eso, hay personas que prefieren decir que están "tristes" o "desanimados". De cualquier forma que usted lo llame, la depresión es una reacción normal a una enfermedad crónica.

A veces no es fácil reconocer cuando se siente deprimido. Aún más difícil es reconocer cuando nos estamos deprimiendo y detenernos antes de que vayamos a una depresión más profunda. Al igual que hay muchos grados de dolor, hay muchos grados de depresión. Si su enfermedad es un problema significativo en su vida, es muy probable que tiene o ha tenido algunos problemas con la depresión. En algún momento de nuestras vidas todos hemos experimentado la depresión. Es la forma como manejamos este sentimiento que hace la diferencia.

Hay muchas emociones que también pueden conducirle a la depresión. Estas incluyen:

- *Miedo, ansiedad y/o incertidumbre acerca del futuro.* Estos sentimientos pueden ser resultado de las preocupaciones acerca de su familia, su situación económica o el proceso de su enfermedad. Pero si usted y las personas involucradas no atienden a tiempo estos problemas, las preocupaciones constantes pueden conducirlo a un estado de depresión. Al reconocer y confrontar estas preocupaciones tempranamente, usted y su familia tendrán menos tiempo para preocuparse y más tiempo para buscar soluciones y disfrutar de su vida.

- *Frustración.* Es un sentimiento muy común en las personas con enfermedades crónicas. Es fácil dejarse invadir por pensamientos como: "No puedo hacer las cosas que hacía antes", "me siento tan inútil o incapacitado", "yo solía hacer esto por mí mismo", "soy una carga" o "¿por qué nadie me entiende?" Cuanto más tiempo tenga sentimientos, mayor será su frustración. Pensamientos como estos pueden hacerle sentir más solo, aislado y deprimido.

- *Pérdida de control sobre su vida.* Este sentimiento puede hacer que usted pierda la fe en sí mismo y en sus habilidades. Especialmente si tiene que depender de sus medicinas para aliviar los síntomas, ver a su doctor de manera regular y necesitar ayuda de otros para realizar sus actividades rutinarias como bañarse, vestirse, prepararse los alimentos, etc. Esto le puede dar un sentido de inseguridad e incertidumbre que lo pueden conducirlo a un estado depresivo.

Aunque hemos mencionados estos sentimientos en forma separada, es muy común que se presenten al mismo tiempo o en combinación. Por esta razón se hace

57

difícil determinar la verdadera causa de la depresión. Con frecuencia no reconocemos o ignoramos las señales de la depresión. O también, para muchos admitir que están deprimidos puede ser difícil o inaceptable, por considerarlo "un tabú", ya que en algunas culturas erróneamente se conecta la depresión con perder la razón o estar "loco". Es importante aclarar que la depresión es un estado emocional que puede ser tratado y superado, evitando que se convierta en una condición crónica.

El primer paso en aprender a manejar la depresión es aprender a reconocer las señales. Los siguientes son trece signos o señales de depresión.

58

1. *Un sentimiento general de tristeza (llorar la mayor parte del tiempo) o infelicidad,* que dura más de 6 semanas.

2. *Aislamiento o pérdida de interés en las amistades y actividades sociales.* No querer hablar con nadie; no responder al teléfono o la puerta.

3. *Dificultad para dormir,* cambios en los patrones de sueño, interrupciones en el sueño o dormir más de lo normal; dormirse con facilidad y despertarse en corto tiempo sin poder conciliar el sueño nuevamente.

4. *Cambios en los hábitos alimenticios.* Este cambio varia desde una pérdida de interés en los alimentos (pérdida del apetito) hasta comer en forma excesiva.

5. *Cambios no intencional de peso,* sea ganancia o pérdida de más de 10 libras en un período corto de tiempo.

6. *Pérdida de interés en el cuidado y arreglo personal.*

7. *Disminución del interés en el contacto físico o sexual.* Estos problemas también pueden ser causados por los efectos secundarios de la medicina. Es importante que usted hable con su doctor para informarse si la medicina que toma le está produciendo este efecto.

8. *Pensamientos suicidas.* Si su infelicidad ha causado que usted piense en suicidarse, consiga ayuda de su doctor, sus buenos amigos, un miembro de la iglesia, un psicólogo o un trabajador social. Estos sentimientos pasarán y usted se sentirá mejor. Busque ayuda y no deje que una tragedia le ocurra a usted o a un ser querido.

9. *Accidentes frecuentes.* Observe si hay un patrón que muestra falta de cuidado y atención a su alrededor. Eso puede ocasionarle accidentes frecuentes mientras camina, maneja su automóvil o hace sus actividades diarias. Por supuesto que debe considerar las limitaciones físicas causadas por su enfermedad, como la falta de estabilidad o balance o el reaccionar con lentitud.

10. *Una pobre imagen de sí mismo o falta de estima personal.* El sentir que no vale como persona, tener una imagen negativa de su cuerpo o apariencia física o constantemente preguntarse a sí mismo si vale la pena vivir.

11. *Discusiones frecuentes, estar más irritable.* Tendencia a enojarse o molestarse con facilidad por cosas insignificantes que nunca lo molestaron antes.

12. *Pérdida de energía.* Fatiga o sentirse cansado o fatigado todo el tiempo.

13 *Inhabilidad para tomar decisiones.* Sentirse confundido o con dificultad para concentrarse.

59

Estos son signos de una etapa depresiva, si usted ha experimentado o actualmente está experimentando por lo menos 4 de estos signos por más de 6 semanas, es posible que esté pasando por un período temporal de depresión asociado con su enfermedad. Es recomendable ponerle atención a estos signos y hacer algo que le ayude a salir de ese estado depresivo.

A veces la depresión se puede enmascarar con exageradas reacciones y comportamientos que aparentemente muestran *"alegría o felicidad"*. Observando atentamente podemos reconocer la fragilidad de este sentimiento y la actitud fingida en la cual se esconden los sentimientos reales de depresión. El no aceptar ayuda de otros, aun cuando la situación es agobiante, con frecuencia es un signo de que la persona no reconoce o no desea admitir que está deprimida.

La depresión puede alterar el comportamiento de la persona, con tendencias a exagerar en forma positiva o negativa las actitudes o respuestas normales del individuo.

La paradoja del estado depresivo es que cuanto más deprimida se encuentre la persona, más alejará de su lado a los seres queridos, que tratan de ofrecerle consuelo y apoyo en momentos difíciles. Con frecuencia sus familiares y amigos quieren hacerle sentir mejor, tratando de ayudar, pero a veces no saben como lograrlo. Ellos se sentirán frustrados cuando los esfuerzos por ayudar no den resultado. Esta frustración hará que en un momento dado decidan dejar de tratar y alejarse. La persona deprimida reaccionará dejándose invadir por pensamientos como "a nadie le importo" o "nadie se preocupa por mí", esto reforzará aún más el sentimiento de pérdida, abandono y soledad, aumentando la depresión.

Tener una enfermedad crónica afecta y cambia nuestra vida, trayendo una serie de sentimientos desagradables que nos pueden conducir a la depresión. Aunque la depresión es una respuesta normal a la enfermedad, es sumamente importante combatirla desde el primer momento, aun cuando no se sienta con ánimo o energía para hacerlo. De hecho hay muchos pasos que usted puede dar o cosas que puede hacer para manejar la depresión. Recuerde que es necesario esforzarse o conseguir ayuda de otra persona para poder actuar. Encuentre a alguien con quien hablar.

Los siguientes son algunos maneras en que usted puede combatir la depresión:

1. *Si usted se siente tan infeliz que ha tenido pensamientos suicidas o intenciones de dañar a alguien más*, busque ayuda inmediatamente. Hable con las personas cercanas a usted, llame a un centro de prevención suicida, a un centro de salud mental, a su doctor, a un consejero espiritual y a otros. **No demore, actúe lo antes posible.** Con frecuencia, sólo hablar con una persona que lo entienda o un profesional de la salud puede ser suficiente para ayudarlo a salir de este episodio depresivo.

2. *¿Está usted tomando tranquilizantes o analgésicos narcóticos* tales como Valium, Librium, reserpina, codeína, Vicodin, medicamentos para dormir u otros "depresores"? Un efecto secundario de este tipo de medicina es que intensifican la depresión, por lo que tan pronto deje de tomarlas se sentirá mejor. Es posible que su depresión sea un efecto secundario de su medicina. Si usted no está seguro cómo actúa la medicina que está tomando o si no sabe que lo que está experimentando es un efecto secundario, consúltele a su doctor o farmacéutico. No es recomendable discontinuar, o dejar de tomar la medicina sin consultar con el médico que se la prescribió, aunque sea por teléfono, ya que pueden haber razones importantes para continuar su uso o pueden haber reacciones después de dejar de tomarlas.

3. *¿Está usted tomando bebidas alcohólicas para sentirse mejor?* El alcohol es también un agente depresivo. Es muy difícil salir de la depresión si está bajo la influencia del alcohol. No hay una manera de escapar a la depresión a menos que usted se libere de estas influencias negativas. Si recurre a tomar bebidas alcohólicas en los momentos difíciles, o tiene deseos constantes de beber alcohol, o no puede detenerse una vez que empieza a beber alcohol, es muy posible que tenga una adicción o problema para superar el alcohol. Le sugerimos que busque ayuda, los grupo de apoyo como AA (Alcohólicos Anónimos) son muy efectivos.

4. *Continúe sus actividades diarias*. Vístase todos los días, arregle su cama, salga de la casa, vaya de compras, saque a pasear a su perro. Planee y cocine sus alimentos. Haga un esfuerzo para hacer cosas aún cuando no tenga ánimo o energía.

5. *Visite a sus amigos*. Llámelos por teléfono, planee ir al cine u otras actividades fuera de casa. Comience un grupo de ayuda o apoyo mutuo. ¡Tome acción!

6. *Únase a un grupo ya formado* en la iglesia, centro comunitarios o para personas mayores; tome clases en las escuelas comunitarias o centros recreativos de su

ciudad como una clase de ejercicio, o un programa de nutrición para adultos o de manejo personal de su enfermedad.

7. *Haga trabajo voluntario*. La satisfacción de ayuda a otras personas o hacer servicios comunitarios pueden ayudarle a superar la depresión

8. *Hacer planes y llevarlos a cabo*. Mire hacia el futuro. Trabaje en el jardín, plante unas flores. Piense en el futuro de sus hijos, o sus nietos, una graduación escolar aunque todavía estén empezando la escuela. Si la Navidad o los cumpleaños y otras fiestas familiares son difíciles para usted, esté preparado. Haga planes específicos para esas fechas y no espere a ver que pasa.

61

9. *No se cambie a una nueva vecindad*, sin visitar con anticipación el área y saber de los recursos disponibles en esa nueva comunidad. Mudarse puede ser una señal de retiro, y la depresión se intensifica cuando usted está en un lugar lejos de sus amigos y conocidos. Si hace el cambio para evitar los problemas, recuerde que estos se mudarán con usted. Pero el apoyo que tenía de las personas que estaban cercanas a usted se quedará atrás.

10. *Tome vacaciones con amigos o familiares*. Las vacaciones pueden ser tan simples como unos cuantos días en una ciudad cercana, visitar a alguna amistad que viva a unas millas de distancia. No haga planes de viajar solo, busque viajes en grupo auspiciados por agencias, centros de recreación de la ciudad, centros para personas mayores, grupos religiosos.

11. *Practique de 20-30 minutos de ejercicio físico o actividad física diariamente.*

12. *Encuentre formas de darse un incentivo o recompensa usted mismo después de cada logro*. Puede premiarse estableciendo un tiempo para realizar su actividad favorita como leer, oír música, prepararse lo que le gusta. Algo por muy simple que sea y le dé ánimo a continuar durante el día.

13. *Aprenda y practique la técnica de pensar positivamente*. Dese ánimo usted mismo y fortaleza para seguir adelante, especialmente en los momentos difíciles cuando se siente triste.

La depresión puede invadirlo rápidamente convirtiéndose en un círculo vicioso donde aumenta cada vez más. Por tanto, haga lo posible para romper ese círculo. El éxito del manejo de su enfermedad y control de su salud depende de como puede manejar la depresión. Una buena noticia es que la depresión no es permanente y usted puede apresurar su desaparición. Enfóquese en apreciar sus amigos, sus metas futuras y su ambiente positivo. La manera como responde a su depresión es una profecía auto nutritiva. Cuando usted cree que las cosas mejorarán, ellas lo harán.

Problemas para Dormir

El dormir es el tiempo durante el cual el cuerpo puede concentrarse en curarse y recuperar energía. Durante el sueño se requieren mínimas cantidades de energía para mantener el cuerpo funcionando. Cuando hay alteraciones en el sueño, no se duerme lo suficiente, podemos experimentar una variedad de otros síntomas, tales como fatiga y falta de concentración, etc. Pero esto no significa que la fatiga o la falta de concentración son siempre causadas por la falta de sueño. Recuerde los síntomas asociados con la enfermedad crónica pueden tener varias causas. Si usted ha notado un cambio en su patrón de sueño, puede ser que la fatiga que experimenta sea relacionada a su problema de sueño. Algunos consejos que lo ayudarán a conseguir un buen sueño nocturno incluyen:

Antes de Ir a la Cama...

- Asegúrese que su cama sea confortable, que le permita facilidad de movimiento y buen soporte corporal. Esto usualmente significa un colchón firme de buena calidad que apoye a la columna. También puede usar un soporte para la cama como un panel de madera de 1 ó 2 centímetros (1/2 a 3/4 de pulgadas) colocado debajo del colchón para darle más firmeza.

- Las camas de agua o de aire calentadas, son útiles para algunas personas con artritis, porque soportan el peso de manera pareja al adaptarse a la forma del cuerpo. Otras personas pueden encontrarlas muy incómodas. Si usted está interesado, pruebe en la casa de un amigo o en un hotel por unas noches antes de decidir si es buena para usted. Algunas formas efectivas de mantener la cama a una temperatura cálida o tibia mientras duerme, especialmente en las noches frías y húmedas, son usar una frazada eléctrica, un cobertor eléctrico o de franela para el colchón, o usar sabanas de franela. Si decide usar un artículo eléctrico para su cama, asegúrese de leer cuidadosamente las instrucciones.

- Encuentre usted mismo la posición más confortable para dormir. La mejor posición para usted dependerá de su condición. Algunas veces colocar pequeñas almohadas en los lugares adecuados puede ayudarle a aliviar el dolor y malestares físicos. Experimente diferentes posiciones y el uso de almohadas. También, su proveedor de salud le puede dar recomendaciones específicas y consejos apropiadas a su enfermedad.

- Eleve la cabecera de la cama con bloques sólidos de cuatro a seis pulgadas para hacer la respiración más fácil. Este mismo efecto puede conseguirse por el uso de almohadas que elevan el pecho, los hombros y la cabeza.

- Mantenga el dormitorio a una temperatura tibia y cómoda.

- Use un vaporizador si usted vive donde el aire es seco. El aire húmedo y tibio con frecuencia hace la respiración más fácil, dejándolo con una cosa menos que preocuparse cuando trata de dormirse.

- Haga de su dormitorio un lugar en el cual usted se sienta seguro y cómodo. Tenga una lámpara y un teléfono cerca a su cama, fácil de alcanzar.

- Si usted tiene problemas con la visión y usa lentes de montura o de contacto, tenga un par de lentes cerca de su cama cuando vaya a dormir. De esta manera, en caso necesite levantarse en la mitad de la noche, usted puede ponerse fácilmente sus lentes y ver donde está yendo.

63

Cosas que Debe Evitar antes Ir a Dormir...

- Evite comer antes de ir a dormir. Aunque usted se sienta somnoliento después de comer una gran comida, evite irse a dormir. Se supone que durante el sueño el cuerpo debe tener tiempo para descansar y recuperarse. Pero cuando usted come e inmediatamente duerme, toma un valioso tiempo del proceso recuperativo. El irse a dormir sintiéndose con hambre también lo va a mantener despierto, trate de tomar un vaso de leche tibia.

- Evite el alcohol. Contrariamente a la creencia popular que el alcohol lo ayudará a dormir mejor porque lo hace sentir más relajado, el alcohol interrumpe su ciclo de sueño. El alcohol antes de ir a dormir puede conducir a un sueño ligero y fragmentado, lo que hará que despierte frecuente a lo largo de la noche.

- Evite la cafeína tarde en el día. La cafeína es un estimulante y puede mantenerlo despierto. Esto incluye café, algunos tipos de té, colas y otras bebidas, y chocolate.

- Evite comer alimentos con GMS (glutamato monosódico—ajinomoto) antes de irse a dormir. Aunque la comida china con frecuencia ha sido señalada que contienen GMS, muchos otros tipos de comidas, especialmente la comida empaquetada, pueden contener este aditivo. Antes de comprar un alimento empaquetado, asegúrese de leer la etiqueta con los ingredientes para evitar los productos que contiene glutamato monosódico.

- No fume para poder dormir. Además del hecho que el fumar en si puede causar complicaciones y el empeoramiento de su enfermedad crónica, quedarse dormido con el cigarrillo encendido puede ser un riesgo de incendio. Adicionalmente, la nicotina contenida en los cigarrillos es un estimulante.

- Evite las pastillas de dieta. Contienen estimulantes con frecuencia, lo cual puede interferir con quedarse dormido al igual que permanecer insomne.

- Evite las pastillas para dormir. Aunque el nombre "píldoras para dormir" suena como la solución perfecta para los problemas del sueño, estas tienden a ser menos efectivas con el tiempo. Además, muchas píldoras para dormir tienen un efecto adictivo, es decir si usted deja de tomarlas, es más difícil poder dormir. Así, conforme más pastillas tome se harán menos efectivas. Entonces usted tiene aún más problemas de los que tenía cuando usted empezó a usarlas. Por eso es mejor evitar las pastillas para dormir si es posible.

- Si está tomando diuréticos (pastillas para eliminar agua), puede querer tomarlas en las mañanas de tal forma que su sueño no se interrumpa por la necesidad de ir al baño. A menos que su doctor lo haya recomendado de otra forma, no reduzca la cantidad total de fluidos que bebe, porque estos son importantes para su salud. Sin embargo, puede limitar su ingesta de flúidos justo antes de irse a la cama.

Desarrolle una Rutina...

- Establezca y mantenga un horario regular de descanso y sueño. Es decir, vaya a la cama a la misma hora todas las noches y levántese a la misma hora todas las mañanas. Si desea tomar una siesta, tome una en la tarde (es recomendable sólo 20 minutos), pero no tome una después de la cena. Permanezca despierto hasta que esté listo para ir a dormir.

- Si su horario de sueño está fuera de la normal (por ejemplo, se va a dormir a las 4 AM y duerme hasta las 12), establezca su reloj de sueño interno. Para hacer esto, trate de ir a la cama una hora más temprano o más tarde cada día hasta que alcance la hora que usted quiere ir a dormir. Esto puede parecer extraño, pero es la mejor manera de restablecer su reloj interno.

- Haga ejercicios en horas regulares cada día. No sólo el ejercicio lo ayudará a tener una mejor calidad de sueño, sino que también lo ayudará a establecer un patrón regular durante el día. Pero evite hacer ejercicio vigoroso antes de irse a dormir, porque puede alterar sus sistema evitando que pueda dormir con facilidad.

- Expóngase al sol cada tarde, aún cuando sólo sean 15 a 20 minutos.

- Acostúmbrese a hacer las mismas cosas cada noche antes de ir a dormir. Esto puede ser cualquier cosa, desde ver las noticias, a leer un capítulo de un libro o tomar un baño caliente. Al desarrollar actividades de rutina "antes de ir a la cama", usted le estará diciendo a su cuerpo que es tiempo de prepararse para descansar y relajarse.

Pero no Puedo Dormirme (de Nuevo)...

- Sólo use su cama y dormitorio para dormir. Si usted encuentra que se va a su cama y no puede dormirse, vaya a otro cuarto hasta que se sienta somnoliento otra vez.

- Mucha gente puede dormirse sin problema pero luego se despiertan y "comienzan a preocuparse desde temprano en la mañana". Y no pueden dejar de hacer funcionar sus mentes. Luego se preocupan porque no pueden volver a conciliar el sueño una vez que se han despertado. Mantener su mente completamente ocupada detendrá las preocupaciones y lo ayudará a volverse a dormir. Por ejemplo trate de calmar a su mente utilizando una técnica de distracción como contar regresivamente del 100 de tres en tres o nombrar una flor por cada letra del alfabeto.

- No se preocupe si no consigue dormir suficiente. Si su cuerpo necesita dormir, usted dormirá. También recuerde que las personas de la tercera edad o mayores tienden a dormir menos, quiere decir que necesitan menos horas de sueño.

Duerme Usted Tranquilamente ¿"Como un Bebé"?

Le sucede a usted lo siguiente ¿Se duerme tan pronto como pone la "cabeza en la almohada"? ¿Se duerme viendo TV? ¿Se siente somnoliento durante el día? ¿Al despertar en la mañana se siente cansado aún después de haber dormido toda la noche? Si usted se identifica con esto, es posible que usted padezca de trastornos del sueño. Con frecuencia las personas que tienen trastornos del sueño, o apnea del sueño, no están conscientes que tienen este problema. Cuando se les pregunta cómo duermen, generalmente responden "Yo duermo bien". Los especialistas creen que la apnea del sueño es un problema bastante común. Pero es alarmante saber que pasa desapercibida, no es diagnosticada ni tampoco tratada a pesar de ser una condición seria.

Apnea del sueño son pausas involuntarias de la respiración durante el sueño. Esta pausa de respiración puede durar 10 segundos o más, y se repite más de 20 veces en una hora. La apnea ocurre porque, durante el sueño, los tejidos suaves y músculos de la nariz y garganta se relajan, obstruyendo el paso del aire y bloqueando la respiración. La persona batalla hasta por un minuto con el bloqueo del aire, con la sensación de asfixia y con la dificultad para respirar. Esto hace que se despierte por sólo el tiempo suficiente para respirar brevemente, luego se vuelve a dormir. Este ciclo se repite nuevamente, y la persona no está consciente que se ha tenido que despertar una docena de veces durante la noche. Las interrupciones frecuentes del sueño profundo y reparador no permiten que la persona recupere la

65

energía que necesita para hacer sus actividades diarias y mejorar su salud. Esto, con el tiempo, incrementa los síntomas como la fatiga, el dolor, la irritabilidad, etc.

La apnea del sueño es una enfermedad muy seria que crea complicaciones en la salud y puede llegar a ser fatal. Está vinculada a ataques cerebrales y enfermedades cardíacas. Se cree que la apnea es la causa de muerte de muchas personas que han sufrido ataques al corazón mientras dormían. Expertos en trastornos de sueño sugieren que la persona que se siente cansada todo el tiempo, a pesar de haber dormir toda la noche, o que siente que necesita dormir más que cuando era joven, debería hacerse una evaluación para la apnea o algún otro trastorno del sueño, especialmente si su pareja o familia le deja saber que ronca.

En esta sección, hemos discutido diferentes causas para los síntomas comunes que experimentan las personas con enfermedades crónicas. En el siguiente capítulo presentamos algunas técnicas que usted puede poner en práctica para manejar mejor estos síntomas. Tomar acción es necesario para tratar su enfermedad diariamente. Pero a veces, esto no es suficiente. Van a existir momentos durante el día en los cuales usted puede desear escapar de su ambiente. O tal vez sólo desee tener "un tiempo" que le permita clarificar su mente, o encontrar una perspectiva diferente. Por eso, en el siguiente capítulo presentamos algunas otras técnicas para manejar sus síntomas. Son estrategias o técnicas cognoscitivas en las que se utiliza la habilidad de la mente para ayudar a reducir e incluso prevenir algunos de estos síntomas comunes.

Capítulo
5

Estrategias para Manejar
los Síntomas

TODA PERSONA HA EXPERIMENTADO, ALGUNA VEZ, EL EFECTO Y LA INFLUENCIA QUE TIENE LA MENTE EN EL CUERPO. Que los pensamientos sean agradables o desagradables hacen que el cuerpo físicamente reaccione o responda al estímulo de la mente. Esta reacción se manifiesta con la alteración de la frecuencia cardíaca y respiratoria; sensaciones como transpirar o sudor, lagrimar, calor o frío, rubor o enrojecimiento del rostro, etc. Sólo la memoria o recuerdo de algún suceso puede crear estas respuestas fisiológicas. Por ejemplo, imagínese por un momento que tiene un limón verde, jugoso y lo empieza a chupar, sintiendo el sabor ácido del limón. ¿Qué está experimentando? Su cuerpo responde involuntariamente. Usted no tiene el limón, sin embargo, las glándulas salivales empiezan a secretar saliva, y tal vez, usted sienta el olor del limón. Todas estas reacciones se inician por la mente, ya que tenemos grabado en la memoria el efecto del limón.

Este ejemplo demuestra el poder que tiene la mente en las reacciones del cuerpo. Todos podemos desarrollar y utilizar esa habilidad mental para ayudarnos con el manejo de los síntomas causados por la enfermedad. Con entrenamiento y práctica podemos aprender a usar la mente para relajar el cuerpo, reducir el estrés, la ansiedad, y otros malestares físicos y emocionales producidos por la enfermedad. La mente, también, puede ayudarnos en forma efectiva a controlar el dolor y la falta de aire para respirar asociados con las enfermedades crónicas. Aprender a usar la habilidad mental en el manejo de los síntomas puede ayudar a la persona a depender menos en los medicamentos usados para aliviar los síntomas de su enfermedad.

En este capítulo describiremos formas en que usted puede empezar a usar su mente para manejar sus síntomas. Esto generalmente se conoce con el nombre de estrategias o técnicas cognoscitivas, porque ellas envuelven el uso de nuestros pensamientos y habilidades mentales para hacer cambios en nuestro cuerpo.

Conocemos por experiencia de muchas personas, que las técnicas cognoscitivas son instrumentos muy poderosos en el manejo personal de los síntomas de sus enfermedades crónicas. En las siguientes páginas, discutiremos varias de estas técnicas, así como ciertas actividades que también nos pueden ayudar a relajarnos. Para que se puedan utilizar mejor, nos gustaría hacerle algunas sugerencias, de esta forma usted obtendrá mayor beneficios:

1. Lea este capítulo completo.

2. Experimente utilizando diferentes técnicas. Es probable que le agraden unas más que otras. Asegúrese de realizar la actividad sugerida por lo menos por dos semanas y durante 15 minutos cada día, antes de decidir si le está ayudando o no.

3. Una vez que haya encontrado dos o tres técnicas de su agrado, piense en cómo se utilizan adecuadamente. Probablemente, desea combinar ciertas técnicas de acuerdo a sus necesidades cotidianas, e incorporarlas a sus propósitos semanales.

4. Finalmente, no se olvide de practicar estas técnicas en forma regular. Algunas ideas para recordar son: poner una nota en la puerta del refrigerador, en el baño, en la mesa de comedor, cerca de sus medicinas, o cerca del teléfono etc.

Técnicas de Relajación

Probablemente, todos hemos oído o leído algo acerca de relajación. Pero, para muchos el concepto de relajación, los beneficios que produce, o como podemos lograrlo no es muy claro. La relajación no es una cura, sin embargo, puede ser una parte importante en el tratamiento de las enfermedades crónicas. Existen diferentes tipos de técnicas de relajación, y cada una tiene guías y usos específicos. Algunas sólo se usan para relajar los músculos; cuando los músculos sueltan la tensión, se hace más fácil el movimiento de la articulación. Otras técnicas de relajación están dirigidas a reducir la ansiedad, el enojo, el estrés y otras emociones desagradables. Esto ayuda a liberar la tensión en el cuerpo, dormir mejor y a reducir los síntomas de la enfermedad.

Para cada persona, la palabra "relajación" tiene un significado diferente, porque la manera de relajarse es diferente en cada individuo. Por ejemplo, ver televisión, oír música, tejer, coser, el jardín, salir a caminar y hablar por teléfono son actividades físicas que realizamos para sentirnos relajados. Pero son diferentes a las técnicas de relajación que ofreceremos en este capítulo porque éstas requieren concentración mental. El tomarse una siesta o dormir es muy diferente, en estas técnicas usaremos la mente en forma activa para lograr relajar el cuerpo.

Para dominar la relajación se requiere práctica y paciencia. Muchas personas con enfermedades crónicas frecuentemente requieren descanso durante el día para evitar la fatiga y aliviar el estrés o tensión nerviosa. Estos momentos son adecuados para practicar alguna técnica de relajación.

Las siguientes instrucciones le ayudarán a practicar las técnicas de relajación descritas en las siguientes páginas.

- *Escoger un lugar tranquilo*, en donde pueda permanecer en paz por lo menos durante 15 a 20 minutos.

- Practicar la técnica *elegida dos veces al día y por lo menos 4 veces* por semana.

- *No espere milagros*. Algunas de estas técnicas toman por lo menos de 3 a 4 semanas de práctica para dominar bien y empezar a observar los beneficios.

- *La relajación debe hacerle sentirse mejor,* si a usted no le agrada, o no es placentero practicarla, puede utilizar otras técnicas de manejo personal para sus síntomas.

La meta de la relajación debe ser quitar o alejar de la mente toda preocupación para permitir que el cuerpo se relaje. Esto le ayudará a reducir la tensión que incrementa la severidad de los síntomas.

Relajación Muscular

La relajación muscular es una de las técnicas cognoscitivas más comúnmente usada en el manejo de los síntomas. Es muy popular porque tiene sentido para todos. Si sabemos que la tensión muscular intensifica el dolor, la dificultad para respirar y otros malestares físicos, esto nos motivará a saber como identificar esta tensión y aprender a relajarla.

Además, la relajación muscular es fácil de aprender y recordar, y puede ser practicada en cualquier situación. También, es una técnica de la podemos sentir resultados inmediatos. Como la sensación positiva de reducción del dolor, estrés, tensión muscular y normaliza la respiración. La relajación muscular es generalmente efectiva y da resultado porque supera los síntomas y las preocupaciones. Es una técnica efectiva que le ayudará a reducir el dolor, la fatiga, la falta de aire para respirar y poder dormir mejor.

La técnicas o estrategias cognoscitivas que ofrecemos en este capitulo son:

1. *La relajación muscular progresiva.*

2. *El reconocimiento del estrés del cuerpo.*

3. *La relajación por imágenes guiadas.*

4. *La visualización.*

Ponga en práctica cualquiera de estas técnicas. Una vez que haya elegido la relajación que más le agrade, puede grabarla la primera y la segunda en un casete para oírlas en vez de leerlas. Esto puede ayudarle a concentrarse durante la relajación, y no necesitará ir al libro cada vez que quiere practicar alguna de esta técnicas.

La Relajación Muscular Progresiva de Jacobson

Hace algunos años el fisiólogo Edmun Jacobson descubrió que para poder relajarse, primero se debe conocer la sensación de estar tenso. El sostuvo que si la persona puede reconocer la sensación de tensión, entonces podría relajarse más fácilmente. Jacobson diseñó una serie simple de ejercicios para asistir al proceso de aprendizaje de la relajación muscular.

La relajación muscular progresiva es muy importante para lograr un descanso profundo. Por esta razón, es primordial aprender a reconocer y a observar el cuerpo, identificando cualquier músculo tenso para poder relajarlo. El primer paso es familiarizarse con la sensación de tensión y la sensación de relajación. Este breve ejercicio le permitirá comparar a estas dos sensaciones y con práctica, podrá identificar y liberar cualquier tensión en su cuerpo.

La relajación progresiva es más efectiva cuando está acostado sobre su espalda, en su cama o en una alfombra. Sin embargo, también puede hacerse sentado cómodamente. Escoja una hora del día y lugar en donde no será molestado por lo menos durante 15 a 20 minutos. Dése permiso de tomar los siguientes minutos para usted. Trate de dejar pasar todas sus preocupaciones, no se detenga en ninguna.

Guión: Relajación Muscular Progresiva

Póngase en una posición tan cómoda como le sea posible, ya sea sentado o acostado. Afloje la ropa apretada. Evite cruzar las piernas y los tobillos. Descanse los brazos a los lados o sobre sus piernas. Permita a su cuerpo sentirse sostenido por la superficie en donde está sentado o acostado.

Cierre los ojos . . . haga una respiración profunda hasta sentir a su abdomen expandirse, sostenga el aire . . . y al exhalar por la boca, deje que salga la mayor tensión posible de su cuerpo durante la exhalación. Permita a sus músculos sentirse pesados y a su cuerpo relajado. . .

Esta actividad va a guiarle por los grupos musculares mayores de su cuerpo. Le pedirá que contraiga los músculos y después los relaje. Al tensionar los diferentes grupos musculares, dése cuenta si existe dolor en alguna área en particular, si es así, no tensione más esos músculos, sólo trate de relajarlos con su respiración.

Empiece con el reconocimiento de su cuerpo. Sienta como están sus *pies y sus pantorrillas,* estire los dedos de los pies hacia arriba. Deténgase allí un momento. . . perciba la tensión en sus pies en sus pantorrillas. Ahora, relaje y perciba como se va la sensación de incomodidad y es reemplazada por una sensación de alivio y calor.

Ahora contraiga los músculos de sus *muslos y glúteos (nalgas).* Sostenga la contracción por algunos segundos sintiendo la tensión . . . relaje. Los músculos relajados se sienten pesados y sostenidos por la superficie en que descansan.

Tensione ahora los músculos de su *abdomen y pecho.* Observe la tendencia a retener la respiración cuando contrae los músculos . . . relaje. Es natural sentir la necesidad de respirar profundamente después de contraer los músculos. Haga otra respiración profunda y durante la exhalación deje salir a todas las tensiones . . . libere sus músculos.

Ahora, estire los dedos de las *manos* y los músculos de los *brazos* . . . relaje. Sienta la tensión desvanecerse y regresar el flujo de la sangre.

Levante los hombros hacia las orejas, contrayendo los músculos del *cuello y de los hombros.* Este es otro de los lugares en donde muchos de nosotros llevamos mucha tensión . . . relájese, observe como los músculos se sienten ahora más cálidos y más vivos.

Para liberar más tensiones en el área de la espalda, junte los omóplatos (en la parte alta de la espalda), eche los hombros para atrás . . . relaje. Ahora, lentamente, haga movimientos circulares con los hombros. Observe que bien se siente cuando la circulación regresa al cuello y a los hombros, trayendo consigo una sensación agradable de calor.

Contraiga o apriete los músculos de su *cabeza y cara.* Observe la tensión, especialmente alrededor de los ojos y en su mandíbula . . . ahora relaje, permita que se afloje la mandíbula y que su boca se abra ligeramente . . . dése cuenta de la diferencia.

Recorra su cuerpo tratando de encontrar tensiones. Si encuentra alguna, profundice su relajación imaginando que la tensión es un nudo. Visualice como el nudo se suelta gradualmente, hasta que el músculo se vuelve suave, pesado.

Ahora, haga otra respiración profunda, hasta sentir a su abdomen expandirse y al exhalar, permita a su cuerpo hundirse en la superficie que lo sostiene, relajándose aún más profundamente.

Disfrute de esta sensación tan cómoda de relajación . . . recuérdela. Con práctica usted se volverá hábil en reconocer la tensión muscular y en soltarla.

(Pause unos segundos)

Prepárese para regresar aquí y ahora. Respire profundamente una vez . . . y otra vez . . . y la tercera vez. Cuando esté listo(a), abra sus ojos.

Jacobson enfatizó la necesidad de identificar voluntariamente la tensión muscular poniendo tensión o presión en los músculos. Así se podrá localizar los lugares que están más tensos. Después de identificar los lugares de tensión puede relajarlos. Una vez que domine esta técnica puede localizar el dolor sin tener que tensionar los músculos voluntariamente.

Para la personas que tienen mucho dolor, especialmente en las articulaciones, la técnica de Jacobson tal vez no es la más apropiada ya que puede causar más dolor. Este dolor no le dejará concentrarse. Si esto le sucede pruebe una técnica diferente.

Reconocimiento del Estrés del Cuerpo

Este método es otra alternativa, además de la técnica de relajación de Jacobson y no requiere movimiento alguno. Es más efectiva cuando se encuentra acostado sobre su espalda. Sin embargo, puede realizarse en cualquier posición cómoda para usted. Pase algunos minutos concentrados en su respiración. Observe como el aire entra y sale de su cuerpo. Trate de dirigir el aire en la inhalación hacia su abdomen, este tipo de respiración profunda se conoce como respiración diafragmática y se utiliza en numerosas técnicas de relajación.

Después de 3 ó 4 minutos de observar sin alterar su respiración profunda, sienta cómo están los dedos de sus pies. No los mueva, solamente trate de sentir como están. No se preocupe si no siente nada, toma práctica sensibilizarse y tomar conciencia del estado del cuerpo. Si siente alguna tensión, respire profundamente y déjela escapar cuando exhala. Continúe respirando normalmente.

Después de concentrarse en los dedos de los pies por algunos momentos, cambie su atención a las plantas de los pies. No mueva los pies, sólo haga consciente cualquier tensión y permita que se libere al exhalar. Ahora concéntrese en el empeine y tobillos, después de algunos minutos trate de percibir las sensaciones en sus pantorrillas o parte baja de sus piernas y en donde encuentre tensiones relaje, usando la respiración profunda pero sin forzar.

Continúe este proceso, recorriendo cada parte de su cuerpo y haciendo conscientes las sensaciones de tensión, sólo con el objeto de liberarlas. Permanezca el tiempo necesario para lograr la relajación. Si su mente empieza a disgregar, vuelva a concentrarse en las sensaciones de alguna parte de su cuerpo y practique la respiración profunda.

Esta técnica también puede ser utilizada cuando su sueño es inquieto, pues ayuda a despejar su mente de preocupaciones y otros pensamientos que le pueden distraer.

Relajación por Imágenes Guiadas

Otra técnica de relajación se llama "visualización de imágenes". En esta técnica la persona se ve transportada a otro lugar y a otro tiempo utilizando su imaginación y siguiendo la voz de un lector que le guía con una narración de imágenes placenteras. También se pueden utilizar audiocasetes previamente grabados o simplemente leer los guiones aquí proporcionados. Estos guiones pueden ser utilizados en diferentes maneras. Dependiendo de la forma que más le beneficie, considere las siguientes sugerencias:

1. Lea este guión varias veces para familiarizarse con él. Encuentre un sitio tranquilo en donde pueda sentarse o acostarse cómodamente y trate de recrear las escenas narradas en su mente, dando vuelo a su imaginación. El tiempo total para completar el guión es de 15 a 20 minutos.

2. Pida a un miembro de la familia que le lea en voz alta el guión. En donde vea tres puntos suspensivos (. . .), él o ella deberá hacer una pausa de a lo menos 10 segundos.

3. Grabe un casete con el guión (con o sin música de fondo) para escucharlo cuando desea hacerlo.

Guión para la Relajación por Imágenes Guiadas:
Un Jardín de Flores

Póngase tan cómodo como le sea posible, sentado o acostado. Afloje la ropa apretada y evite cruzar las piernas y tobillos. Descanse ambos brazos a los lados o sobre las piernas. Permita a su cuerpo sentirse sostenido por la superficie en donde está sentado o acostado . . .

74

Cierre los ojos . . . haga una respiración profunda hasta sentir su abdomen expandirse . . . y al exhalar por la boca, relaje todo su cuerpo, permitiendo a sus músculos sentirse sueltos y pesados . . .

Empiece con un reconocimiento de su cuerpo de pies a cabeza buscando cualquier tensión . . . En donde encuentre tensiones, respire profundamente y déjelas ir en la exhalación . . .

Concéntrese en su respiración y sin modificarla, deje que fluya adentro, afuera y una pausa (a la que llamamos apnea), siempre siguiendo un ritmo, cada vez más profundo.

Deje ir cualquier tensión en su cara, su cabeza y su cuello, permitiendo a su mandíbula caer ligeramente. Sienta a los hombros pesados, respire profundamente y relaje su pecho y su abdomen. Sienta como sus brazos y piernas descansan en la superficie que los sostiene . . .

Ahora haga otra respiración profunda, al exhalar, libere cualquier tensión remanente. Permaneciendo profundamente relajado y tranquilo, pause unos segundos . . .

Imagínese paseando en una vereda en el campo . . . Es un día claro y cálido, sienta la brisa suave. . .

Pronto, se encuentra a la entrada de una reja de hierro antiguo . . . la abre y pasa del otro lado . . . De repente, está rodeado de flores de diferentes colores y formas, crecen por doquier, en donde han echado semillas . . . Hay enredaderas y flores silvestres sobre un tronco caído, pastos verdes y árboles frutales . . . huela los distintos aromas de las flores y frutos . . . escuche el canto de los pajarillos.

Camine por la vereda internándose en un bosque de pinos más denso, hay tantos árboles que el sol apenas pasa entre sus ramas . . . Sienta el aire más fresco, mire el musgo en su camino cubriendo a los árboles . . . De pronto percibe un murmullo de agua corriendo . . . es un arroyuelo, camina a su lado.

A distancia escucha el sonido de una caída de agua . . . En donde se abre la vereda a un claro y aparece el sol de nuevo, se encuentra frente a una cascada , admire el arco iris que se forma en las gotitas de llovizna. . . Se siente muy bien disfrutando de este cálido y aislado lugar en paz y tranquilidad.

(Pause unos segundos)

Ahora, es tiempo de regresar por la vereda de pinos a donde está el jardín de las flores y árboles frutales . . . Huela una vez más su aroma . . . Camine hasta la reja antigua por la que entró y salga . . .

Recuerde que este es su jardín secreto que le espera cuando usted desee volver.

Ahora respire profundamente, una, otra y la última vez . . . Cuando esté listo(a), abra los ojos.

Visualización

Esta técnica, también se refiere a la imaginación activa o vivida, y es similar a la relajación por imágenes guiadas. Esta es otra manera de usar la imaginación, para mirarse a sí mismo de la manera que desee verse, Por ejemplo, haciendo lo que le gusta hacer, visitando un lugar favorito en su país de origen. La visualización puede hacerse de diferentes maneras, tomando el tiempo que desee, o mientras realiza otras actividades.

Una manera de utilizar la visualización es recordando escenas placenteras y agradables del pasado, o crear nuevas escenas en su mente. Le permite crear sus propias imágenes y no sólo las que le indican el guión de imágenes guiadas. Por ejemplo, trate de recordar cada detalle de una situacion que le trae alegría, como una fiesta familiar con sus seres queridos, ¿quién estuvo presente?, ¿qué sucedió?, ¿de qué hablaron? Puede aplicar este mismo concepto para recordar unas vacaciones.

La visualización también es una técnica muy importante para hacer planes de un evento en el futuro. Algo que desea realizar o un sueño que desearía que se

75

cumpliera. Trate de llenar cada detalle con fantasías placenteras y agradables. Por ejemplo, ¿cómo gastaría un millón de dólares si se ganara la lotería?, ¿cómo sería su cita romántica?, ¿cómo sería su jardín favorito?, ¿a dónde iría y que haría en las vacaciones de sus sueños?

Otra forma de visualización implica usar la mente para pensar en símbolos que representan los malestares físicos como el dolor en diferentes partes de su cuerpo. Por ejemplo una articulación adolorida, puede estar representada por el color rojo. El pecho cerrado o la dificultad para respirar puede estar representado por una banda elástica alrededor del tórax. Después, de formar estas imágenes usted trata de cambiarlas. El color rojo puede empezar a perder su intensidad hasta que desaparece, o la banda elástica puede empezar a expandirse hasta que se cae.

La visualización es una técnica que le puede ayudar a establecer y alcanzar sus metas y objetivos personales. Después de hacerse propósitos de lo que desea realizar durante la semana, tome unos minutos para imaginarse a usted mismo caminando, haciendo ejercicio, o tomando sus medicinas a sus horas. Así usted estará ensayando mentalmente cada paso que necesita dar para lograr su meta y tener éxito.

Los estudios han demostrado que esta técnica puede ayudar a las personas a manejar mejor las situaciones estresantes, aprender nuevas habilidades, y alcanzar metas personales. De hecho, las personas que practican regularmente la técnica de visualización han podido reducir los malestares físicos asociados con sus enfermedades crónicas, cambiando imágenes desagradables por placenteras.

Todas las técnicas antes mencionadas se pueden usar en conjunto con la técnica de respiración diafragmática. Esta técnica está descrita más adelante. Aparte de relajarse, esta técnica puede ayudarle con el problema de falta de aire para respirar.

Otras Técnicas Cognoscitivas para Manejar los Síntomas

Aprender a relajarnos es una parte importante en el manejo de los síntomas, pero también existen otras estrategias cognoscitivas que nos pueden ser muy útiles. Estas técnicas son: la distracción, el pensamiento positivo, la meditación, la oración y la reflexión. Y tal vez requieran un poco más de práctica que la relajación antes de que usted pueda notar algún beneficio. Pero también son de gran ayuda en el manejo de los síntomas de las enfermedades crónicas.

Distracción

Debido a que nuestras mentes tienen dificultad en concentrarse en más de una idea a la vez, se puede disminuir la sensación de dolor o malestar físico concentrándonos en algo distinto a éste. Esta técnica puede ser de especial utilidad cuando hacemos actividades cortas que sabemos son dolorosas, por ejemplo, subir escaleras, abrir frascos, etc. A continuación se presentan algunas sugerencias para facilitarle la práctica de esta técnica:

1. Durante una actividad dolorosa como al subir escaleras, puede tratar de concentrarse en diferentes temas que sean de su interés. Por ejemplo, trate de recordar palabras en otro idioma, recordar nombres de sus familiares lejanos o cualquier otro juego de memoria que le ayude a cambiar su atención. (También puede utilizar estos ejercicios para conciliar el sueño.)

2. Durante las actividades cotidianas. Cuando hace limpieza o trabajos manuales, también puede utilizar su imaginación. Por ejemplo, cuando trapea puede imaginarse al piso como un mapa de su país y tratar de nombrar las diferentes regiones; si la geografía no es de su interés, puede imaginar que el piso es una gran tienda departamental y tratar de nombrar los diferentes departamentos. Estamos seguros de que usted puede utilizar mejor su imaginación y creatividad que cualquier sugerencia que nosotros podemos ofrecerle.

3. Cuando está levantándose de una silla, puede imaginar que su cuerpo es jalado sin dificultad por una cuerda o que no existe la gravedad, la fuerza que tira de nosotros al centro de la tierra.

4. Al abrir un frasco, puede pensar en todos los usos posibles que puede encontrar para dicho frasco. Existen muchas variaciones de la técnica de distracción que usted puede incorporarse, utilizando su imaginación.

Hasta ahora, hemos discutido técnicas de distracción cortas que involucran la utilización de su mente. Sin embargo, la distracción también puede emplearse para actividades o proyectos que requieren más tiempo, o en el caso de que el síntoma persista por muchas horas. En estos casos, tratamos de concentrarnos en algo afuera de nosotros mismos, es decir, enfocamos la mente en alguna actividad externa. Por ejemplo, si padece de dolor continuamente y se siente ligeramente deprimido, le sugerimos buscar una actividad de interés que le ayude a distraerse de su problema. Dicha actividad puede ser casi cualquier cosa, desde hacer jardinería hasta cocinar, pasear, leer, ir al cine o inclusive, hacer trabajo social como voluntario.

Una característica de las personas proactivas en el cuidado de su enfermedades crónicas es que poseen una variedad de intereses y siempre parecen estar haciendo algo. La técnica de distracción le permitirá continuar con la mayoría de sus actividades cotidianas y mantener una buena calidad de vida. Es muy probable que usted ya haya practicado esta técnica aún sin haberse percatado de ello. Ahora ya la puede identificar con claridad y recurrir a ella cuando sea necesario de una forma consciente y decidida.

Pensando Positivamente — "Sé que Sí Puedo"

La mayoría de las personas tenemos el mal hábito de pensar negativamente acerca de nosotros mismos y pocas veces pensamos positivamente. Emitimos constantes juicios. Por ejemplo, cuando despertamos por la mañana podríamos pensar: "Realmente no quiero levantarme de la cama. Estoy cansado y no me da la gana ir a ningún lado". Otro pensamiento puede ser: "Me divertí mucho al salir esta tarde, debería hacerlo más seguido".

Gran parte de lo que hacemos y pensamos ha sido aprendido en el proceso de convertirnos en adultos. En cierta forma estamos programados por nuestras experiencias en cómo nos comportamos y nos sentimos. Desafortunadamente, estos patrones de comportamiento aprendidos desde muy pequeños también pueden ser negativos. Las frases negativas que muchas veces repetimos inconscientemente se reflejan también en actitudes y comportamientos; por ejemplo, frases como: "No puedo . . .", "Si fuera más capaz . . .", "Si no fuera tan . . .", "No tengo la energía para . . .", etc.; expresan dudas y temores acerca de nuestras habilidades para ser proactivos en el cuidado de nuestra enfermedad crónica y manejar nuestros síntomas. Es un hecho que la mente tiene un gran poder sobre nosotros. Por esta razón, los pensamientos negativos pueden tener efectos reales en nuestra estima personal o percepción de nuestro valor como personas. Pueden provocar resignación o conformismo, inactividad y más aun, pueden aumentar los síntomas como el dolor, la depresión y la fatiga.

Lo que pensamos y decimos sobre nosotros juega un papel muy importante en convertirnos en personas proactivas y tener éxito en el cuidado de nuestra salud. Por lo tanto, aprender a reemplazar pensamientos negativos por positivos, puede ser de gran ayuda para el manejo de los síntomas de nuestra enfermedad. No obstante, hacer el cambio requiere de práctica y aprender a observarse a sí mismo para no caer en viejos hábitos o patrones de comportamiento. Los siguientes pasos pueden serle útiles en este proceso.

1. *Observarse a sí mismo.* ¿Qué es lo que piensa o dice de sí? Le sugerimos escribir los pensamientos negativos de los que se da cuenta, especialmente aquéllos que

surgen en momentos difíciles de su enfermedad. Por ejemplo, ¿qué piensa o se dice a sí mismo por la mañana cuando se levanta con dolor, cuando hace los ejercicios que no le agradan o cuando se siente triste o deprimido?

2. *Practicar reemplazar las actitudes negativas que ha identificado por actitudes positivas.* Le sugerimos escribir sus nuevas actitudes. Las actitudes positivas deben ser reflejo de la nueva persona proactiva que es usted y su decisión de controlar su enfermedad y su vida. Por ejemplo, declaraciones negativas como: "No quiero levantarme", "estoy demasiado cansado y me duele todo", "no puedo hacer actividades como antes, para qué molestarme", o "ya estoy muy viejo y no sirvo para nada", pueden convertirse en declaraciones positivas tales como: "todavía tengo la energía para hacer muchas actividades que disfruto" o "sé que puedo hacer cualquier cosa que me proponga" o "mi enfermedad crónica no me hace inferior a otros" u "otras personas dependen de mi y cuentan conmigo, esto significa que valgo".

3. *Repetirse a sí mismo o a otras personas las actitudes positivas.* Para pensar positivamente requiere de la repetición y memorización de las actitudes y pensamientos positivos para reemplazar actitudes negativas con mayor facilidad.

4. *Practicar las nuevas actitudes y pensamientos positivos en situaciones reales.* La práctica con paciencia, le ayudará a hacer de sus nuevas actitudes positivas una respuesta automática.

"Pensar positivamente" es una herramienta sumamente útil para manejar los síntomas de las enfermedades crónicas y para dominar otras habilidades discutidas en este libro.

Meditación—"La Presencia Mental"

Existen diferentes tipos de meditación. Es más la meditación forma parte importante en la mayoría, sino en todas, las religiones o tradiciones espirituales. El propósito de la meditación es de tranquilizar la mente, liberarla de toda tensión. Esto también puede ayudar al individuo a tranquilizar su cuerpo y liberarlo de los malestares físicos. Por esta razón, la meditación es frecuentemente usada para manejar los síntomas como el dolor, fatiga, dificultad para respirar y otros malestares físicos.

La meditación puede ser practicada por todos. Todo lo que necesita es encontrar un lugar tranquilo y 5 minutos o más de su tiempo. Empiece sentado en una silla con los pies puestos en forma plana en el piso. Coloque las manos sobre sus piernas o cerca de sus rodillas. Si su físico se lo permite también puede hacerlo sentado en piso con las piernas cruzadas en posición de Yoga. No importa como se siente, esto no debe afectar su meditación.

La esencia de la meditación es concentrarse completamente en su respiración. Realizar la respiración diafragmática le puede ayudar. No debe respirar agitada o profundamente. Pero es importante poner atención a su respiración. Inhale dejando entrar el aire lentamente, sostenga su respiración por un momento, ahora exhale dejando salir el aire lentamente. Durante este proceso trate siempre de concentrarse en su respiración. Esto parece una actividad simple. Pero, pronto se dará cuenta que concentrarse en la respiración no es fácil ya que la mente se distrae con cualquier otro pensamiento. La mente tiene la capacidad de distraerse y pasar de un pensamiento a otro en segundos, es como una mariposa que vuela de un lado a otro y nunca para. Santa Teresa de Avila escribió sobre meditación y en sus libros definió a la mente como "la loca de la casa", por la dificultad de concentrarse durante la meditación. Tan pronto como note que su mente empieza a distraerse, trate de enfocarse nuevamente en su respiración. Al comienzo tal vez sólo pueda concentrarse en su respiración por uno o dos minutos. Pero la práctica continua le ayudará a mejorar.

Cuando usted realice este ejercicio de meditación empezará a darse cuenta de las reacciones de su cuerpo. Por ejemplo, puede empezar a notar un tic nervioso en el ojo, o la cara. O tal vez note que no se siente confortable en la posición que está sentado. Cuando note esto, no haga nada, sólo siga enfocándose en su respiración. Si durante la meditación no pone atención a algo que le incomoda notará que desaparece. Si la sensación de incomodidad no desaparece, toque el tic nervioso, o cambie la posición en que está sentado si eso le incomoda. Mientras lo hace asegúrese de poner atención a los pasos que está dando. Durante la meditación es importante poner completamente toda su atención a las cosas que está haciendo en ese momento.

Como cualquier otra técnica, la meditación requiere práctica. Tal vez, no sienta los cambios inmediatamente. Pero si hace ejercicios de meditación por lo menos 15 a 30 minutos al día por 4 o 5 días a la semana notará la diferencia. Con práctica y tiempo esta puede ser una herramienta importante para manejar el dolor y otros malestares físicos causados por las enfermedades crónicas.

Oración y Reflexión

La oración y reflexión son actividades importantes en las prácticas religiosas y espirituales. Muchas personas coinciden que estas actividades también son importantes para ayudar al manejo de los síntomas de las enfermedades crónicas, como del dolor, la fatiga, el estrés y otros malestares físicos. Las dos actividades han logrado cambiar el foco de concentración del síntomas a experiencias más satisfactorias para muchas personas. Después de todo, no es necesario utilizar un razonamiento científico para todo. Tal vez la oración y la reflexión sean actividades benéficas y placenteras para usted.

Otras Actividades Físicas para Relajarse

Ejercicios Respiratorios

Los ejercicios respiratorios son una técnica especial de relajación. Para obtener los beneficios máximos de la respiración, hay que concentrarse en como respiramos. El primer paso es hacer una respiración profunda y larga, inhalando por la nariz, sosteniendo el aire por unos segundos y exhalando por la boca, después existe un momento de descanso, llamado apnea, antes de la siguiente respiración. El ritmo respiratorio debe mantenerse suavemente, sin forzar el aire adentro o afuera. Usted puede poner una vela encendida frente a su cara y observar la llama una vez establecido su ritmo respiratorio; la vela no debe extinguirse cuando exhala.

Algunas personas pueden experimentar hiperventilación cuando hacen ejercicios respiratorios; es decir, pueden tener dificultades para respirar. La hiperventilación puede ser una experiencia terrible; sin embargo, no es peligrosa. La causa de la hiperventilación es el exceso de oxígeno y la falta de dióxido de carbono. Una forma para restablecer su ritmo respiratorio normal, es respirar dentro de una bolsa de papel por algunos minutos (2 ó 3). Para evitar la hiperventilación, debe mantener el ritmo natural de su respiración, sin forzarla.

Masaje

El masaje ha sido una técnica de manejo del dolor antiquísima. Hipócrates, el famoso médico de la Grecia antigua (460-380 a.C.) utilizaba el masaje y recomendaba a sus estudiantes la práctica del masaje para ayudar con la rigidez de los músculos y articulaciones. El masaje es un procedimiento simple que podemos realizar sin mucha experiencia o preparación teórica. En muchos casos es una respuesta casi natural que ayuda a estimular los tejidos suaves y músculos debajo de la piel al estirar y aplicar presión en el área.

Es recomendable permanecer unos minutos relajados después de haberse dado masaje para permitir que la tensión disminuya o desaparezca. El uso de la respiración profunda en combinación con el masaje tiene resultados muy positivos.

Existen algunos casos en que no es adecuado practicar masaje; por ejemplo, en una articulación inflamada o que se siente "caliente" o cuando se padece flebitis, tromboflebitis o erupciones en la piel. Las siguientes son algunas formas de masajes que usted puede poner en práctica:

Acariciar o sobar: Con la palma de la mano acaricie o sobe la superficie del músculo o la articulación rígida o cansada. Los movimientos rítmicos y circulares en una dirección tienen buenos resultados. Además, puede incrementar la intensidad o presión del masaje si es necesario.

Amasar: Es un tipo de presión localizada en un área más específica. Si alguna vez ha sentido el cuello tenso y ha apretado los músculos varias veces, los estaba amasando. No se trata de pellizcar la piel sino de presionar más profundamente en el músculo. Establecer un ritmo lento amasando tiene muy buenos resultados. Le recomendamos no amasar un área por más de 15 a 20 minutos.

Movimientos circulares o fricción: Para crear fricción que penetra en un área muscular determinada, empiece haciendo pequeños movimientos circulares con la yema de los dedos, el dedo pulgar o la parte baja de la palma, dependiendo del área que desea cubrir. Es recomendable mantenerse en un sólo lugar por lo menos unos minutos para estimular la circulación. Comience ejerciendo una presión moderada y prosiga aumentando la presión poco a poco, hasta un punto que no sea incómodo o muy doloroso.

82

Remedios Caseros

Cuando buscamos alivio del dolor, algunos estamos dispuestos a utilizar remedios caseros o "remedios no comprobados científicamente" para lograrlo. Algunos de estos remedios realmente nos hacen sentir bien, aunque sea un alivio temporal.

Los remedios caseros pueden funcionar como complemento al tratamiento convencional o médico de las enfermedades crónicas. Nos proporcionan alivio inmediato, aunque de corta duración. Sin embargo, los remedios caseros tienen algunas desventajas, la más importante es que algunas personas deciden detener el tratamiento médico por completo cuando se sienten momentáneamente mejor. Esta decisión puede traerles serias complicaciones porque la enfermedad crónica continuará avanzando.

Los remedios caseros más comunes son cremas o ungüentos de uso externo, tés de hierbas, aceites u otros remedios naturistas. El efecto más común de la mayoría de estos remedios es proporcionar calor al cuerpo. Cuando se calienta un área determinada, se estimula la circulación sanguínea y se producen sustancias químicas que lubrican y protegen las articulaciones o coyunturas, haciéndonos sentir bien. Desafortunadamente este alivio es sólo temporal.

Otros tipos de remedios caseros son sencillos en su aplicación y también proporcionan alivio temporal. Estos incluyen compresas y baños de agua caliente, cojines eléctricos, lámparas de luz infraroja, tratamientos de parafina caliente, etc. Por regla general, el calor tiende a relajar las coyunturas rígidas y músculos tensos, especialmente en las mañanas, después de levantarse. El frío ayuda a desinflamar las áreas afectadas y por lo tanto, alivia el dolor y se recupera el movimiento. Estos incluyen compresas frías, una bolsa de hielo o hielo envuelto en toallas. Los tratamientos de calor y frío no deben ser aplicados por más de 15 a 20 minutos a la vez y no se debe aplicar un tratamiento de calor o frío después de utilizar una crema o ungüento.

Considere los remedios caseros como un recurso más para manejar los síntomas de sus enfermedades crónicas (dolor, inflamación o hinchazón, rigidez muscular y de las articulaciones). Sin embargo, no son un tratamiento completo para su enfermedad crónica y no curan su enfermedad. Por esta razón, es importante consultar con el médico para continuar con un programa de tratamiento, que incluye además de los remedios caseros, medicinas, ejercicio y otras técnicas del manejo personal de su enfermedad crónica. Finalmente, si usted tiene dudas sobre algún remedio casero, puede pedir información a su médico o a otros profesionales de la salud.

83

Capítulo
6

Una Alimentación
Saludable

ESARROLLAR HÁBITOS ALIMENTICIOS QUE SEAN SALUDABLES ES IMPORTANTE PARA TODA PERSONA, PERO ES PRIMORDIAL PARA PERSONAS CON ENFERMEDADES CRÓNICAS. Todos sabemos que existe una estrecha relación entre la nutrición y la salud. El llevar un plan de nutrición balanceado nos dará la energía y la fuerza necesaria para realizar nuestras actividades diarias. Además de hacernos sentir bien, nos ayudará a reducir el riesgo a contraer enfermedades. Los alimentos por sí mismos no pueden prevenir o curar a ninguna enfermedad. Sin embargo, aprender a elegir alimentos saludables en cada comida regular nos ayudará a manejar los síntomas en forma efectiva, a prevenir complicaciones y a sentirnos en control de nuestra enfermedad y salud en general.

Sabemos que hacer cambios en los hábitos alimenticios no es fácil. El estilo de comer y preparar los alimentos son hábitos que se han desarrollado a través de los años y forman parte importante de nuestras costumbres, tradiciones culturales y familiares. El tratar de cambiar en forma repentina y totalmente nuestro estilo alimenticio no sería realista. Es más podría ser una experiencia frustrante y desagradable para cualquier persona. Si realmente queremos lograr cambios permanentes en nuestros hábitos alimenticios es importante hacerlo poco a poco en forma gradual. Una vez incorporados estos cambios a nuestra vida diaria, podemos compartirlos o extenderlos a las personas que nos rodean.

En este capítulo le vamos a ofrecer algunas sugerencias para empezar a hacer cambios graduales en su alimentación y comer saludable sin perder el gusto por la comida. Además le ofreceremos guías para planificar una alimentación balanceada, elegir alimentos saludables, mantener un peso saludable y disminuir los problemas asociados con la comida y el control de peso. Así como las otras técnicas de manejo personal de enfermedades crónicas le pueden ayudar, una alimentación saludable también le ayudará a sentirse en control de su salud.

Beneficios de una Alimentación Saludable

Un balance nutricional es el pilar más importante para mantenerse saludable. Para las personas con enfermedades crónicas la alimentación es la herramienta primordial para el manejo y control de su salud. Los alimentos ayudan a reconstruir las defensas del organismo y son fuentes de energía. Los siguientes son algunos beneficios que podemos obtener de una alimentación saludable:

86

- Ayuda a reparar los tejidos, las células y los huesos

- Disminuye el nivel de azúcar en la sangre

- Reduce el colesterol en la sangre

- Ayuda a controlar y a perder peso

- Ayuda a controlar la presión arterial

- Disminuye el riesgo de un ataque al corazón

- Previene el estreñimiento

- Ayuda a mejorar el sueño

- Mejora la salud y bienestar en general

Los beneficios de una alimentación saludable pueden ser innumerables, pero sabemos que no es fácil incorporar cambios a nuestros hábitos alimenticios. Debemos hacerlos en forma gradual, constante y con mucha paciencia.

Es recomendable que antes de iniciar algún cambio en su alimentación aprenda cuales son sus hábitos alimenticios. Por ejemplo, en qué horario toma sus alimentos, qué tipo de alimentos normalmente come, qué cantidad y con qué frecuencia lo hace, etc. La mejor forma de saber esto es llevando un "diario de alimentación", quiere decir escribiendo todo lo que normalmente come. No necesita hacerlo todos los días, pero puede hacerlo por lo menos dos días durante la semana. Por ejemplo, un día de semana (lunes - viernes) y otro día del fin de semana (sábado o domingo) para comparar las diferencias. Llevar un diario de alimentación le ayudará a identificar cómo puede empezar a cambiar sus hábitos. Por ejemplos, qué tipo de alimentos debe reemplazar o disminuir de sus comidas regulares. Para que pueda hacerlo con facilidad hemos preparado un ejemplo de un diario que puede utilizar (página 87).

Diario de Alimentación

Fecha:_____

MAÑANA
Escriba todos los alimentos
que comió en la mañana o en
el desayuno.

MEDIODÍA
Escriba todos los alimentos
que comió al mediodía
o en el almuerzo.

TARDE O NOCHE
Escriba todos los alimentos
que comió en la tarde o en la
noche, o en la cena o merienda.

DESAYUNO

Hora_____

ALMUERZO

Hora_____

CENA O MERIENDA

Hora_____

_____

_____

_____

_____

_____

_____

_____

_____

_____

BOCADILLOS

BOCADILLOS

BOCADILLOS

_____

_____

_____

_____

87

Principios de una Alimentación Saludable

El llevar una alimentación saludable no significa que nunca podrá comer los alimentos que más les gustan, o que debe comprar alimentos "especiales" o hacer "dieta". Lo que significa es aprender a escoger alimentos o productos saludables, cambiar la forma de preparar nuestras comidas y comer una cantidad adecuada o con moderación. Los principios básicos de comer saludablemente son las siguientes.

COMER SALUDABLE SIGNIFICA . . .

- **Comer una variedad amplia de alimentos**

- **Comer en forma regular**

- **Tomar desayuno cada día**

- **Comer la misma cantidad en cada comida regular**

- *Comer una variedad amplia de alimentos* es importante para que el cuerpo pueda obtener todos los nutrientes que necesita. La mejor manera de lograr esto es escogiendo alimentos de cada uno de los grupos alimenticios (vegetales, verduras, frutas, los que tengan proteínas, carbohidratos y almidones; refiera a las páginas 90-91). No coma lo mismo todos los días, trate de seleccionar diferentes alimentos del mismo grupo todos los días.

- *Comer en forma regular* si es posible tratar de comer en el mismo horario todos los días, sin saltarse ninguna comida regular. El metabolismo humano requiere de 4 a 6 horas para procesar los alimentos, por eso es recomendable tomar los alimentos en intervalos regulares. Los intervalos alimenticios varían de acuerdo a la condición de cada individuo. Algunas personas tal vez puedan comer en forma regular 3 veces al día, mientras otros necesiten hacerlo con más frecuencia, por ejemplo de 5 o más veces al día, generalmente comiendo cantidades pequeñas. El reabastecer al organismo de nutrientes le dará la energía que necesita para funcionar bien todo el día. Lo podemos comparar con la gasolina que se le pone al auto para que siga funcionando.

- *Tomar desayuno cada día,* es muy común empezar el día sin probar alimentos, o tal vez sólo una taza de café. Pero el tomar desayuno es muy importante ya que es la primera fuente de energía para el cuerpo después de largas horas nocturnas de "ayuno". Generalmente el intervalo entre la última comida del día y el desayuno es de 12 a 15 horas y es durante el sueño que el organismo consume más energía. Si nos levantamos a realizar nuestras actividades sin haber reabastecido al organismo de nutrientes necesarios, nos sentiremos agotados y con falta de energía. Si tiene diabetes su nivel de azúcar sanguíneo puede bajar demasiado.

- *Comer la misma cantidad de alimentos en cada comida regular* ayuda a que el organismo tenga energía todo el día. Evite comer más en una comida que en otra, trate que las raciones tengan la misma cantidad. Comer demasiado en una comida regular, dejar de comer o comer muy poco en las otras comidas puede alterar su metabolismo y empeorar sus síntomas. Por ejemplo: dificultad para respirar cuando el estómago está muy lleno o disminución del nivel de azúcar cuando no se come lo suficiente.

Ahora ya sabemos los principios de una alimentación saludable, nuestra meta debe ser ponerlos en práctica. Comer una variedad amplia de alimentos, comer en horas regulares, tomar desayuno, comer la misma cantidad en cada comida regular. La manera en que podemos incorporar estos hábitos es aprender como elegir un menú saludable. Utilizando la guía de alimentos que sigue nos ayudará a empezar.

La Guía de Alimentos

Para ayudarles a elaborar un menú saludable en cada comida regular hemos preparado una guía de alimentos (vea las páginas 94 a 98). En esta guía se han agrupado los alimentos teniendo en cuenta el valor nutritivo en proteínas, alimentos ricos y bajos en carbohidratos y en grasa. También indicamos el valor nutritivo en proteínas, carbohidratos y grasas de cada porción de alimentos.

- **Proteínas.** Son nutrientes esenciales que el organismo necesita para integrar y reparar los tejidos. Las proteínas más completas son las que provienen de productos animales, pero estos contienen grasa saturada que causa sobrepeso y puede afectar el organismo. Nuestro cuerpo produce algunas proteínas, pero no las suficientes para realizar todas sus funciones. *Es recomendable consumir 35 gramos de proteínas en cada comida regular.* Se ha enlistado en esta guía una gran variedad de alimentos con proteínas, así como la cantidad de proteínas en gramos que contiene cada porción. También se indican los alimentos con bajo contenido de grasa.

PROTEINAS

VEGETALES BAJOS EN
CARBOHIDRATOS

FRUTAS/
AZUCARES/
CARBOHIDRATOS

GRASAS

VEGETALES RICOS EN
CARBOHIDRATOS

ALMIDONES
CARBOHIDRATOS

DULCES,
PASTELES,
LICOR

- **Vegetales (bajos y altos en almidones/carbohidratos).** Otro grupo de alimentos que contiene importantes nutrientes (vitaminas, minerales, fibra y algunas proteínas) necesarios para el organismo. En la guía de alimentos hemos clasificado los vegetales en dos grupos: *el primero, **vegetales bajos en carbohidratos**;* generalmente los vegetales verdes como espinaca, bróculi, etc. La porción de vegetales enlistado en este grupo contiene sólo 5 gramos de carbohidratos. Quiere decir que se pueden comer sin restricción en cada comida regular. *El segundo, **vegetales ricos en carbohidratos,** aquellos provenientes de legumbres, como frijol o de raíces como la papa, remolacha, etc. La porción de los vegetales enlistado en este grupo contiene 15 gramos de carbohidratos. Esta información es importante para elegir la porción adecuada de estos alimentos.

- **Los almidones/carbohidratos.** Por ejemplo el pan, el cereal, la pasta, el arroz, la tortilla, etc. Estos alimentos contienen nutrientes importantes, pero es necesario vigilar la cantidad que consumimos (especialmente si tiene diabetes) o con qué los combinamos, por ejemplo, un exceso de grasa (como la mantequilla) o sal. Los latinos generalmente tenemos una dieta basada en productos ricos en almidones. Por ejemplo, comemos grandes cantidades de arroz, frijoles, tortillas, papas y pan, a veces todo junto. Además, le agregamos grasa y sal en su preparación. No es necesario dejar de comer esto, pero sí es importante saber cómo podemos alternarlos con vegetales y prepararlos con menos grasa. En la guía hemos agrupado los alimentos ricos en carbohidratos y una porción de estos alimentos equivale a 15 gramos de carbohidratos.

- **Las frutas.** Otro grupo de alimentos que contiene importantes nutrientes (vitaminas, minerales, fibra, etc.). Son bajos en grasas pero son ricos en carbohidratos y azúcares. Por eso, es necesario vigilar la cantidad que injerimos. En la guía, una porción de estos alimentos equivale a 15 gramos de carbohidratos.

A continuación encontrará la guía de alimentos, revísela para familiarizarse con el contenido, y trate de utilizar esta guía para seleccionar alimentos y porciones para un menú saludable. Note que los alimentos se han agrupado en varias columnas: proteínas, vegetales bajos en carbohidratos, vegetales ricos en carbohidratos, almidones/carbohidratos, frutas, grasas, alimentos problemáticos y alimentos extras. Puede apreciar la variedad de alimentos que contiene cada grupo.

Para Entender la Guía de Alimentos Lea lo Siguiente

La información en la parte oscura al comienzo de cada columna indica el nombre del grupo de alimentos y los valores nutritivos de una porción. Mencionamos antes, que los alimentos contienen una gran variedad de nutrientes, pero en esta guía sólo nos enfocamos en proteínas, carbohidratos y grasa.

En la columna de proteínas los alimentos se han vuelto a clasificar en pequeños grupos o sub-grupos de acuerdo al tipo de alimento, como queso, leche, huevos, carne, pollo, etc. El valor nutritivo se indica en letra cursiva al lado de cada sub-grupo.

Si usted revisa la "guía de alimentos" va a encontrar algunos de los alimentos que comen regularmente. Como práctica, elija un alimento y búsquelo en la guía. Una vez encontrado el alimento, revise la parte oscura al inicio de la columna. Esa parte nos indica el valor nutritivo de una porción recomendada. Esta porción generalmente se indica al lado derecho de cada producto o alimento.

- Por ejemplo: El arroz, ¿usted come arroz? Ahora busque en la guía de alimentos a qué grupo pertenece. El arroz está en la columna de almidones/carbohidratos. Ahora lea la parte oscura al inicio de la columna, nos indica que en UNA POR-CION, el valor nutritivo es de 15 gramos de carbohidratos, 3 gramos de proteínas, 0-1 gramo de grasa (condimento que se le agrega). ¿Cuál es la porción de arroz que nos indican? Vemos que de arroz cocido la porción es de ½ taza. Quiere decir que media taza de arroz contiene 15 gramos de carbohidratos y 3 gramos de proteínas. Si usted come una taza de arroz, estará comiendo 2 veces el valor nutritivo indicado; quiere decir 30 gramos de carbohidratos (2 veces 15 = 30) y 6 gramos de proteínas (2 veces 3 = 6). El valor de grasa de 0-1 gramo de grasa se considera si agrega aceite o mantequilla a la preparación.

- Otro ejemplo: La carne, busque en la guía de alimentos en que columna se encuentra. La carne está en la columna de proteínas. Pero la parte oscura sólo indica que una porción equivale a proteínas, carbohidratos y grasas. Mencionamos antes que las proteínas se han agrupado en pequeños grupos y el valor nutritivo se indica al lado de cada sub-grupo. Vemos que en el grupo de "carnes" se indica un valor nutritivo de 0 gramos de carbohidratos, 7 gramos de proteínas, POR ONZA (oz). La porción recomendada es de 2 a 3 onzas. Una porción de 3 onzas de carne, es casi un pedazo del tamaño de la palma de la mano y de 1 ó 2 centímetros de grueso. Si come esa porción estará comiendo 3 veces el valor nutritivo indicado, ya que está dado sólo por una onza. Quiere decir que ingerimos 21 gramos de proteínas (3 veces 7 = 21) y 0 de carbohidratos. El valor de la grasa indicada varia de según los productos "bajo en grasas", "mediano en grasas" y "alto en grasas", también si agrega aceite o mantequilla a la preparación.

Como en los ejemplos usted puede identificar una porción de alimento y encontrar su valor nutritivo. Cada grupo y cada alimento tiene la porción indicada, con la excepción de la columna de vegetales bajos en carbohidratos. Este grupo no tiene porción definida porque se pueden comer libremente. El resto de columnas normalmente indica la medida o porción recomendada.

GUÍA DE ALIMENTOS
Fórmula para una Alimentación Saludable
Una porción de PROTEíNAS + una porción de VEGETALES
+ una porción de FRUTAS + dos porciones de ALMIDONES/CARBOHIDRATOS
Nota: Valores por porciones son aproximados

PROTEÍNAS: Una porción equivale a proteínas, grasas y carbohidratos

	Porción		Porción
QUESOS: *(7 g proteína por oz, 0 g carbo)*		**AVES:** *(7 g proteína por oz, 0 g carbo)*	
Queso fresco (Mexicano)	2-3 oz	Pollo, pavo (guajolote), gallina, otras aves	
Requesón (bajo en grasa)	¼ taza	*Bajo en grasa , 0-3 g:* Pechuga de pollo sin pellejo	2-3 oz
Queso regular (8 g de grasa)	2-3 oz	*Mediano en grasa, 5 g:* Pierna y muslo con pellejo	2-3 oz
LECHE: *(8 g proteína, 12 g carbo)*		*Alto en grasa, 8 g:* Pollo frito con pellejo, pato	2-3 oz
Leche descremada, baja en grasa	1 taza		
Leche en polvo	3 cdas		
Leche entera	1 taza	**CARNE PROCESADA** (*alta en sodio):	
Leche de soya	1 taza	*Bajo en grasa:* Jamón, res, salchicha, carne para hamburguesa, pavo	
YOGURT Simple: *(8 g proteína, 20 g carbo)*			2-3 oz
Yogurt bajo en grasa	¾ taza		
HUEVOS: *(7 g proteína, 0 g carbo)*		**CARNE DE ORGANOS:** (alta en colesterol)	
Huevos frescos (altos en colesterol)	1	Cesos, hígados, lengua, tripas riñones, etc.	2-3 oz
Nota: 3 oz de carne: del tamaño de la palma de su mano y de 1 ó 2 cm de grueso			
PESCADO/MARISCOS: *(7 g proteína por oz, 0 g carbo)*		**OTROS:**	
Bajo en grasa, 0-3 g: Bacalao, mero, eglefino, trucha, atún, salmón, sardina, ostiones en su concha, camarones	2-3 oz	Tofú *(7 g proteína por oz, 3 g grasa, 0 g carbo)*	½ taza
Mediano en grasa, 5 g: Cualquier pescado frito	2-3 oz	Crema de cacahuate *(7 g proteína per oz, 8 g de grasa, 0 g carbo)*	2 cdas
CARNES: *(7 g proteína por oz, 0 g carbo)*			
Bajo en grasa (magra), 5 g: Espadilla, solomillo, falda, bistek, diesmillo	2-3 oz		
Mediano en grasa, 5 g: Molida de res, filete, chuletas	2-3 oz		
Alto en grasa, 8 g: Costillas, jamón de puerco/cerdo, salchica de cerdo	2-3 oz	** Porción recomendada de sodio*	400 mg

GUÍA DE ALIMENTOS
Fórmula para una Alimentación Saludable
(a continuación)
Nota: Valores por porciones son aproximados

VEGETALES BAJOS EN ALMIDONES/CARBOHIDRATOS:
Una porción equivale a 5 gramos de carbohidratos, 2 gramos de proteínas

	Porción*		Porción
Puede comer verduras todas las veces que guste		Coliflor	
Frescas, Congeladas y Enlatadas		Ejotes/habichuelas	
(bajas en sodio)*		Espárragos	
		Espinacas	
Achicoria		Jugo de tomate	¼ taza
Alcachofas		Jugo de verduras mezcladas (V8)	½ taza
Apio		Lechugas verdes	
Berenjena		Nabos	
Berros		Nopales	
Bróculi		Pimiento morrón y verde	
Calabaza		Pepinos	
Calabacín		Quimbombó	
Cebollas/cebollas chinas		Rábanos	
Champiñones/hongos silvestres		Repollo chino	
Chayote		Tomates/jitomates	
Chiles picantes			
Col de Brucelas			

VEGETALES/FRUTAS RICAS EN ALMIDONES/CARBOHIDRATOS:
Una porción equivale a 15 gramos de carbohidratos, 3-7 gramos de proteínas,
1 gramo de grasa (si agrega aceite)

Arvejas	½ taza	Lentejas	½ taza
Betabel (remolacha)	½ taza	Maíz	½ taza
Calabaza de invierno	½ taza	Plátano maduro	½ taza
Camote (batata), regular*	½ taza	Papa, al horno o a la parrilla*	1 taza
Chícharos, garbanzos, etc.	½ taza	Yautía*	½ taza
Frijoles	½ taza	Zanahorias	½ taza
Jicama	½ taza	** 1 pequeña o ½ taza*	

LISTA DE ALIMENTOS EXTRA
Contienen menos de 5 gramos de carbohidratos por cada porción

BEBIDAS			
Agua de coco en polvo (3 cditas)	1 taza	Caldo o consomé (pollo o carne)	1 taza
Agua mineral o con gas		Caldo, bajo en sodio	
Agua tónica, sin azúcar		Horchata, baja en azúcar	½taza
Atole, bajo en azúzar	½ taza	Soda de dieta sin azúcar	1 taza
Bebidas mezcladas, sin azúcar		Club soda	
Café		Té	

*Las comidas mencionadas que no tienen una porción definida, pueden ser tomadas al gusto.

95

GUÍA DE ALIMENTOS
Fórmula para una Alimentación Saludable
(a continuación)
Nota: Valores por porciones son aproximados

ALMIDONES/CARBOHIDRATOS: Una porción equivale a 15 gramos de carbohidratos, 3 gramos de proteínas, 1 gramo de grasa

	Porción		Porción
ARROZ/PASTA/OTROS ALMIDONES		**PAN**	
Arroz cocido	½ taza	Bolillo, regular	½
Avena, regular	½ taza	Pan blanco o de trigo (rebanada)	1
Cereal de salvado	½ taza	Pan de leche o sal, pequeño	½
Cereales, sin azúcar	¾ taza	Panesillo Inglés, regular	½
Germen de trigo	3 cdas	Pan para hamburguesa o hot-dog	½
Granola, baja en grasa	¼ taza	Panqueque, regular	1
Pasta	½ taza	Pita, mediano	½
Arroz tostado (Rice Krispies)	1 taza	Tortilla de maíz, regular	1
		Tortilla de harina, mediana	1
		Waffle, regular, bajo en grasa	1

FRUTAS: Una porción equivale a 15 gramos de carbohidratos

Frescas	**Unidad**		
Chabacano/albaricoque, mediano	2	Sandía (1 rebanada)	1 taza
Ciruela, pequeña	1	Toronja, pequeña	½ taza
Coco fresco, rayado	½ taza	Uvas (racimo de 12 uvas)	½ taza
Dátiles	3	**Frutas Enlatadas**	
Durazno, mediano	1	Baja en azúcar	½ taza
Fresas y frambuesas	1 taza	Regular	¼ taza
Guayaba, mediana	3	**Frutas Secas**	
Higos, grandes	2	Higos y chabacanos	2
Kiwi, grande	1	Pasas	2 cdas
Lima, grande	1	**Jugos de Frutas Bajos en**	
Limón, grande	1	**Azúcar o Sin Azúcar**	
Mandarina, mediana	1	Ciruela	¼ taza
Mango, pequeño	1	Cóctel de frutas	½ taza
Manzana, pequeña	1	Jugos bajos en azúcar	½ taza
Melón, pequeño	¼	Manzana	½ taza
Naranja, pequeña	1	Naranja	½ taza
Papaya, pequeña	¼	Néctar de chabacano	½ taza
Pera, pequeña	1	Refrescos	½ taza
Persimo, mediano	1	Tamarindo	½ taza
Piña (2 rebanadas)	½ taza	Toronja	¼ taza
Plátano, pequeño	½		

GUÍA DE ALIMENTOS
Fórmula para una Alimentación Saludable
(a continuación)
Nota: Valores por porciones son aproximados

GRASAS: Una porción equivale a 5 gramos de grasa

	Porción		Porción*
GRASAS MÁS INSATURADAS		**SUBSTITUTOS CON BAJO**	
Aguacate/palta, mediano	1 oz	**CONTENIDO DE GRASAS**	
Aceite vegetal	1 cdita	Aceite (maíz, girasol, soya)	1 cdita
Olivos, todas las variedades	5 grandes	Adereso	1 cda
Semillas:		Crema batida	1 cda
almendras, abellanas	6 pzs	Margarina, baja en grasa	1 cdita
cacahuates	8 pzs	Mayonesa, regular	1 cdita
nueces	4 mitades	baja en grasa	1 cda
Semilla de ajonjolí o sésamo	1 cdita	Semilla de calabaza y girasol	1 cdita

ALIMENTOS PROBLEMÁTICOS: Grasa proveniente de producto animal se presenta en estado sólido. Alto en colesterol

GRASAS MÁS SATURADAS		Manteca	2 cdita
Crema agria, regular	2 cda	Mantequilla, regular	1 cdita
baja en grasa	3 cda	baja en grasa	1 cda
Crema espesa	2 cda	Tocino (rebanada)	1
Coco rayado, dulce	2 cda		

LISTA DE ALIMENTOS EXTRA
(Contienen menos de 5 gramos de carbohidratos por porción)

ALIMENTOS SIN AZUCAR*		Gelatina, sin sabor	
Dulces, duros, sin azúcar	1 dulce	Goma de mascar (chicle) sin azúcar	1 dulce
Postre de gelatina sin azúcar		Sustitutos de azúcar+	

Recomendaciones:

* Comidas enlistadas que no contienen una porción específica, se pueden comer cuantas veces quiera.

+ Sustitutos del azúcar o alternativos que han sido aprobados por la Administración de Comidas y Drogas (FDA) se pueden usar sin nungún riesgo. Las marcas más comunes incluyen:

Equal® (aspartame)
Sprinkle Sweet® (saccharin)
Sweet One® (acesulfame K)
Sweet-10® (saccharin)
Sugar Twin® (saccharin)
Sweet 'n Low® (saccharin)

GUÍA DE ALIMENTOS
Fórmula para una Alimentación Saludable
(a continuación)

Nota: Valores por porciones son aproximados

ALIMENTOS PROBLEMÁTICOS:
Algunas grasas elevan los niveles de colesterol en la sangre y los azúcares elevan los niveles de glucosa

	Porción		Porción
POSTRES/DULCES		**SODA REGULAR (no dieta)**	3 oz
Empanada, pequeña	1	Coca	
Flan—con leche	½ taza		
Jalea o mermelada, baja en azúcar	2 cditas	**BEBIDAS ALCOHÓLICAS**	
Jarabe (almibar), sin azúcar	2 cdas	Cerveza	12 oz
Miel de abeja	1 cda	Champaña	4 oz
Pastel decorado (rebanada)	1	Licor	1 oz
Tartas/pasteles de frutas (reb.)	1	Vino	4 oz
Tamal pequeño	1		

Abreviaciones de las unidades de medida:

Gramos	g
Cucharada	cda
Cucharadita	cdita
Onza	oz
Miligramos	mg
Piezas	pzs

Fórmula para un Menú Saludable

Sabemos que todos los alimentos en general tienen una gran variedad de nutrientes como vitaminas, proteínas, carbohidratos, grasas, minerales, fibra, etc., todos muy necesarios para proporcionar al organismo energía y fortaleza. Si tuviéramos que detallar cada valor nutritivo de los alimentos no terminaríamos nunca. Por eso, en este libro nos enfocaremos específicamente en los cuatro grupos de nutrientes básicos y muy importantes como: proteínas, carbohidratos, grasas y sodio. Utilizando la guía podemos conocer el valor nutritivo de los alimentos que normalmente comemos; también podemos saber cual es la porción que nos recomiendan. Esto nos ayudará a hacer ajustes o cambios en el estilo alimenticio.

Ahora aprenderemos cómo podemos combinar los alimentos para mantener una nutrición balanceada utilizando una "fórmula de alimentación". Esta fórmula está basada en las recomendaciones que los nutricionistas y proveedores de salud recomiendan para obtener una alimentación balanceada y un peso adecuado.

FÓRMULA PARA UN MENÚ SALUDABLE

NUTRIENTE	ALIMENTOS	PORCIÓN	CANTIDAD TOTAL RECOMENDABLE
Proteínas	Carne, frijol, pollo Leche, huevo, etc.	1	**35 gramos** por comida regular
Carbohidratos	Verduras verdes Almidones Frutas	1 o más 2 1	**45-60 gramos** por comida regular
Grasas	Carnes bajas en grasa, Aceites vegetales, Leche y queso, Aguacate, cacahuate	1-3 gramos por porción	**10 gramos** por comida regular
Sodio	Productos procesados con "bajo contenido de sodio"	Poca sal	**400 miligramos** por comida regular

La cantidad total de proteínas recomendable en cada comida regular es de 35 gramos (nuestro cuerpo produce algo de proteínas), si come 35 gramos en cada comida regular se completa la cantidad requerida por el organismo. En casos especiales, debido a enfermedades pulmonares, especialmente enfisema, la persona pueda necesitar aumentar el consumo de proteínas para ganar energía y resistencia.

La cantidad total de carbohidratos recomendable en cada comida regular es de 45 a 60 gramos, y es preferible obtenerlos de los vegetales, almidones y frutas. Limitar el consumo de carbohidratos es importante para la persona con diabetes; esto ayuda a controlar el nivel de azúcar en la sangre. Si no tienen diabetes, es posible que usted pueda aumentar un poco el consumo de carbohidratos.

La cantidad total de grasa recomendable en cada comida regular es de 10 gramos. La persona con problemas cardíacos, presión arterial alta o colesterol alto debe reducir el consumo de grasas. Esto evitará un ataque cardíaco o un derrame cerebral. Si tiene diabetes una dieta baja en grasa le ayudará a controlar el sobrepeso y el nivel de azúcar en la sangre. (Vea las sugerencias para reducir la cantidad de grasa en la página 109). La persona muy delgada que no puede mantener una nutrición adecuada es posible que necesita aumentar el consumo de grasa para obtener más energía.

La cantidad total de sodio recomendable en cada comida regular es de 400 miligramos. Reducir el consumo de sodio y/o la sal de mesa, es importante para controlar la presión alta y evitar la retención de líquido en el cuerpo.

Utilizando esta fórmula para preparar un menú, usted puede obtener una nutrición balanceada. Le sugerimos revisar los siguientes ejemplos del menú y utilizar la hoja de práctica, escogiendo los alimentos que desea comer basado en la fórmula para una alimentación saludable y utilizando la guía de alimentos. Elija su menú ya sea para el desayuno, almuerzo o cena. Tenga en cuenta las porciones que se indican en la guía de alimentos y el valor de carbohidratos, proteínas y grasas. Sume estos valores para saber cuánto está ingiriendo en total de cada uno de estos nutrientes.

Le recomendamos usar esta guía para ayudar a planear sus comidas durante la semana. Encontrará una gran variedad de alimentos, para que puedan variar el menú todos los días. Si usted sigue estos pasos es muy probable que obtenga todos los nutrientes que necesita, por lo tanto, los suplementos vitamínicos o minerales no son necesarios y no pueden tomar el lugar de la comida saludable y balanceada.

Si la persona aun desea tomar los suplementos vitamínicos, tenga en cuenta lo siguiente, seleccione los que contengan del 50% al 100% de las cantidades de nutrientes recomendadas para los diferentes minerales y vitaminas. Algunos ejemplos de estos suplementos incluyen: Centrum, One-a-day, Unicap y variedades genéricas o sin marca que ofrecen las tiendas. No es necesario tomar grandes cantidades o "megadosis" de los suplementos a menos de que hayan sido prescritos por su médico. Algunas vitaminas y minerales en grandes cantidades pueden ocasionarle más problemas de salud y reacciones tóxicas.

Para información más específica, es recomendable hablar con su médico o un nutricionista. El o ella le puede ayudar a elegir las opciones más adecuadas para usted o cómo modificarlas para sus necesidades de salud.

FÓRMULA PARA UNA ALIMENTACIÓN SALUDABLE

Una porción de PROTEÍNAS + Una porción de VEGETALES
Una porción de FRUTAS + Dos porciones de ALMIDONES/CARBOHIDRATOS

RECOMENDACIONES POR CADA COMIDA REGULAR:

1) Proteínas (15-35 gramos)
2) Carbohidratos (45-60 gramos)

3) Grasas (10 gramos)
4) Reducir el sodio o la sal (400 miligramos)

Ejemplo de un Menú para el Desayuno

PORCIÓN	ALIMENTO	Proteínas	Carbohidratos	Grasas
Una	**Proteínas**			
2-3 oz	Queso fresco	14-21 gramos	0 gramos	3 gramos
Una	**Vegetales**			
½ taza	Jugo de verduras (V-8)	0 gramos	5 gramos	0 gramos
Dos	**Carbohidratos**			
½ taza	Frijoles	7 gramos	15 gramos	1 gramo
1	Tortilla de maíz	3 gramos	15 gramos	1 gramo
Una	**Frutas**			
1	Pera, pequeña	0 gramos	15 gramos	0 gramos
Una	**Bebidas**			
1 taza	Café	0 gramos	0 gramos	0 gramos
TOTALES		**24-31 gramos**	**50 gramos**	**5 gramos**

FÓRMULA PARA UNA ALIMENTACIÓN SALUDABLE

Una porción de PROTEÍNAS + Una porción de VEGETALES
Una porción de FRUTAS + Dos porciones de ALMIDONES/CARBOHIDRATOS

RECOMENDACIONES POR CADA COMIDA REGULAR:

1) Proteínas (15-35 gramos)   3) Grasas (10 gramos)
2) Carbohidratos (45-60 gramos)   4) Reducir el sodio o la sal (400 miligramos)

Ejemplo de un Menú para el Almuerzo o la Cena

PORCIÓN	ALIMENTO	Proteínas	Carbohidratos	Grasas
Una 2-3 oz (tamaño de la palma, ½" ancho)	**Proteínas** Pechuga de pollo sin pellejo (bajo en grasa)	14-21 gramos	0 gramos	3 gramos
Una ½-1½ taza	**Vegetales** Espinacas al vapor	2 gramos	0-5 gramos	0 gramos
Dos ½ taza 1	**Carbohidratos** Arroz cocido Tortilla de maíz	3 gramos 3 gramos	15 gramos 5 gramos	1 gramo
Una 1	**Frutas** Mango, pequeño	0 gramos	15 gramos	0 gramos
Una ½ taza	**Bebidas** Horchata, baja en azúcar	0 gramos	5 gramos	0 gramos
TOTALES		**22-29 gramos**	**50-55 gramos**	**4 gramos**

FÓRMULA PARA UNA ALIMENTACIÓN SALUDABLE

Una porción de PROTEÍNAS + Una porción de VEGETALES
Una porción de FRUTAS + Dos porciones de ALMIDONES/CARBOHIDRATOS

RECOMENDACIONES POR CADA COMIDA REGULAR:

1) Proteínas (15-35 gramos)

2) Carbohidratos (45-60 gramos)

3) Grasas (10 gramos)

4) Reducir el sodio o la sal (400 miligramos)

Práctica de un Menú

PORCIÓN	ALIMENTO	Proteínas	Carbohidratos	Grasas
Una	Proteínas			
Una	Vegetales			
Dos	Carbohidratos			
Una	Fruta			
Una	Bebidas			
TOTALES				

Leer las Etiquetas de Nutrición

Aprender a leer las etiquetas de nutrición es otra habilidad muy importante para poder llevar una alimentación saludable. La mayor parte de alimentos que consumimos en este país han sido previamente procesado de alguna manera, ya sea embotellados, enlatados, congelados, en cartón, en bolsas, comidas preparadas para calentar en el microondas, etc. A diferencias de otros países donde los alimentos llegan menos procesados o directo al consumidor.

En el empaque de la mayoría de alimentos procesados se encuentra la etiqueta con información acerca del contenido nutricional de estos productos. Por ley las compañías tienen que informar al público del contenido de los productos. Aprender a leer estas etiquetas de nutrición nos puede ayudar a elegir alimentos adecuados y a establecer un plan de alimentación saludable.

Es importante familiarizarse con el contenido de estas etiquetas. Para entenderlas, hemos preparado una lista con la traducción al español de la información nutricional de estas etiquetas. Puede apreciar que los nombres de los nutrientes son bastante similares.

104

TRADUCCIÓN DE LA INFORMACIÓN CONTENIDA EN LAS ETIQUETAS

INGLÉS	ESPAÑOL
Nutrition Facts	**Información Nutricional**
Serving size	**Una porción** *(del valor nutritivo)*
Serving per container	**Total de porciones por envase**
Amount per serving	*Valor por porción* (valor nutritivo por una porción)
Calories	**Calorías**
Total Fat	**Total de grasa**
Saturated fat	Grasa saturada (grasa animal)
Cholesterol	**Colesterol**
Sodium (Salt)	**Sodio (Sal)**
Total Carbohydrates	**Total de carbohidratos**
Proteins	**Proteínas**
g *(abbreviation for grams)*	**g** *(abreviatura para gramos)*
mg *(abbreviation for milligrams)*	**mg** *(abreviatura para miligramos)*

La Información Nutricional Más Importante Por Buscar y Entender

- **Porción:** Es muy importante identificar el tamaño de una porción; el paquete puede contener varias porciones. Tal vez, sólo una porción de este producto puede contener más (proteínas, almidones/carbohidratos, grasas y sodio) de lo recomendado en la guía de alimentos. Usted necesitará ajustar la porción de acuerdo a lo indicado en la guía.

- **Total de carbohidratos (almidones):** El total de carbohidratos está dado en una porción. Esta información es importante en el plan alimenticio de las personas con diabetes ya que deben vigilar la cantidad de los carbohidratos que comen. La guía de alimentos le ayudará a ajustar la porción de carbohidratos.

- **La grasa:** Las etiquetas también enlistan el contenido de gramos de grasa incluido en una porción. La grasa saturada (proviene de productos animales; se presenta en estado sólido) y grasa insaturada (proviene de productos vegetales; se presenta

INFORMACIÓN NUTRICIONAL		
(Leche con 1% de grasa)		

Porción: 1 taza (240 ml)
Porciones por envase de 2 litros: 8 tazas

Valor por porción (valor nutritivo)
Calorías 130
Calorías provenientes de la grasa 20

	% Valor diario*	
Total de grasa 2.5 g	4%	
Grasa saturada 1.5g	8%	
Colesterol 15 mg	3%	
Sodio 160 mg	6%	
Total de carbohidratos 16 g	5%	
Fibra 0 g		
Azúcar 15g		
Proteínas 11 g	21%	

Vitamina A 10%	Vitamina C 4%
Calcio 40%	Hierro 0%

*Los valores diarios se basan en una dieta de 2,000 calorías

en estado líquido). El contenido de grasa recomendado es de 10 gramos en cada comida regular (desayuno, almuerzo y cena). Elija productos bajos en grasa o que contengan menos de 5 gramos por porción. Reducir el consumo de grasas ayuda a controlar el peso, colesterol y los riesgos de problemas cardíacos y circulatorios.

- **El sodio:** Los productos procesados generalmente tienen un alto contenido de sodio. La cantidad de sodio recomendada por porción es de menos de 400 mg. La forma más común de sodio es la "sal de mesa" (cloruro de sodio) que usamos diariamente en las comidas. Reducir el consumo de sodio ayuda a disminuir el riesgo de presión arterial alta, problemas al corazón y los riñones.

Práctica para Leer las Etiquetas

1. Revise etiquetas de otros productos que consume, decida cuanto va a comer del producto (total de su porción).

2. Responda la siguiente pregunta:

   ¿Cuál es el valor nutritivo total que estará comiendo en proteínas, carbohidratos y grasas en el total de la porción?

3. Escriba las respuestas en la tabla.

Porción	Alimento	Proteínas	Carbohidratos	Grasas
TOTAL				

El Peso Saludable[1]

Lograr y mantener el peso saludable es importante para toda persona, y es básico en el manejo de cualquier enfermedad crónica. Su peso tiene un impacto considerable en los síntomas de su enfermedad y en su habilidad para hacer ejercicio para ayudar a manejar sus problemas de salud, pero ¿cuál es el peso saludable?

El peso saludable *no es* el peso "ideal". No existe un peso "ideal" para todas las personas como lo muestran las tablas de pesos ideales basadas en estadísticas generales de la población. Estas tablas no deben ser utilizadas para determinar cuál es su peso saludable específico. Mantenerse en un peso saludable no significa estar "demasiado delgado(a)" como muestra la televisión o las revistas de modas. Ese físico o tipo de cuerpo no es realista para la mayoría parte de personas. De hecho, estar muy delgado(a) puede contribuir al padecimiento de otros problemas de la salud.

El peso saludable es el peso en el cual disminuimos los riesgos de desarrollar problemas de salud o evitamos la complicación de los problemas de salud ya existentes. Además, nos sentimos mejor mental y físicamente. El peso saludable depende de varios factores, entre los que se encuentran su edad, su nivel de actividad, el porcentaje de grasa de su cuerpo, como se encuentra distribuida la grasa en su cuerpo y si tiene o no problemas médicos relacionados con el peso, como la presión arterial elevada o un historial familiar de problemas como estos. Es posible que usted ya esté en un peso saludable y sólo necesite mantenerlo comiendo saludablemente y permaneciendo activo(a). Consulte a su médico para que le ayude a determinar su peso saludable basándose en su enfermedad, condición y necesidades.

La decisión para realizar el cambio y perder o ganar peso es muy personal. Para ayudarle a confirmar su decisión, hemos elaborado algunas preguntas que usted puede hacerse a sí mismo(a):

¿Por Qué Deseo Cambiar Mi Peso?

Las razones para modificar el peso difieren de individuo a individuo. La razón más obvia es por salud física; sin embargo, también pueden existir razones psicológicas y/o emotivas. Examine sus razones.

Por ejemplo, modificar mi peso me ayudará a:

- Disminuir los síntomas como el dolor, la fatiga, la depresión y controlar el nivel de azúcar en la sangre.

107

---

1 Porciones de ésta sección han sido adaptadas de dos publicaciones: *Thinking About Losing Weight?* Northern California Regional Health Education Center, Kaiser Permanente Medical Care Program, 1990, and *The Weight Kit,* Stanford Center for Research in Disease Prevention, Health Promotion Resource Center, Stanford University, 1990.

- Proporcionar más energía para hacer las cosas que quiero hacer.

- Sentirme mejor acerca de mí mismo.

- Sentirme con más control sobre mi enfermedad y mi vida.

   Si tiene otras razones para perder peso, escríbalas aquí:

_____

_____

_____

_____

¿Qué Cambios Tendré que Hacer?

   Dos ingredientes para el control exitoso del peso son: desarrollar un estilo de vida activo y hacer cambios graduales de los malos hábitos alimenticios que tenemos.

   Un estilo de vida activo implica hacer alguna actividad física que quema calorías y regula el apetito y el metabolismo (cómo funciona nuestro cuerpo), dos aspectos importantes en el control de peso. Además, la actividad física mejora su fuerza, movilidad y respiración. En otras palabras, la actividad no le resta energía sino le proporciona aún más energía. Usted puede encontrar más información sobre el tema anterior en los capítulos 7 a 10, además de sugerencias para escoger actividades que satisfagan sus necesidades y estilo de vida.

   Hemos mencionado al principio que hacer cambios en sus patrones de alimentación o hábitos alimenticios no significa que usted tiene que dejar de comer lo que más le gusta sino realizar pequeños cambios graduales en lo que usted come. Por ejemplo, reducir las grasas y aumentar el contenido de fibra en los alimentos que come, ayudan al control de peso, reducen el nivel de colesterol y previenen algunas formas de cáncer.

Reduciendo Las Grasas

Sabemos que el organismo requiere una cantidad *MODERADA* de grasa para transportar algunas vitaminas y como fuente de energía. Pero si usted come alimentos con *ALTO CONTENIDO* de grasa, especialmente, grasa saturada (proveniente de producto animal, como carne, leche, huevos etc.) esto puede convertirse en un problema o un peligro para su salud. Por ejemplo:

- Si tiene problemas cardíacos, el exceso de grasa aumentará la posibilidad de un ataque al corazón, apoplejía, o derrame cerebral. Porque la grasa se acumula en las arterias, bloqueando la circulación sanguínea.

- Si tiene diabetes, la grasa le impedirá mantener un buen nivel de azúcar sanguíneo. Se sabe que una pequeña pérdida de peso, de 5 ó 10 libras, puede hacer una gran diferencia en el nivel de su glucosa o azúcar en la sangre.

- La excepción puede ser: si la persona tiene enfisema, es muy delgada, o tiene dificultad en mantener una nutrición adecuada; es posible que necesite aumentar el consumo de grasa en su dieta. Esto le ayudará a obtener más energía.

Las siguientes sugerencias pueden serle útiles para poder reducir la grasa:

SUGERENCIAS PARA REDUCIR LAS GRASAS

- Comer porciones moderadas de carne, aves y pescados (2 a 3 onzas o 57 a 86g)

- Escoger a la carne magra (limpia de grasa)

- Eliminar los gordos de la carne y el pellejo del pollo

- Disminuir el consumo de vísceras y yemas de huevo (hacerlo con moderación)

- Asar en la parrilla, hornee o rostice la carne en vez de freírla

- Evitar comer las comidas fritas

- Eliminar la grasa de los guisados de carne y de las sopas

- Utilizar productos lácteos descremados o semidescremados (low-fat)

- Utilizar con moderación la mantequilla, la margarina y los aceites
  (3 a 4 cucharaditas por día)

Práctica para Elegir un Menú Bajo en Grasa

Con esta información usted puede practicar a preparar un menú bajo en grasa para cualquier comida regular en la forma que sigue. Recuerde utilizar la fórmula para una alimentación saludable y la guía de alimentos para determinar las porciones y la cantidad de grasa que contiene la porción de alimentos eligió comer.

FÓRMULA PARA UNA ALIMENTACIÓN SALUDABLE

Una porción de PROTEÍNAS + Una porción de VEGETALES
Una porción de FRUTAS + Dos porciones de ALMIDONES/CARBOHIDRATOS

RECOMENDACIONES POR CADA COMIDA REGULAR:

1) Proteínas (15-35 gramos)
2) Carbohidratos (45-60 gramos)

3) Grasas (10 gramos)
4) Reducir el sodio o la sal (400 miligramos)

Práctica de un Menú

PORCIÓN	ALIMENTO	Proteínas	Carbohidratos	Grasas
Una	Proteínas			
Una	Vegetales			
				.
Dos	Carbohidratos			
Una	Fruta			
Una	Bebidas			
TOTALES				

Aumentando la Fibra

El sistema digestivo puede reaccionar negativamente si se aumenta el consumo de fibra demasiado rápido (por ejemplo, puede causar gases o estreñimiento). Por esta razón, se recomienda un incremento gradual en el consumo de fibra, en un período de semanas o tal vez de varios meses. Las siguientes sugerencias le ayudará:

SUGERENCIAS PARA AUMENTAR LAS FIBRAS

- Comer una variedad de frutas y verduras crudas o a medio cocer, por ejemplo, al vapor

- Comer productos integrales de grano, reducidos o libres de grasa, como el pan integral, arroz integral, cereales, tortillas de maíz, etc.

- Tratar de comer frijoles secos o lentejas cocidas como sustituto de la carne

- Ingerir suficiente cantidad de agua para ayudar a la movilización de la carne

---

Mientras que a muchas personas les preocupa perder peso y mantenerse así, otras personas con otros tipos de enfermedades crónicas luchan para ganar peso o mantenerse en el peso saludable. Si usted experimenta una pérdida de peso continua o extrema debido a su enfermedad, o a que las medicinas interfieren con su apetito y su cuerpo no está obteniendo los nutrientes valiosos (como las proteínas, vitaminas y minerales) que necesita, tal vez quiera tomar acciones para empezar a ganar peso.

Algunos problemas comunes asociados con la realización de estos cambios y el control del peso se discuten en las páginas 113 a 122 de este capítulo.

¿Estoy Listo para Hacer Cambios Alimenticios?

Tener éxito es importante en el control del peso. Por eso, el próximo paso es evaluar si usted está decidido y listo para realizar estos cambios en forma permanente. Si todavía no se siente preparado, puede correr el riesgo de fracasar y los "subes" y "bajas" en su peso pueden continuar. Esto no solamente es desilucionante, sino perjudicial para su salud. Por estas razones es bueno anticiparse y hacer planes considerando las siguientes preguntas:

- ¿Hay alguien o algo que pueda ayudarle a realizar cambios en su nutrición?

- ¿Existen problemas u obstáculos que le impidan la realización de estos cambios?

- ¿Cree usted que las preocupaciones por su familia, amigos, trabajo u otros compromisos interfieren con su habilidad de alcanzar el éxito?

Hacer planes con anticipación y prepararse, puede ayudarle a encontrar el apoyo que necesita para realizar los cambios deseados. De esta manera podrá superar los problemas que pueda encontrar en el camino. Utilice la siguiente tabla para identificar algunos de estos factores.

COSAS QUE ME IMPIDEN HACER LOS CAMBIOS QUE DESEO	COSAS QUE ME FACILITAN A REALIZAR LOS CAMBIOS QUE DESEO
Ejemplo: Ya se acercan los días festivos y hay varias reuniones a las que debo asistir y comer. *Vivo sola.*	**Ejemplo:** Tengo el apoyo de mi familia y mis amigos. *Mi hija puede ayudarme.*

Después de haber examinado todo lo que impide y le facilita hacer cambios, puede darse cuenta de que ahora no es el momento para iniciar cambios. Si se encuentra en esta situación, *elija una fecha en el futuro próximo* para volver a evaluar su tabla y decidir otra vez. Mientras tanto, acepte que actualmente, ésta es su mejor decisión y dirija sus energías a otras metas.

Si usted decide que ahora es el momento para empezar a hacer cambios, comience haciendo cambios sencillos y fáciles para usted. No debe apresurarse o tratar de hacer cambios drásticos, recuerde, "más vale lento pero seguro".

Empiece escribiendo su rutina diaria para identificar en donde puede ganar tiempo para hacer ejercicio. Otra idea es mantener un diario de lo que come por lo menos dos días durante una semana, un día de semana y un día de fin de semana para que pueda comparar los cambios. Utilice el diario de la página 87 de este capítulo. De esta manera, podrá identificar qué cambios debe hacer en sus hábitos alimenticios. Escoja una o dos cosas que quiere cambiar. Por ejemplo, si come carnes rojas de 3 a 4 veces por semana y además la fríe, puede comenzar asándola a la parrilla en vez de freírla. Otra sugerencia es comprar aves o pescados para algunos días en vez de carnes rojas. Una vez que se siente confortable con estos cambios, entonces puede agregar nuevos cambios a su programa.

113

Problemas que nos Impiden Comer Saludablemente

"A mi me gusta mucho comer en restaurantes (o no me gusta cocinar), ¿cómo sé si estoy comiendo bien?"

Si usted no tiene tiempo para cocinar o no le agrada hacerlo, o simplemente no tiene energías para ir de compras y obtener lo necesario, comer en restaurantes puede ser lo más conveniente para usted. Esto no es necesariamente malo, si sabe elegir la comida saludable.

Algunas sugerencias que pueden ayudarle son:

- Seleccione restaurantes que ofrecen una gran variedad de alimentos y flexibilidad en la preparación de éstos. Usted puede pedir cambios en la forma como se preparan los platillos para que sean más saludables.

- Elija qué tipo de alimentos va a comer y cual será su porción. Tal vez quede comida que pueda llevar a casa, de esta manera le resulta más económico.

- Escoja platillos bajos en grasas, sal o azúcar, o pedir que sean preparados de esa forma. Por ejemplo, el primer plato puede consistir en verduras al vapor sin salsas y pan sin mantequilla. Usted puede pedir que le sirvan el aderezo de la ensalada aparte o llevar su propio aderezo con vinagre y aceite de olivo, o simplemente utilizar jugo de limón como aderezo. Para el segundo plato, puede elegir platillos asados al horno o al vapor. También puede elegir aves y pescados en vez de carnes rojas. Trate de evitar los platillos fritos o rebosados, con salsas espesas o de crema, y elija platillos cuyos ingredientes están en el menú. Pida platillos a la carta con abundantes verduras (sin mantequilla o salsas). Para el postre puede seleccionar frutas, yogurt o helado descremado. También puede compartir el postre con otra persona.

- Evite la comida de preparación rápida ("fast food"), si no dispone de mucho tiempo, puede comer ensaladas o papas al horno en vez de frituras. También, evite de tomar leche malteada o "sundaes."

"Me gusta comer bocadillos entre comidas."

Si reconoce este como un problema, la solución puede ser preparar bocadillos saludables. Por ejemplo, en vez de papas fritas, pan o dulces, puede comer fruta fresca, verduras crudas (zanahorias, jícama, pepinos) en su casa o en su trabajo. Otra sugerencia es designar un horario y lugar para comer y respetarlos. Actualmente usted puede conseguir alimentos preparados bajos en grasa y sal, para picar entre comidas.

"Yo como cuando estoy aburrido(a), deprimido(a) o cuando me siento solo(a)."

Generalmente los patrones alimenticios cambian con el estado de ánimo. Algunas comen cuando no tienen nada más que hacer. Otros comen cuando se sienten tristes y molestos o deprimidos. Desafortunadamente, es muy fácil perder el patrón de alimentación. La comida es un consuelo para muchas personas. Para ayudar a controlar estas urgencias:

- Mantenga un diario de su estado de ánimo, especialmente cuando come sin hambre, sino sólo por comer. Anote cómo se siente cuando empieza a comer con urgencia. Si no desea escribirlo, no importa; lo que es importante es que aprenda a observarse a sí mismo para identificar en qué momento surgen los malos hábitos.

- Haga un plan para cuando se encuentre en estas situaciones. Por ejemplo, si comienza a sentirse aburrido(a) o sin nada que hacer, emprenda una caminata corta u otra actividad que ocupe su mente y sus manos (tejer, leer, hacer ejercicio). ¡Este puede ser un buen momento para practicar la técnica de la distracción!

"¡La comida saludable no sabe tan bien como la comida que me gusta! Cuando como quiero algo que me satisfaga y me guste."

Ha decidido comer más saludablemente pero eso no significa que tiene que dejar de comer lo que más le gusta. Sólo va a cambiar la forma como prepara y

114

elige los alimentos. Además de tener en cuenta la porción y variedad, las sugerencias para realizar estos cambios se ofrecen en la guía de alimentos y en la fórmula para un menú saludable.

"Me gusta cocinar."

Si le gusta cocinar, entonces tome esta oportunidad para experimentar con otras recetas o tomar clases de cocina que pongan mayor énfasis en preparar un menú saludable. Experimente con nuevas formas de eligir y preparar sus alimentos favoritos. Por ejemplo, utilice la guía de alimentos, consuma menos sal, grasa y azúcar.

"Vivo solo y cocinar para una sola persona es difícil. A veces tengo que comer más de lo que quiero para no desperdiciar la comida."

Este puede ser un verdadero problema. Tal vez se encuentre comiendo más de lo necesario o decida comer mientras tenga la comida frente a usted. Cualquiera que sea la razón, las siguientes sugerencias pueden ayudarle:

- No ponga toda la comida en la mesa frente a usted. Sirva la porción de acuerdo a la fórmula para un menú saludable, página 99.

- Guarde la comida en el refrigerador o congelador una vez que ha terminado de comer. Utilice envases pequeños, para que no saque toda la comida nuevamente.

- Invite a sus amigos a comer con usted.

- Participe en reuniones y comidas ofrecidas por la iglesia u otro grupo comunitario para que no esté solo.

Problemas Asociados con la Pérdida de Peso

"Caray, me gustaría perder 10 libras (5 kilos) en las próximas dos semanas. Me gustaría verme mejor para..."

¿Le suena familiar? La mayoría de las personas que quieren bajar de peso, quieren hacerlo rápidamente. Pero esto no es fácil; entre más rápido pierda el peso, más pronto lo recuperará. Es posible perder 5 a 10 libras (2 a 5 kilos) en una semana, pero no es saludable. Además es muy probable recuperarlo en corto tiempo. La pérdida rápida de peso es simplemente pérdida de agua, y puede ser peligroso porque deshidrata al cuerpo. Si esto le sucede, puede experimentar mareos, dolores de cabeza, fatiga e insomnio. Usted puede evitar esto siguiendo otros métodos, por ejemplo, haciéndose propósitos realistas y aplicando la técnica de pensar positivamente.

Por ejemplo:

- Hacerse el propósito de bajar de peso gradualmente, 1 ó 2 libras (1/2 ó 1kg) por mes.

- Identificar los pasos específicos que debe tomar para bajar de peso (por ejemplo, incrementar su nivel de actividad física, hacer cambios en cómo come, la cantidad que come, y vigilar las porciones que va a ingerir).

- Cambiar el siguiente pensamiento negativo: "Tengo que bajar 10 libras (5kg) inmediatamente" por positivo: "Bajar de peso gradualmente me ayudará a mantenerme en el peso saludable con más estabilidad".

- Ser paciente. No subió de peso de un día a otro, por lo tanto no espere bajar de peso de un día a otro.

"Perder las primeras libras es relativamente fácil, pero cuando tengo que perder las últimas para alcanzar el peso que quiero me cuesta mucho."

Esto puede hacerle sentir frustración, especialmente cuando come saludablemente y se mantiene activo(a). Sin embargo, la dificultad para perder las últimas libras reside en que su cuerpo está acostumbrado a un cierto nivel de actividad y alimentación regular. Aunque su primer impulso sea reducir lo que come es muy probable que esto no le ayudará. Esto incluso puede ser perjudicial para su salud. Recuerde, es mejor hacer cambios con los cuales puede vivir. Pregúntese a sí mismo, ¿qué diferencia real puede haber de 3 a 5 libras de menos?. Si usted se siente bien lo más seguro es que no necesita perder más peso. No es malo para la salud vivir con unas cuantas libras de más, siempre y cuando se mantenga activo y una alimentación balanceada. Es posible que ya esté en el peso adecuado a su estatura y su forma de cuerpo. Recuerde, cuando hace ejercicio, usted reemplaza la grasa por masa muscular, pero el músculo pesa más. Sin embargo, si decide que tiene que perder estas últimas libras o kilos de peso, aquí hay algunas sugerencias que pueden servirle:

- Modificar su propósito para lograr mantener su peso durante algunas semanas. Por ejemplo, trate de perder 1 libra (1/2 kg) gradualmente, cada mes en vez de cada semana.

- Tratar de intensificar su actividad física o agregar más actividades a su programa de ejercicio, especialmente si sus actividades actuales ya le parecen fáciles. El incremento en la actividad física le ayudará a quemar más calorías y a mantener su masa muscular.

- No olvidar tener paciencia y permitir a su cuerpo ajustarse gradualmente a los nuevos cambios.

"Me siento mal al dejar de comer alimentos que me gustan mucho cuando quiero bajar de peso."

La clave para alcanzar y mantener un peso saludable es hacer cambios que usted puede tolerar, aún disfrutar. Esto significa que deben estar de acuerdos a su estilo de vida y sus necesidades. Desafortunadamente, cuando pensamos en perder peso, la mayoría de nosotros pensamos en los alimentos que *no* podemos comer. Cambie esta forma de pensar ¡ahora! Existen muchos alimentos que *sí* puede comer y otros que no necesita eliminar completamente de su dieta. A veces, sólo requiere prepararlos en una forma distinta y vigilar la porción. Si le gusta cocinar, puede aprovechar esta oportunidad para ejercitar su creatividad, aprendiendo nuevas recetas o encontrando formas para modificar las que ya conoce. Hay una gran variedad de libros de cocina para ayudarle a disfrutar del proceso de cambio. Algunas de estas sugerencias también han sido descritas en este capítulo.

117

"Como demasiado rápido o termino de comer antes que los demás, entonces me sirvo otra vez."

Algunas personas comen demasiado rápido por varias razones. Una de ellas es no comer suficiente durante el día y, cuando llega a casa a comer, prácticamente devora la comida. Otra de las razones es que la persona no tiene la oportunidad de relajarse antes de sentarse a comer. Si tiene hambre, se siente bajo estrés o tiene prisa, le sugerimos lo siguiente:

- Comer en forma regular (en la mañana, al mediodía y en la noche), si es posible en el mismo horario. De esta forma, es más probable que no coma en exceso después.

- Comer bocadillos saludables entre comidas. Planear sus comidas regulares y bocadillos durante el día cuando sienta hambre.

- Comer si es posible la misma cantidad en cada comida regular. Esto ayudará a la digestión, en vez de agobiarlo consumiendo rápidamente una sola comida grande durante el día.

- Masticar bien la comida. Comer es una necesidad que se disfruta aún más si se mastica despacio, y además ayuda a la digestión.

- Tomar suficiente agua. ¡Es necesario tomar de 6 a 8 vasos de agua diariamente! Esta cantidad le ayudará a comer menos y previene los efectos secundarios de las medicinas. También ayuda a la eliminación de sustancias tóxicas y al buen funcionamiento de los riñones.

- Practicar una técnica de relajación media hora antes de la comida.

Problemas para Ganar Peso

"No sé cómo empezar a ganar peso."

Para lograr este objetivo, hay que encontrar maneras saludables de aumentar en forma gradual la cantidad de calorías y de nutrientes que come. Desafortunadamente, esto también puede significar agregar grasa a su alimentación. Consulte a su doctor o nutricionista para determinar cuáles de las siguientes sugerencias son mejores para usted.

- Comer alimentos nutritivos y ricos en calorías, como nueces, semillas y frutas secas.

- Beber líquidos con un alto contenido en calorías, como leche o leche malteada y jugos de frutas tropicales.

- Comer comidas con un alto contenido de proteína (pescados, aves, lentejas, frijoles, etc.).

- Utilizar la leche regular como ingrediente en los platillos que prepara, por ejemplo, cremas de verduras, pescados o carnes con salsas blancas.

- Agregar carnes a las sopas, estofados u otros guisados.

- Agregar leche fresca o en polvo a las salsas, jugo de la carne, cereales, etc.

- Agregar queso, mantequilla, margarina, aceites y/o crema a sus alimentos.

- Comer con más frecuencia durante el día, agregando bocadillos (ricos en calorías).

- Usar suplementos de vitaminas, proteína y minerales, si es necesario.

"La comida no sabe tan buena como antes."

Si usted ha tenido una traqueotomía, o está recibiendo oxigeno por conducto nasal, o tomando ciertas medicinas, puede experimentar una reducción en el gusto por la comida. Para compensar, podría estar aumentando la cantidad de sal que agrega a sus alimentos. Grandes cantidades de sal pueden causar retención de líquidos o una hinchazón que a su vez puede resultar en una presión arterial elevada. Para evitar lo anterior, puede tratar de mejorar el sabor de la comida:

- Experimente con especias o hierbas frescas (orégano, perejil, cilantro, etc.) y otros sazonadores (ajo, cebolla, etc.). Comience con ¼ de cucharada sopera de la nueva especie para un platillo que sirve a 4 personas.

- Modifique las recetas para incluir una gran variedad de ingredientes y mejorar así el sabor y la vista de la comida.

- Mastique bien la comida. Al mantener el alimento por más tiempo en la boca, se estimula más el sentido del gusto.

119

Si la falta de apetito o la falta de gusto son obstáculos para comer ciertos alimentos importantes por el tipo de nutrientes que le proporcionan, tal vez pueda aumentar la cantidad de calorías que éstos le proporcionan y mejorará su sabor. Algunas sugerencias para hacer esto se discuten en la sección anterior.

"Me toma tiempo preparar los alimentos. Cuando termino, ya se me quitó el hambre."

Si esto representa un problema para usted, es recomendable desarrollar un plan para mantener su nivel de energía. A continuación hay algunas sugerencias:

- Planear las comidas para toda la semana.

- Ir a la tienda una sola vez por semana para obtener lo necesario.

- Preparar sus platillos en varias etapas, dándose tiempo para descansar.

- Cocinar en cantidades suficientes para que le quede comida, especialmente si realmente disfruta el platillo en particular.

- Congelar porciones individuales de comida por separado o precocidas; de esta forma, cuando no desea cocinar, no tiene que hacerlo.

- Pedir ayuda, especialmente cuando tiene que preparar alimentos para su familia o para muchas personas.

"A veces, la comida me causa molestias o simplemente, no tengo apetito."

Algunas personas no disfrutan de la comida, debido a que les causa dificultad para respirar y molestias físicas o no es placentero. Por lo tanto, tienden a bajar de peso o a permanecer muy delgados(as). Para algunos, comer en grandes cantidades puede causar indigestión, incomodidad o náusea. Si usted tiene alguno de estos problemas, aquí hay algunas sugerencias:

- Tratar de comer de 4 a 6 veces al día y en pequeñas cantidades en vez de 3 comidas regulares.

- Evitar comer alimentos que producen gas o aquéllos que le hinchan el estómago. Usted puede determinar cuales alimentos son los que le producen molestias, observando sus efectos después de comerlos. Estos incluyen los vegetales crucíferos como la coliflor, las col de Bruselas o el bróculi, ciertas variedades de cebolla, frijoles y frutas, como la manzana, melones y aguacates, especialmente si los come en grandes cantidades.

- Comer despacio y masticar sus alimentos durante un buen rato. Es bueno hacer pausas ocasionales durante la comida.

- Practicar un ejercicio de relajación media hora antes de comer, o tome descansos durante la comida.

120

"No puedo comer mucho de una sentada."

Si usted no puede comer mucho en cada una de las 3 comidas regulares (mañana, al mediodía, en la noche). Se le recomienda comer de 4 a 6 comidas pequeñas diarias. Si usted decide hacer esto, incluya alimentos que no le cueste trabajo preparar, como la leche, frutas tropicales o el pan, u otras comidas ricas en proteínas. Si aún así no puede terminarse la comida, asegúrese de comer primero los alimentos más ricos en calorías. Deje los vegetales, frutas y bebidas para el final.

Problemas para Mantener el Peso Saludable

"¡He probado muchas dietas y he perdido peso, pero siempre lo vuelvo a recuperar, a veces más del que perdí! Esto me hace sentir mal, no entiendo que pasa."

Muchos de nosotros hemos experimentado este problema. Ocurre por que la dieta que hacemos dura sólo un corto tiempo, pero no enfatizamos cambios significativos en nuestros hábitos alimenticios. El problema con la mayoría de las dietas es que hacemos cambios drásticos en lo que comemos y como lo comemos. Pero nos es difícil, o no podemos ajustarnos a estos cambios de por vida. Debido a que, durante la dieta, el cuerpo reacciona fisiológicamente disminuyendo su metabolismo para adaptarse a una menor cantidad de energía proveniente de una menor cantidad de comida. Una vez que hemos perdido el peso que queríamos, dejamos la dieta, regresando a nuestros anteriores hábitos alimenticios, entonces el peso también regresa. A veces hasta recuperando más del peso que perdimos. Otra vez el cuerpo está respondiendo fisiológicamente, restableciendo sus reservas, normalmente en forma de grasa. Esta grasa sirve como una fuente concentrada de energía cuando se limitan las calorías ingeridas. Por tanto, el peso sube y baja en ciclos, lo que no es saludable ni satisfactorio.

Además, esta situación se complica aún más por los sentimientos de privación de la comida que ocurren, pues probablemente tuvo que renunciar a muchos de sus platillos favoritos. Y cuando alcanza el peso que se propuso con la dieta, vuelve a comer estos platillos y tal vez, en mayores cantidades.

La clave para mantener el peso saludable es desarrollar hábitos alimenticios saludables que pueda disfrutar e incorporar gradualmente a su estilo de vida. Ya hemos discutido algunas sugerencias en este capítulo. Otras sugerencias incluyen:

121

- Ponerse un rango de peso que desea alcanzar y que considere saludable, en lugar de un peso específico. El peso tiene fluctuaciones normales, si usted se pone un rango, se permite cierta flexibilidad.

- Vigilar su nivel de actividad. Una vez que perdió algo de peso. Haga ejercicio de tres a cinco veces por semana, para aumentar las posibilidades de bajar más de peso. Si es posible, aumente su nivel de actividad.

"Yo puedo mantener el peso que quiero por algún tiempo, pero después, algo pasa fuera de mi control y desaparecen mis preocupaciones sobre lo que como. Antes de darme cuenta, ya estoy repitiendo mis malos hábitos alimenticios."

Si sólo ha retrocedido un poco, no se preocupe al respecto. Continúe como si nada hubiese pasado. Si retrocede más, trate de evaluar por qué. ¿Existe una situación o circunstancia que requiere atención ahora? Si es así, tal vez tenga que posponer sus acciones para el control de peso. Esto está bien. Entre más rápido se dé cuenta de esto, le será más fácil establecer una fecha para empezar a tomar acciones y completar su programa de control del peso. Tal vez quiera unirse a un grupo de apoyo por un tiempo, por lo menos 6 meses. Si es así, busque a un grupo que tenga las siguientes características:

- Enfatiza la nutrición saludable y la utilización de una gran variedad de alimentos.

- Enfatiza cambios en los patrones y hábitos alimenticios.

- Proporciona apoyo en la forma de reuniones regulares y continuas a largo plazo.

Resumen

Comer saludablemente no significa que está prohibido comer ciertos alimentos. Más bien, significa aprender a comer una variedad de alimentos en cantidades adecuadas para usted, para ayudarle a mantener su salud y/o manejar los síntomas de su enfermedad crónica. Esto se logra cambiando patrones de alimentación en forma gradual e incorporarlos a nuestra vida cotidiana.

Capítulo
7

Ejercicio para Divertirse y Mantener la Condición Física

EL ESPÍRITU DEL EJERCICIO Y LA BUENA CONDICIÓN FÍSICA ESTÁ GANANDO TERRENO EN TODAS PARTES. Hoy en día, se reconoce que es posible llevar una vida físicamente activa a pesar de tener una enfermedad crónica. Como persona proactiva, ha decidido hacer ejercicio; sin embargo, no está seguro de qué hacer exactamente. Le es difícil sobreponerse a la idea del dolor, rigidez muscular, miedo a lesionarse o dificultidad para respirar. Hasta hace algunos años, muchas personas como usted sabían que tenían que hacer "ejercicio especial para su enfermedad" y pensaban que hacer ejercicio por diversión y placer era sólo para otros más sanos.

Hacer ejercicio moderado regularmente nos beneficia a todos, especialmente a las personas que tienen una condición crónica. Mejora los niveles de fuerza, energía y confianza en sí mismo, disminuye la ansiedad y depresión. Además, el ejercicio ayuda a mantener un buen control del peso, que a su vez alivia estrés adicional de las articulaciones que llevan peso (como las rodillas y las caderas), mejora la presión sanguínea y los niveles de grasa, colesterol y azúcar en la sangre. Existe evidencia de que hacer ejercicio regularmente puede ayudar a eliminar los coágulos sanguíneos, y esto es de particular importancia para las personas que padecen enfermedades cardíacas, cerebrovasculares u otro tipo de enfermedades del sistema circulatorio.

Las nuevas investigaciones han cambiado la forma como pensamos acerca del ejercicio para personas con enfermedades crónicas. Gracias al trabajo en equipo de muchas personas que tienen enfermedades y diferentes profesionistas de la salud, ahora sabemos recomendar ejercicios para su diversión y acondicionamiento físico. Estudios científicos muestran que personas han mejorado su condición simplemente caminando, andando en bicicleta o haciendo ejercicios acuáticos. Después de dos o tres meses la mayoría de las personas que hacen ejercicio reportan menos dolor, ansiedad y depresión. Sin embargo, el mantenerse inactivo por largos períodos de tiempo, puede llevar a la debilidad y rigidez muscular, fatiga, falta de apetito, estreñimiento, presión sanguínea elevada, obesidad, osteoporosis, hipersensibilidad al dolor, ansiedad y depresión. Puede existir confusión entre los síntomas provocados por la inactividad y los provenientes de su enfermedad. Esta es una razón más para mantenerse activo.

En este capítulo, la persona proactiva aprende a mejorar su condición física y a elegir oportunidades para hacer ejercicio para poder realizar sus metas y vivir más cómodamente. El objetivo de la información aquí ofrecida no es tomar el lugar de los ejercicios terapéuticos prescritos por su médico o terapeuta físico, sino proporcionarle mayor número de opciones que pueden serle útiles y recreativas. Es recomendable que consulte con su médico sobre los cambios en su actividad física.

124

El Acondicionamiento Físico

Muchas personas definen el acondicionamiento físico simplemente como condición física. Mantener una buena condición física es parecido a mantener en buen estado un automóvil o una casa. Se requiere un poco de trabajo; sin embargo, cuando el automóvil está en buen estado y tiene gasolina, llegamos al lugar a donde vamos sin problemas y nos sobra combustible. De la misma forma, el ejercicio ayuda a mantener en buen estado al cuerpo y después de practicarse durante algunos meses, la condición física mejora, recargando al cuerpo de energía.

La condición física es posible para todo tipo de personas, sin importar su tamaño, forma, edad y actitud. Si una persona es delgada por naturaleza, no significa que tiene una buena condición física, la condición se obtiene haciendo ejercicio regularmente. Así se desarrollan gradualmente sus componentes, que consisten en una combinación de:

- Fuerza cardiovascular (corazón, pulmones y vasos sanguíneos)

- Fuerza muscular

- Resistencia muscular

- Flexibilidad

- Porcentaje de grasa en el cuerpo

Nuestra habilidad para realizar actividades depende de *la fuerza cardiovascular*. El corazón y los pulmones deben trabajar eficientemente para distribuir oxígeno a la sangre y a los músculos. Además, los músculos deben tener una buena *condición física o resistencia* para poder utilizar el oxígeno.

Su Programa Completo de Acondicionamiento Físico

Un programa completo para mejorar su condición física debe incluir ejercicios para la *flexibilidad, fuerza, resistencia cardiovascular* y *resistencia física*. Cómo combina estas actividades depende de su capacidad física actual, su experiencia con el ejercicio y las metas que desea cumplir. Para convertirse en una persona proactiva en el manejo de su enfermedad, es importante conocer y comprender los beneficios personales que le proveen los diferentes tipos de ejercicio.

Ejercicios para la Flexibilidad

Los ejercicios de flexibilidad ayudan a mantener el rango de movimiento de las articulaciones y son la base de cualquier programa de ejercicio. Aun habiéndose perdido capacidad de movimiento en ciertas articulaciones debido a su enfermedad, los ejercicios de flexibilidad pueden mantener o aumentar el movimiento de músculos, tendones, ligamentos y articulaciones. La flexibilidad es necesaria para poder moverse con facilidad y comodidad durante el desempeño de actividades cotidianas, y además reduce la incidencia de lesiones. La flexibilidad también contribuye al mantenimiento de una buena postura y fuerza muscular.

En el siguiente capítulo encontrará varios ejemplos de ejercicios de flexibilidad que puede incorporar en su programa de ejercicio. Para ser efectivos deben realizarse de 3 a 10 veces todos los días con gentileza, sin tirar o jalar con fuerza excesiva y utilizando la respiración profunda.

Si no ha hecho ejercicio regularmente o tiene rigidez y dolor en sus articulaciones, o la debilidad muscular interfiere con sus actividades cotidianas, considere comenzar su programa de ejercicio construyendo una rutina de 5 a 15 minutos de ejercicios de flexibilidad. En el siguiente capítulo encontrará ejemplos gráficos de varios ejercicios de flexibilidad.

Si tiene dudas sobre qué ejercicios elegir para comenzar, consulte con su médico o terapeuta físico. La mayoría de los ejercicios descritos en este libro no presentan grandes riesgos y han sido previamente utilizados para el beneficio de personas con enfermedades crónicas.

Ejercicios para el Fortalecimiento

Los ejercicios para el fortalecimiento tienen la función de mantener o aumentar la resistencia y fuerza física de los músculos, ligamentos, tendones y huesos. La falta de uso prolongada de los músculos y otros tejidos elásticos, también contribuye a su debilidad.

Además, los músculos fuertes mejoran su resistencia física y su habilidad para caminar, subir escaleras, levantar y alcanzar objetos sin riesgo de lesionarse. Los ejercicios para el fortalecimiento hacen trabajar a los músculos un poco más de lo usual debido a la resistencia física. Haciendo repeticiones regulares, el músculo responde fortaleciéndose.

Una forma exitosa de practicar los ejercicios de fortalecimiento es aplicar la resistencia "adecuada" para que los músculos se adapten. No debe excederse al aplicar la resistencia porque resultará en rigidez y dolor muscular al día siguiente. Es posible que tenga que experimentar con un número de repeticiones distintas y pesos ligeros (si está usando pesas) antes de encontrar lo que sí funciona para usted. Si tiene problemas con una articulación específica o le han dicho que debe proteger dicha articulación, consulte con el médico o terapeuta sobre qué ejercicios debe hacer. Una vez que ha logrado mantener una rutina de 15 minutos compuesta por ejercicios de flexibilidad (tres veces a la semana o más) por al menos durante cuatro semanas, puede empezar a agregar ejercicios para el fortalecimiento.

Cada tres semanas puede aumentar el número de ejercicios que hace, así como el número de repeticiones. Comience con las repeticiones sugeridas para cada ejercicio. La primera meta es lograr de 5 a 15 minutos de ejercicios por lo menos tres veces a la semana. También el ejercicio practicado en intervalos cortos durante el día es saludable; por ejemplo, un minuto cada hora o dos minutos cada dos horas.

Algunas observaciones que le pueden facilitar su plan de ejercicios son agregar música con un ritmo fácil de seguir, arreglar los ejercicios de tal forma que no se tenga que acostar y poner de pie constantemente y, finalmente, tal vez disfrute más elaborar su propia rutina de calentamiento. Cuando pueda realizar 15 minutos de ejercicios de flexibilidad y fortalecimiento, estará listo para agregar 5 a 10 minutos más de ejercicios aeróbicos vigorosos para fortalecer su sistema cardiovascular y controlar su peso. Después, podrá terminar esta rutina con un período de enfriamiento de 3 a 5 minutos.

Ejercicio Aeróbico

Muchas personas piensan que hacer ejercicio aeróbico no es para ellas. Las ideas que predominan sobre el ejercicio aeróbico incluyen jóvenes brincando o ejercicios complicados. Es importante reconocer que el ejercicio aeróbico no es solamente "danza aeróbica". El ejercicio aeróbico, conocido también como ejercicio cardiovascular, es cualquier actividad física que involucra músculos grandes del cuerpo (las piernas y los brazos), que llevan a cabo movimientos rítmicos a una intensidad moderada. Caminar, bailar, nadar o el ejercicio acuático, montar bicicleta, cortar el césped, o inclusive barrer hojas secas son ejemplos de actividades aeróbicas.

126

SUGERENCIAS PARA MEJORAR SU CONDICIÓN FÍSICA		
TIPO	**SUGERENCIAS**	**BENEFICIOS**
Flexibilidad	• Rutina para todos los días para ponerse en forma y poder hacer los ejercicios de fortalecimiento. • Como calentamiento para la rutina aeróbica o las actividades diarias. • Como se necesiten para calmar los síntomas como el dolor.	• Flexibilidad • Comodidad • Coyunturas saludables • Facilidad al realizar actividades • Relajación
Fuerza	• Rutina alternando los días: un día sí y otro no. • Se hacen en combinación con los ejercicios de flexibilidad y fortalecimiento para lograr un programa completo de ejercicio.	• Proteger las coyunturas • Realizar actividades con facilidad • Aliviar el dolor • Reducción de la fatiga • Fortalecer los huesos • Aumentar la resistencia física
Ejercicio aeróbico	• Rutina alternando los días: un día sí y un día no. • En pequeños intervalos varias veces al día • Alternando ejercicio vigoroso y ejercicio menos vigoroso, hasta construir 30 minutos de ejercicio aeróbico	• Salud general • Aumentar de energía • Controlar el peso • Mejorar el ánimo • Mejorar el sueño • Aumentar la resistencia física • Disminuir la presión sanguínea • Fortalecer los huesos • Relajación

El propósito del ejercicio aeróbico es aumentar la capacidad de su corazón, pulmones, vasos sanguíneos y músculos para trabajar más eficiente y efectivamente. Puede comenzar haciendo un poco más de esfuerzo al practicar su ejercicio aeróbico favorito, como caminar. Poco a poco su cuerpo se adaptará al nuevo programa de ejercicio aumentando su condición física y capacidad aeróbica. Cuando alcanza una buena condición física y capacidad aeróbica, su corazón no tiene que latir tan rápido y puede bombear más sangre en cada latido. Entonces, sus vasos y capilares sanguíneos transportarán el oxígeno suficiente a la sangre y a todo su cuerpo. Sus músculos podrán trabajar por períodos de tiempo más prolongados y con más fuerza, reduciéndose la fatiga. Otros beneficios del ejercicio aeróbico son:

- Reduce el riesgo de problemas cardíacos, alta presión arterial y diabetes

- Ayuda al control y estabilidad del peso

- Mejora el sueño

- Reduce la depresión y la ansiedad

- Mejora la condición física y la salud en general

128

En realidad hacer ejercicio aeróbico es una excelente inversión por el gran número de beneficios que proporciona a cambio.

Un programa de ejercicio para mejorar su condición física debe incluir cualquier actividad aeróbica realizada 3 ó 4 veces por semana. En el capítulo 9 explicamos varias formas para incorporar ejercicio aeróbico en su programa de ejercicio y constituye una guía para decidir cuanto hacer y cómo hacerlo.

¿Cuánto Ejercicio Es Suficiente?

Cuanto ejercicio hace, con qué frecuencia lo hace y qué actividades hace dependen de su salud y condición física. Hacer más ejercicio no siempre es mejor. Es importante saber cuando ha alcanzado la meta saludable para usted. En las siguientes páginas proporcionamos más información sobre otros aspectos del ejercicio, como la frecuencia, la intensidad y duración. Por ahora, puede ver en las recomendaciones que siguen, que hacer ejercicio para una vida activa y saludable, y una mejor condición física es posible para todos.

¿Cuánto ejercicio es suficiente para una buena salud en general? Para mantener un nivel de actividad que le coloque en la categoría de menor riesgo para afecciones cardíacas, diabetes y alta presión arterial que las personas que llevan una vida sedentaria y en ausencia de actividades físicas, siga las siguientes sugerencias:

Ejercicio Recomendado para Mantener la Buena Salud

Tipo de ejercicio: aeróbico, por ejemplo, caminar
Frecuencia: 3 a 5 días por semana
Intensidad: baja o moderada
Duración: 20 a 30 minutos cada día (si 30 minutos de una vez es demasiado, puede ser en intervalos de 5 minutos, 4 veces por día o 10 minutos, 3 veces por día).

Si piensa que no puede encontrar un tiempo especial durante el día para hacer ejercicio, puede aumentar la cantidad de tiempo que utiliza para realizar sus actividades diarias. Por ejemplo, puede estacionar el automóvil más lejos para poder caminar un poco más o puede poner música y bailar cuando está limpiando la casa o planchado ropa.

Para incrementar su condición física y mejorar su flexibilidad, fuerza, resistencia y peso, es necesario construir gradualmente su programa de ejercicio, hasta que logre seguir las siguientes sugerencias:

Ejercicio Recomendado para una Buena Condición Física

Tipos de ejercicio:	Flexibilidad, fortalecimiento y aeróbicos
Frecuencia:	Aeróbicos — 3 a 4 días por semana
	Fortalecimiento — 2 a 3 días por semana
	Flexibilidad — 3 a 7 días por semana
Intensidad:	Aeróbicos—Intensidad moderada
	Fortalecimiento—Intensidad baja o moderada
Duración:	Aeróbicos—30 a 40 minutos
	Fortalecimiento—10 repeticiones de 8 a 10 ejercicios de fortalecimiento

Cómo Preparase para una Rutina de Ejercicio

Como persona proactiva ha aceptado el compromiso que implica tiempo y energía para mantener su programa regular de ejercicios. Es un reto para la mayoría de nosotros que bien vale la pena.

Tener una enfermedad no facilita este compromiso. Deben tomarse en cuenta varias condiciones: encontrar un programa de ejercicios sin grandes riesgos para su salud, adaptar los ejercicios a condición, aprender el balance entre el ejercicio y el descanso para no sobrepasarse en el nivel de actividad, etc. El propósito de este capítulo es proporcionarle el conocimiento para resolver estos retos y disfrutar de los beneficios de la buena condición física.

Podría empezar definiendo sus necesidades físicas de acuerdo a la enfermedad que tiene (refiérase al capítulo 10 "Ejercicios para enfermedades específicas"). Si es posible, le sugerimos consultar con su médico y otros profesionales de la salud para comprender su condición. De esta forma, puede obtener ideas acerca de las precauciones a tomar, ejercicios específicos u otras instrucciones que pueden ayudarle a comenzar a preparar su programa de ejercicio. La persona proactiva aprende a concientizarse de su propio cuerpo y a planear sus actividades, respondiendo a sus necesidades. El objetivo es elaborar un programa de ejercicio acorde a su nivel actual de condición física, sus deseos, sus metas, sus habilidades y necesidades específicas, sus gustos y disgustos. La decisión de mejorar la condición física y la salud es personal. ¡Buena suerte!

Recursos para Hacer Ejercicio En Su Comunidad

La mayoría de las personas que hacen ejercicio regularmente, disfrutan hacerlo en compañía de otras personas. Dos o más personas pueden motivarse mutuamente y una clase completa puede crear un sentimiento de compañerismo y motivación ideal. Por otro lado, hacer ejercicio le permite desarrollar la disciplina y libertad de hacer lo que usted más necesite. Si usted cree que no le beneficia hacer ejercicio en compañía de otra persona o no existen clases que le satisfagan, empiece su propio programa; cuando progrese, probablemente cambien estos sentimientos.

La mayoría de las ciudades y vecindades ofrecen programas o clases de ejercicios que cubren necesidades especiales, inclusive programas para personas mayores de 50 años. Existen ejercicios adaptados a los problemas de diferentes enfermedades, caminatas organizadas en los centros comerciales, paseos para mejorar su condición física, etc. Además, puede llamar a la YMCA local, en donde a veces se cuenta con recursos bilingües y a los *"senior centers"* o centros para adultos jubilados, a los centros comunitarios, a los parques y programas recreativos, a la Educación para Adultos y otros centros en la comunidad y a los colegios o universidades locales *(community colleges)*.

Existen una gran cantidad de variantes de estos programas y profesionales que pueden ser de gran ayuda. La mayor parte de las clases suelen tener precios razonables, y normalmente las personas a cargo responden a las necesidades de los participantes. Si usted no vive en los Estados Unidos, pida informes en los clubes deportivos o clubes de natación; a veces ofrecen programas para diversos grupos de edades. Los sistemas de salud de otros países también cuentan con centros terapéuticos y de rehabilitación en donde puede obtener más información.

Los clubes deportivos normalmente tienen estudios para hacer ejercicios aeróbicos, salas con pesas y otro equipo de entrenamiento, equipo cardiovascular y algunas veces albercas o piscinas acondicionadas a la temperatura ideal. Para servicios como estos, las cuotas pueden ser bastante altas. Sin embargo, los aeróbicos de bajo impacto, las clases para principiantes y los ejercicios para personas que tienen más de 50 años de edad podrían tener descuentos especiales. Los gimnasios que enfatizan el levantamiento de pesas, normalmente no tienen programas o personal profesional que pueda ayudarle con un programa flexible e integral para mejorar su condición física. Existen ciertas cualidades que le sugerimos busque en los gimnasios o clubes deportivos:

1. Clases diseñadas para hacer ejercicios de intensidad moderada y baja. Deberán permitirle observar las clases y participar por lo menos en una clase antes de pagar por toda la sesión.

2. Instructores con entrenamiento y experiencia profesional. Los instructores con conocimientos podrán comprender sus necesidades especiales y probablemente estarán dispuestos a trabajar con usted.

3. Regulaciones que le permitan pagar por una sesión de clases o "congelar" su membrecía cuando no pueda asistir a las clases temporalmente. Algunos lugares ofrecen diferentes descuentos dependiendo de los servicios que utiliza.

4. Lugares de acceso fácil, donde haya estacionamiento disponible y cercano a la entrada. Escoja sitios que cuenten con áreas de ejercicio accesibles y seguras, con empleados profesionales a su servicio.

5. Una alberca o piscina que le permita nadar libremente, en horarios cuando no está demasiado llena. Además, averigüe cuál es el reglamento acerca de los niños en la alberca, porque puede no ser compatible con su programa de ejercicio.

6. Empleados y otros miembros con los cuales se sienta libre y cómodo para interaccionar.

Armando Todas las Piezas de Su Programa de Ejercicio

La mejor forma de disfrutar su programa de ejercicio es planearlo a su conveniencia. Escoja libremente lo que quiere hacer, un lugar accesible y cómodo y un horario compatible con sus otras actividades. Una madre que debe recoger a sus hijos a las cuatro de la tarde, no podrá llegar a tiempo a su clase si comienza a las cinco. Un hombre jubilado que le agrada comer con sus amigos y después tomar una siesta, tal vez deberá hacer ejercicio temprano en la mañana.

Muchas veces nos olvidamos de la diversión y placer que causa hacer ejercicio. Lo consideramos un asunto demasiado serio. Sin embargo, la mayoría de las personas que practican un programa de ejercicio regularmente lo hacen porque también es divertido. Les gusta pensar en su ejercicio como una actividad recreativa en vez de una tarea difícil. Empiece su programa con la idea en mente que tendrá éxito. Permita algún tiempo para ajustarse a las nuevas experiencias. Muy pronto se encontrará deseando que llegue el momento para hacer ejercicio.

Algunos profesionales en el campo de la salud bien intencionados tienden a describir un esquema difícil de seguir para las personas que tienen una enfermedad: cuando se le ha prescrito hacer ejercicio en casa sólo (algunas veces hasta cuatro veces al día por el resto de su vida). Esto puede ser un poco difícil de aceptar. Con razón tantas personas nunca empiezan su programa de ejercicio o se desilusionan rápidamente. Pocos hacemos compromisos para toda la vida sobre proyectos que no conocemos. La experiencia, la práctica y el éxito son necesarios para establecer un hábito. Para empezar su programa con facilidad, primero llene su planeador de ejercicio en la página 135 escogiendo algunos ejercicios del próximo capítulo y marcando cada semana los ejercicios que vaya realizando. Si desea escribir más detalles sobre sus ejercicios, puede utilizar un calendario.

Asegurando el Éxito de Su Programa de Ejercicio

1. **Seleccione los ejercicios que usted desea hacer**. Trate de escoger los ejercicios que le van a ayudar a realizar mejor una actividad que le guste. Combine cualquier actividad que le haya prescrito su terapeuta físico con los ejercicios y algunas de sus actividades favoritas, como caminar. Si lo desea, escríbalas en su planeador de ejercicio.

2. **Hable con otras personas** que tengan su enfermedad y que hacen ejercicios. Podrá discutir preocupaciones, resolver problemas y compartir éxitos.

3. **Escoja el lugar y hora adecuada para hacer ejercicio**. Informe a sus familiares y amigos que tiene un plan para hacer ejercicio y necesitará de su apoyo y ánimo.

4. **Hágase un propósito**. Decida cuanto tiempo va a hacer los ejercicios particulares que ha elegido. Unas 6 a 12 semanas es un tiempo razonable para comprometerse.

5. **Podría hacer un calendario o diario personal de ejercicio.** Escriba sus experiencias personales, el tiempo que le dedica a los ejercicios, reacciones y sensaciones que pueda comunicarle a su médico o puede mantenerlo para hacer comparaciones posteriores y observar su progreso todos los días.

6. **Realice algunas pruebas físicas personales**. Encontrará explicaciones de estas pruebas en el capítulo 9. Escriba la fecha y resultados en su "planeador de ejercicio".

7. **Empiece su programa**. Recuerde empezar gradualmente, sobre todo si no ha hecho ejercicio por mucho tiempo.

8. **Repita las pruebas personales.** Al finalizar el período de tiempo en que se propuso llevar su programa de ejercicio, repita las pruebas físicas personales, escriba los resultados y haga cambios. Si desea, puede escribir su progreso diaria o semanalmente en un diario. Repita las pruebas personales cada 3 a 4 semanas, y escriba los resultados en su planeador de ejercicio.

9. **Revise su programa**. Observe sus anotaciones o simplemente decida lo que le gustó, lo que sí ha funcionado y también observe lo que se le ha dificultado al hacer ejercicio. Modifique o ajuste su programa o su propósito si es necesario, y continúe llevándolo a cabo durante algunas semanas más.

10. **Recompense su éxito**

Cómo Mantenerse Activo

Si usted no ha hecho ejercicio recientemente, indudablemente experimentará algunas sensaciones incómodas en los primeros días (por ejemplo, tensión muscular, y tal vez se sienta más cansado por las noches). Si el dolor muscular o articular dura más de 2 horas después de haber hecho ejercicio o la sensación de cansancio se prolonga hasta el siguiente día, es una indicación de que hizo demasiado ejercicio o ejercicio muy intenso. Sin embargo, es importante que no deje de hacer ejercicio; al día siguiente haga ejercicios un poco menos vigorosamente o por un período más corto.

Cuando hace ejercicio aeróbico, es natural para el corazón latir más rápido, la respiración se acelera y sube la temperatura del cuerpo. Sin embargo, si siente que el aire le hace falta, tiene náuseas o se siente mareado, pueden ser síntomas de que está haciendo demasiado ejercicio o empezando muy rápido. Si esto le sucede, revise su programa de ejercicios consultando a su médico.

Las personas que tienen enfermedades crónicas suelen tener síntomas y malestares físicos que otras personas no tienen. Es necesario que observe y aprenda qué síntomas son normales para usted. Al inicio será difícil distinguir cuáles provienen de la enfermedad y cuáles del ejercicio. Una vez que usted haya distinguido estas nuevas sensaciones sentirá más confianza en sí mismo para hacer ejercicio.

Empiece siendo o viéndose como su propio entrenador y animador. Dése ánimo usted mismo, elija un programa adecuado para usted y así podrá tener éxito. Si hace ejercicios fuera de casa, elija lugares seguros donde se sienta confortable.

Para no desanimarse, es importante planear actividades que sean realistas y pedir a su familia o algún amigo(a) que le brinde apoyo. Esto le ayudará a obtener éxito. La persona que lo apoye puede ejercitar con usted, ayudarlo con actividades antes y después del ejercicio, darle ánimo en general y proporcionarle ayuda física y psicológica. No sea tímido o vergonzoso para pedir ayuda.

La experiencia viene con la práctica. Haciendo ejercicio desarrollará un sentido de control sobre su enfermedad y su vida; le será más fácil alternar sus actividades para que estén en armonía con las necesidades de cada día. Sabrá cuando hacer menos o cuando hacer un poco más; sabrá cuando no se siente bien y cómo graduar el período de inactividad que a veces es necesario como parte del cuidado de su enfermedad y cómo volver a empezar a ser activo sin desanimarse.

Finalmente, le sugerimos que dé oportunidad a la práctica regular de sus ejercicios para hacerle efecto. Cuando se trata de su condición física, su perseverancia le ayudará a alcanzar el éxito.

PLANEADOR DE EJERCICIO

Fechas: _____ al _____

EL PLAN

Hacer ejercicio _____ días por semana, durante _____ minutos al día.

    Hacer:
    ❏   Ejercicios para la flexibilidad/Ejercicios para el calentamiento
    ❏ Ejercicio de tipo aeróbico_____
    ❏ Ejercicios para el fortalecimiento

META

Mejorar:

❏ Flexibilidad   ❏ Resistencia física   ❏ Fuerza

❏ Otro _____

EVALUACIÓN/COMENTARIOS

_____

_____

_____

_____

_____

_____

_____

_____

_____

_____

_____

_____

135

DIARIO DE EJERCICIO

Semana	Domingo	Lunes	Martes	Miércoles	Jueves	Viernes	Sábado
1							
2							
3							
4							
5							
6							
7							
8							
9							

Capítulo
8

Ejercicios de Flexibilidad y Fortalecimiento: Para las Etapas de Calentamiento y Enfriamiento

EN EL CAPÍTULO ANTERIOR MENCIONAMOS QUE LA ACTIVIDAD Y EL EJERCICIO FÍSICO regular ayudan considerablemente a mejorar la salud, reduciendo el riesgo a complicaciones con las enfermedades como diabetes, asma y problemas cardíacos. También mencionamos que un buen programa de ejercicio incluye: ejercicio de flexibilidad, ejercicio de fortalecimiento y ejercicio aeróbico o cardiovascular. Es recomendable realizar los ejercicios de flexibilidad y fortalecimiento al inicio de su programa de ejercicio, para la etapa de calentamiento y al final de su programa la etapa de enfriamiento. Podemos comparar al cuerpo con una máquina que necesita calentarse unos minutos antes de realizar una actividad más vigorosa y disminuir la intensidad gradualmente, evitando parar completamente o en forma brusca después de hacer ejercicio.

En este capítulo ofreceremos ejemplos de ejercicios de flexibilidad y fortalecimiento con ilustraciones y explicaciones que le ayudarán a elegir los ejercicios apropiados para usted. Así podrá incorporarlos a su programa de ejercicios regulares. Hemos ordenado los ejercicios en grupos, empezando desde la cabeza hacia los pies. Recuerde que es importante incluir ejercicios para la mayor parte del cuerpo. **No es necesario hacer todos los ejercicios**, escoja los que le sean más fáciles y hágalos en la posición más conveniente para usted, siguiendo las indicaciones básicas. Los objetivos de los ejercicios de flexibilidad y fortalecimiento son:

- Mejorar su flexibilidad y fuerza corporal.

- Mejorar su condición física para posteriormente incorporar el ejercicio aeróbico.

- Mantener el hábito de hacer ejercicio cuando no puede hacer otros ejercicios.

- Proporcionar ejercicios para su rutina de calentamiento y enfriamiento.

Si no ha hecho ejercicio regularmente le sugerimos comenzar con los ejercicios de flexibilidad y gradualmente construir una sesión de ejercicio de 15 minutos. Una vez que pueda completar esta sesión de ejercicios por lo menos tres veces por semana durante 15 minutos, entonces, le sugerimos agregar gradualmente ejercicios para el fortalecimiento y finalmente ejercicio de tipo aeróbico.

138

Ejercicios de Flexibilidad

Estos ejercicios ayudan a mantener el rango de movimiento, estirando y relajando las articulaciones y los músculos.

Sugerencias Importantes para Empezar Su Programa

- Moverse despacio y con gentileza. No tirar de los músculos.

- Respirar con naturalidad. No sostener la respiración. Puede contar en voz alta para asegurarse de que respira sin dificultad.

- Para soltar la tensión muscular, es una buena idea mantener la posición del estiramiento (hasta un punto no muy incómodo) por lo menos durante 15 segundos.

- Empezar con 5 repeticiones de cada ejercicio y no incrementar el número de repeticiones hasta después de dos semanas.

- Ordenar los ejercicios: primero hacerlos acostado, luego de pie o viceversa.

- Hacer el mismo número de repeticiones con cada lado del cuerpo (por ejemplo, 5 con el brazo derecho, 5 con el izquierdo).

- Observar la regla del ejercicio: "Si siente dolor por más de dos horas después de hacer ejercicio, la próxima vez haga menos repeticiones, o elimine el ejercicio que pueda causarle problemas". ¡Pero no deje de hacer ejercicio!

Ejercicios para el Fortalecimiento

Estos ejercicios hacen trabajar los músculos en contra de cierta resistencia física. Para ello podemos usar pesas, banda elásticas, ofrecer resistencia mentalmente como si tuviera algún objeto pesado o simplemente por la gravedad. Haciendo estos ejercicios y repeticiones regularmente los músculos responde fortaleciéndose. Escoja el método que más le beneficie y sea conveniente para usted. Finalmente, le recomendamos seguir las siguientes sugerencias para hacer estos ejercicios.

Sugerencias Importantes para los Ejercicios de Fortalecimiento

- Evitar movimientos bruscos y usar objetos demasiado pesados para usted. No debería haber dolor muscular por más de 48 horas después de hacer ejercicio.

- Respirar con naturalidad. No sostener la respiración.

- Empezar haciendo no más de 5 repeticiones.

- Incrementar gradualmente el número de repeticiones a no más de 10, por 8 ó 10 ejercicios que ya esté haciendo.

- Dar a los músculos un tiempo de descanso para que se recuperen del ejercicio. Es suficiente realizar ejercicios de fortalecimiento de 2 a 3 veces por semana para que hagan efecto.

Probablemente disfrutará creando su propia rutina de ejercicios de flexibilidad y fortalecimiento. Algunas personas hacen ejercicios de flexibilidad a lo largo de todo el día, para reducir el dolor y la rigidez. Otros, han resuelto el problema de la rigidez haciendo ejercicios antes de irse a dormir.

Todos los ejercicios pueden ser adaptados a las necesidades de cada individuo. Las siguientes ilustraciones muestran ambos lados del cuerpo con un rango completo de movimiento. Si usted se siente limitado por el dolor y la rigidez, sólo haga el ejercicio tan completo como pueda y hasta donde su cuerpo se lo permite. *El beneficio de hacer ejercicio viene de realizar el movimiento hacia cierta posición (hasta donde pueda) y no necesariamente de hacer el movimiento perfecto o completo.* Como persona proactiva, su tarea es encontrar lo que más le beneficia personalmente, experimentando con los siguientes ejercicios: ¡Adelante!

Ejercicios para el Cuello

1. Retraer la Barbilla (ejercicio para relajar el cuello)

Este ejercicio alivia estrés de la mandíbula, el cuello y la parte superior de la espalda y es el inicio para mantener una buena postura. Además, puede hacerlo cuando se encuentra manejando, sentado, leyendo o acostado sobre su espalda. Sin

mirar hacia arriba, comience el ejercicio llevando suavemente la barbilla hacia atrás hasta formar una papada. Continúe viendo hacia el frente durante este movimiento. Sentirá alargarse y estirarse la parte trasera de su cuello. Puede ayudarle poner la mano sobre la barbilla y trazar una línea recta imaginaria hacia atrás. Sostenga unos segundos y relaje.

Guías para una posición correcta:
1. Orejas en línea recta a los hombros. Hombros relajados.
2. Cabeza a la altura del cuello y tronco. No hacia delante.
3. Cuello en línea vertical y recta. No inclinada hacia delante.
4. Formar una papada.

2. Estiramiento del Cuello de Derecha a Izquierda

En la posición del ejercicio anterior, es decir la cabeza recta a la altura de los hombros y manteniendo los hombros relajados:

a. Voltear la cabeza hacia la derecha hasta ver sobre su hombro derecho y luego, hacia la izquierda.
b. Acercar la oreja derecha hacia el hombro derecho sin levantar el hombro y repetir el movimiento del otro lado.

Si este ejercicio le marea, cierre los ojos. Si todavía sigue mareado, no lo haga. Le recomendamos no hacer este ejercicio si le causa dolor insoportable o le provoca sensaciones de adormecimiento en los brazos o manos.

140

Ejercicio para las Manos y las Muñecas

Puede hacer este ejercicio cuando está sentado descansando. Le recomendamos hacer este ejercicio después de realizar actividades manuales, como lavar platos, después de bañarse o durante el descanso del trabajo.

3. "O.K." (ejercicio para estirar los dedos)

Comience este ejercicio manteniendo la mano frente a usted y la muñeca alineada con el resto de la mano, como lo muestra el dibujo. Forme el símbolo "O.K.", o la letra "O" tocando la yema de los dedos con la yema del pulgar, hágalo con todos los dedos de la mano. Si es necesario, ayúdese con la otra mano.

141

Ejercicios para los Hombros y los Codos

4. Saludo a la Mañana (ejercicio para el calentamiento de los hombros y brazos)

Puede hacer este estiramiento sentado(a) o de pie. Relaje los dos brazos a los lados, ahora crúcelos a nivel de las muñecas, uno sobre el otro, manteniendo puños suaves en las manos y los pulgares hacia abajo. El movimiento empieza con las manos, volteando las palmas hacia arriba y estirando al mismo tiempo los dedos de las manos, continúe el estiramiento abriendo los brazos hacia los lados y hacia

arriba, como queriendo alcanzar un objeto por arriba de su cabeza. Una vez que lle-gan los brazos a su máxima extensión, relaje volviendo a la posición inicial. Empiece el movimiento inhalando por la nariz, y al relajar, exhale por la boca. Este ejercicio le ayudará a mantener la buena postura y es un ejercicio relajante para el tronco. Le sugerimos hacer de 5 a 10 repeticiones.

5. Ejercicio con la Barra/Palo

Este ejercicio sirve para fortalecer los hombros y relajarlos. Sentado o de pie tome una barra, poniendo una mano en cada extremo. Levante la barra con los brazos estirados arriba de su cabeza y regrese a la posición inicial. También puede hacerse acostado(a). Le sugerimos hacer de 5 a 10 repeticiones.

142

6. Doblar y Alcanzar (ejercicio de flexibilidad para los hombros)

Este estiramiento puede hacerse acostado(a), sentado(a) o de pie. Empiece relajando los brazos a los lados; los codos y las manos están relajados. Lleve ambas manos a sus hombros doblando los codos, respire y con la exhalación estire los brazos hacia el techo, estirando los codos. Trate de estirarse a su máximo rango sin lastimarse, regrese a la posición de inicio. Le recomendamos hacer de 5 a 10 repeticiones de este ejercicio.

7. Ejercicios para Fortalecer los Músculos Rotadores de los Hombros

Este es un buen ejercicio para fortalecer la espalda media y alta y estirar los músculos del pecho. Sentado o de pie en la posición del ejercicio #1 (con la cabeza a la altura de los hombros), doble los codos como lo muestra el dibujo "a" (manos abajo) y apunte hacia el piso con las manos estiradas. Lleve entonces las manos y antebrazos desde el codo hacia arriba rotando la articulación de los hombros, como en el dibujo "b". Continúe llevando los codos hacia atrás hasta que los omóplatos se junten en la mitad de la espalda, también los hombros se mueven hacia atrás, lo más posible. Sostenga por unos segundos esta posición y ahora lleve los brazos hacia el frente de su cara como si rezara, tratando de juntar los codos hasta donde pueda (vea el dibujo "c"). Relaje a la posición de inicio. Si este ejercicio es incómodo al principio, no levante los brazos hasta el nivel de los hombros, hágalo con los brazos más abajo.

143

a   b   c

Ejercicios para el Tronco

8. Girar con el Tronco (ejercicio de calentamiento)

Puede hacer este estiramiento sentado o de pie. Ponga sus manos en los hombros o cruce los brazos sobre el pecho. Muy despacio y suavemente, sin mover su cadera, sino solamente de la cintura hacia arriba, gire la cintura hacia la derecha e izquierda alternando (sólo hasta donde pueda). No fuerce el cuello al voltear y utilice la respiración profunda. Recuerde, este ejercicio es para su espalda y cintura. El propósito de este ejercicio es aumentar la flexibilidad del tronco para facilitarle voltear hacia cualquier lado. Además, es un ejercicio de calentamiento para otras actividades como caminar o bailar. Le sugerimos hacer de 5 a 10 repeticiones.

9. Estiramientos del Tronco Hacia Arriba y a los Lados

Sentado o de pie con un brazo trate de alcanzar una cuerda imaginaria que cuelga arriba de su cabeza. Después imagine que la cuerda le jala hacia el lado opuesto del brazo que levantó, permitiéndole inclinar su tronco hacia esa dirección. Sentirá el estiramiento a lo largo del costado y cintura. Relaje a la posición inicial. Estire los dedos de las manos sin tensionarlos cuando practique este estiramiento y cuando relaje, haga un puño suave con la mano. Haga el mismo número de repeticiones de cada lado. Este ejercicio es importante para estirar el tronco, los codos, los hombros y las manos. Le recomendamos hacer de 5 a 10 repeticiones.

10. Rodilla al Pecho

Este ejercicio ayuda estirar la espalda. Acuéstese sobre la espalda en una superficie plana, puede utilizar un colchón delgado o tapete. Flexione las dos piernas para aliviar la presión de la espalda baja, con ambos brazos, tome la pierna derecha o izquierda por debajo de la rodilla y suavemente acerque la rodilla al pecho. Sentirá el estiramiento en su espalda y también en la parte tasera de la pierna. Sostenga la posición por lo menos durante 15 segundos, respirando profundamente. Repítalo con la otra pierna. Le recomendamos hacer de 5 a 10 repeticiones.

145

Ejercicios para el Abdomen y la Espalda

11. Masaje de la Columna (anteversión de la pelvis)

Este es un excelente ejercicio para fortalecer y relajar toda la espalda, especialmente la espalda baja o zona lumbar. El propósito de este ejercicio es incrementar el espacio entre los huesos (vértebras) que forman la columna. Comience el ejercicio acostado en su espalda sobre una superficie firme. Doble las piernas y relaje los brazos como lo muestra el dibujo. Haga una respiración profunda y en la exhalación presione los músculos del abdomen hasta hacer contacto con el piso y sentir el estiramiento en la parte baja de la espalda. Imagínese que su espalda está formada por una serie de cuentas o perlas como las de un collar. Usted pone suavemente cada perla sobre la superficie de la misma manera que pone cada vértebra en la superficie en que está acostado, utilizando los músculos abdominales y el apoyo de las piernas para incrementar el espacio entre las vértebras. Sostenga la contracción por unos segundos y relaje su espalda, respire naturalmente. Otra imagen que puede utilizar es la de una cadena de bicicleta al mover su columna. Una vez que ha dominado el movimiento de la pelvis, se le facilitará el ejercicio. Le recomendamos hacer de 10 a 15 repeticiones.

146

12.Ejercicio para la Espina Dorsal

a. Este ejercicio mejora la flexibilidad de la columna dorsal (parte alta de la espalda). Acuéstese boca abajo, sosteniéndose sobre los antebrazos y trate de levantar la espalda alta, empujándose con los antebrazos. Si esta posición le incomoda, estire más los brazos para aumentar el rango de movimiento en la espalda. Le recomendamos hacer de 5 a 10 repeticiones.

b. Para fortalecer los músculos de la espalda, acuéstese sobre su estómago, lleve sus manos hacia atrás. Levante la cabeza, los hombros y los brazos. Use los músculos de su espalda. *No vea hacia arriba,* vea hacia abajo y mantenga la cabeza derecha. Sostenga la posición 10 segundos (no deje de respirar). Regrese a la posición de inicio. Le recomendamos hacer de 5 a 10 repeticiones.

c. Para fortalecer la espalda. Este ejercicio es más extenuante para su espalda que los anteriores, si no desea hacerlo, puede sustituirlo por otro ejercicio. Comience sobre el estómago en el piso. Como lo muestra el dibujo, levante ambas piernas del piso al mismo tiempo, sin doblar las rodillas. Sostenga esta posición 5 segundos, luego regresa a la posición inicial.

13. Meciendo las Piernas (ejercicio para relajar la espalda lumbar o baja)

Este ejercicio sirve para liberar tensión de la espalda baja y mejorar su flexibilidad. Comience acostado sobre la espalda en el piso, coloque una almohada bajo la cabeza. Suavemente lleve ambas piernas hacia un lado, tratando de mantener la parte alta de la espalda sobre el piso y girando desde la cintura. En esta posición cruce un poco más la pierna que tiene arriba sobre la de abajo, asegúrese de que ambas rodillas están flexionadas. Permanezca en esta posición durante 10 segundos, respire profundamente. Ahora, lleve a sus dos rodillas hacia el otro lado y repita el ejercicio.

148

(a)

(b)

14. Abdominales Altos

Este ejercicio le ayudará a mantener la buena postura y a fortalecer los músculos abdominales. Comience el ejercicio acostado sobre su espalda en el piso, flexione ambas piernas manteniendo las plantas de los pies en el piso. Muy despacio, usando los músculos abdominales y extendiendo los brazos hacia el frente como lo indica el dibujo, trate de levantarse hacia arriba (no hacia el frente). Sostenga la contracción durante 10 segundos y regrese lentamente a la posición de inicio. Si tiene problemas con el cuello o es una posición incómoda para usted, puede utilizar sus brazos para sostener la cabeza. Mantenga el cuello derecho y la vista hacia el techo y no lleve la barbilla al pecho. No permita que nadie le detenga los pies, ni ponga los pies debajo de algo. Le sugerimos hacer 5 a 10 repeticiones para empezar. Respire normalmente y exhale cada vez que se levante.

15. Abdominales Bajos

Estos ejercicios fortalecen los músculos abdominales y son menos extenuantes para el cuello que el ejercicio anterior. Si no tiene problemas cervicales, entonces le sugerimos hacer los dos.

a. Comience el ejercicio acostado sobre su espalda (brazos relajados a los lados), doble las rodillas y ponga las plantas de los pies en el piso. Lleve una rodilla hacia su pecho y mantenga la pelvis en anteversión (refiérase al ejercicio #11) al mismo tiempo. Mantenga la contracción durante unos segundos, tratando de desaparecer la curva normal de su espalda baja cuando lleva la pierna a su pecho, relaje regresando la pierna al piso.

b. En la misma posición, despacio y con cuidado, empuje la pierna hacia el frente (no muy alto), al mismo tiempo que estira su rodilla. Siga empujando su pierna hasta que sienta que su espalda baja comienza a arquearse. Cuando esto sucede, regrese la pierna al pecho, vuelva a la anteversión de la pelvis, es decir a estirar la curva de su espalda baja utilizando los músculos abdominales. Exhale cuando estira la pierna hacia el frente. No sostenga la respiración. Le sugerimos hacer de 5 a 10 repeticiones con cada pierna.

16. Estiramiento del Gatito y el Perrito (ejercicio para relajar la espalda)

Este estiramiento se hace en el piso sobre ambas rodillas y manos, o también puede realizarse apoyándose en los antebrazos y rodillas. La otra alternativa es de pie, recargándose sobre una mesa. Apoye ambas manos sobre la mesa o superficie que le permita inclinar la espalda, entonces respire profundamente y en la exhalación, lleve la barbilla al pecho al mismo tiempo que contrae su estómago hacia adentro muy lentamente y se estira como lo hace un gatito antes de acostarse. Muy lentamente, haga el movimiento contrario (como un perrito cuando se estira después de una siesta), arquee la espalda, mas no mire hacia arriba y relaje los músculos del estómago, no olvide respirar naturalmente y mantener su peso distribuido en 4 puntos de apoyo. Comience haciendo este ejercicio lentamente y después, conforme sienta más relajada a la espalda y su abdomen más fuerte, podrá aumentar la velocidad del movimiento. Le sugerimos hacer de 5 a 10 repeticiones.

17. Abducción de las Piernas

Utilizando una silla o superficie fija como apoyo. Permanezca derecho y mantenga una pierna paralela a la otra. Comience el ejercicio levantando la pierna en abducción, es decir, hacia afuera de la línea media del cuerpo. El pie y rodilla se sostienen viendo hacia el frente. Sostenga la contracción de la pierna brevemente antes de regresarla a su lugar. Cada vez que mueva la pierna exhale y cuando la regrese controlando el movimiento, inhale. Le recomendamos hacer 5 a 10 repeticiones de cada lado.

151

Ejercicios para las Caderas y las Rodillas

18. Lanzando la Pierna Hacia Atrás con Control

Este ejercicio incrementa la movilidad de la espalda y fortalece las caderas. Apóyese en una superficie plana, utilizando los brazos. Manteniendo las piernas estiradas, comience el ejercicio lanzando con control una pierna hacia atrás, luego la otra. No arquee la espalda.

19. Estiramiento de la Parte Posterior de la Pierna

Este ejercicio previene los calambres musculares en la parte posterior de la pierna. Si tiene rodillas inestables o hiperextendidas (es decir, con una curvatura hacia atrás), haga este ejercicio en el piso, como lo muestra el dibujo. Tenga precaución para no sobrestirar. Comience el ejercicio con su espalda como lo muestra el dibujo y lleve una pierna hacia su pecho, jalando suavemente con los brazos y las manos debajo de la rodilla. Respire profundamente y en la exhalación lleve su pierna más cerca de su pecho. También puede hacerse sentado: inclínese hacia el frente manteniendo la espalda erguida y la rodilla estirada, como lo muestra el dibujo.

20. Fortalecedor de la Rodilla I

Las rodillas fuertes son importantes para caminar y estar de pie cómodamente. Este ejercicio fortalece la rodilla. Sentado en una silla, estire la pierna adelante, contrayendo el músculo más grande de su pierna, llamado cuádriceps. Ponga una mano sobre el muslo para sentir la contracción. Manteniendo la rodilla lo más derecha posible, empuje hacia afuera con el talón y apunte su pie. Haga pequeños círculos con los pies. Le recomendamos sostener la pierna durante 10 segundos para empezar. Llegar a sostener la pierna durante 30 segundos puede ser una buena meta. Cuente en voz alta y no sostenga la respiración.

153

21. Fortalecedor de la Rodilla II

Este ejercicio fortalece los músculos que flexionan y estiran la rodilla. Comience sentado en una silla y cruce las piernas un poco más arriba de los tobillos. Sus piernas pueden estar casi totalmente estiradas o también puede doblar las rodillas tanto como quiera. Pruebe las dos diferentes posiciones. Comience empujando la pierna de arriba hacia abajo y al mismo tiempo, haga resistencia con la pierna de abajo hacia arriba. Ejercite la misma presión con ambas piernas de tal forma que ninguna se mueva. Cuente en voz alta 10 segundos antes de cambiar de pierna. Haga el mismo número de repeticiones con cada pierna. No olvide respirar profundamente.

22. Estiramiento y Fortalecimiento de la Rodilla

De pie ponga una pierna frente a la otra y mantenga el tobillo en el piso y los dedos de los pies en el aire (sentirá que la parte trasera de su pierna se estira); en esta posición estire y apriete la rodilla de la pierna de adelante contrayendo los músculos de su muslo. Cada vez que contraiga su muslo, manténgalo apretado durante 5 segundos (1, 2, ... 5). Relaje. Cuente en voz alta, cada vez que contraiga o apriete su muslo. Si padece de dolor en las rodillas este es un buen ejercicio una vez de pie. Le sugerimos hacer 5 a 10 repeticiones con cada rodilla antes de comenzar a caminar y recuerde, respire y vaya aumentando la intensidad de las contracciones gradualmente.

154

23. Estiramiento del Tendón de Aquiles

Este ejercicio ayuda a mantener la flexibilidad del tendón de Aquiles, el tendón más grande en el talón y la parte trasera de las pantorrillas. Es importante mantener su flexibilidad para disminuir el riesgo de lesiones, incomodidad en las pantorrillas y dolor en el talón. El estiramiento del tendón de Aquiles ayuda al calentamiento y enfriamiento al caminar, montar bicicleta o bailar. Le sugerimos hacer este estiramiento si tiene calambres en las pantorrillas. Comience el ejercicio frente a una pared o apoyado en el espaldar de una silla. Ponga un pie delante del otro, los dedos deben apuntar hacia el frente y los talones deben permanecer en el suelo. Inclínese hacia adelante, doble la rodilla de la pierna delantera y mantenga la rodilla de la pierna trasera estirada, el talón en el piso. Sentirá un buen estiramiento en la pantorrilla. Mantenga el estiramiento durante 10 segundos. No se mueva durante el estiramiento, hágalo suavemente.

Es posible sentir dolor haciendo este ejercicio. Si ha llevado tacones todo el día, tenga cuidado con este ejercicio y empiece muy despacio.

24. De Puntitas

Este ejercicio le ayudará a fortalecer los músculos de las pantorrillas y le facilitará caminar, subir escaleras y estar de pie. Apóyese en una mesa y comience el ejercicio subiendo a las "puntas" de los pies lentamente como lo muestra el dibujo. Mantenga esa posición durante 10 segundos. Baje lentamente. Piense en subir con los músculos de sus piernas y glúteos y no con los pies solamente. No importa que tan alto puede subir, sino el control y equilibrio con que sube y baja. Es más fácil trabajar con ambas piernas al mismo tiempo. Si le molestan los pies, puede hacerlo sentado(a). Le sugerimos hacer 5 a 10 repeticiones.

155

Ejercicios para los Tobillos y los Pies

Estos ejercicios se hacen sentado derecho en una silla y sin zapatos. Necesitará una toalla y 10 canicas o pelotitas de plástico.

25. Círculos con los Tobillos (para la flexibilidad de los tobillos)

Sentado levante los pies y comience haciendo círculos completos con los tobillos hacia la derecha y luego hacia la izquierda. Le sugerimos hacer de 10 a 15 repeticiones. Si le cuesta trabajo, puede comenzar dibujando las letras del abecedario con las puntas de los pies.

26. Ejercicio con la Toalla (para fortalecer el empeine y los dedos)

Sentado en una silla, ponga una toalla extendida frente a usted. Coloque los pies en la orilla de la toalla y mantenga los tobillos en el piso, comience jalando la toalla con los dedos de los pies como lo muestra el dibujo. Una vez que ha hecho lo más posible, reverse el movimiento de los dedos y empuje la toalla hacia adelante.

156

27. Recogiendo Canicas y Llevándolas de un Lugar al Otro (Abducción y aducción del tobillo)

Haga este ejercicio con un pie a la vez. Ponga varias canicas en el piso. Coloque su pie de tal forma que no levante el talón del piso y los objetos estén cerca a su pie. Comience el ejercicio recogiendo con los dedos una o dos canicas y lleve las canicas sin despegar el talón del piso hacia un lado (en abducción), como si fuera una grúa llevando las canicas de un lado a
otro. Continúe el movimiento hasta que haya terminado de depositar todas las canicas en un lado, luego reverse el ejercicio. También puede hacerlo con pelotas de plástico u otros objetos pequeños y fáciles de levantarse con los pies.

28. Masaje del Pie (ejercicio para relajar el pie)

Ponga un rodillo de madera bajo el arco del pie y dé masaje a la planta hacia adelante y hacia detrás. Este ejercicio estira los ligamentos del arco del pie.

Ejercicios para el Fortalecimiento del Tronco y las Extremidades Superiores con Pesas

29. Ejercicio con Pesas #1 (para el fortalecimiento de los brazos)

Sentado o de pie, empiece con los brazos relajados frente a su cuerpo, junte ambas manos, palmas hacia su cuerpo. Si hace este ejercicio con pesas, levántelas hasta el nivel del pecho doblando los codos hacia afuera. Mantenga las muñecas alineadas con los antebrazos. Si hace este ejercicio sin pesas puede imaginar que tiene un objeto pesado en las manos y haga resistencia mentalmente.

157

30. Ejercicio con Pesas #2 (para el fortalecimiento de los hombros)

Este ejercicio puede realizarse sentado o de pie; empiece con los brazos relajados a los lados, palmas hacia su cuerpo. Si utiliza pesas tómelas suavemente. Levante los brazos lateralmente sin flexionar los codos hasta el nivel de los hombros. Las muñecas deben mantenerse derechas y las palmas de las manos deben ver hacia abajo.

31. Ejercicio con Pesas #3 (para el fortalecimiento del tríceps)

Sentado o de pie, tome la pesa en una mano, comience flexionado el codo, poniendo las pesas a nivel de su cintura. Levante la pesa estirando del codo hacia atrás. Repita al otro lado. Mantenga la muñeca derecha.

32. Ejercicio con Pesas #4 (para el fortalecimiento del bíceps)

Comience con los brazos relajados a los lados y las palmas hacia el frente. Mantenga el brazo firme y lleve el antebrazo hacia su cuerpo. Puede hacer este ejercicio con pesas o sin pesas.

Fortalecimiento de las Extremidades con Bandas Elásticas

Otra manera de fortalecer los músculos es utilizar bandas elásticas para obtener resistencia física. Estas bandas se pueden encontrar en tiendas de artículos deportivos o en clases de ejercicio. La fuerza de resistencia varía según el tipo de banda. Comience con una banda adecuada a su fuerza actual. Le sugerimos moverse hasta un rango cómodo, donde sienta que está controlando la banda y no la banda le controla a usted. Una buena meta es lograr 8 a 10 repeticiones por ejercicio. Es importante mantener la buena postura y respirar naturalmente.

Precaución: Si tiene dificultades con las manos, las bandas elásticas pueden no ser la mejor elección para usted.

33. Ejercicio con Bandas #1: Jalando Horizontalmente.

Comience este ejercicio con los brazos estirados frente a usted y con la banda en las manos, como lo muestra el dibujo. Mantenga los brazos a nivel de los hombros y jale o tire de la banda hacia afuera del centro del cuerpo con los dos brazos al mismo tiempo. No sobrestire los codos.

34. Ejercicios con Bandas #2: Pectorales

Ponga la banda atrás de la espalda y pásela por debajo de las axilas, como lo muestra el dibujo. Doble los codos. Comience el ejercicio estirando los codos hacia el frente, pulgares apuntando hacia arriba, como si tuviese una jarra en la mano y fuera a colocarla sobre la mesa. Una vez que tire de la banda hacia adelante y regresa resistiendo, puede relajar.

35. Ejercicio con Bandas #3: Bíceps

Sostenga un extremo de la banda con una mano y el otro extremo con el pie, parándose sobre la banda. Doblando el codo, lleve la mano hacia el hombro y regrese a la posición inicial ejerciendo resistencia. Relaje.

Capítulo
9

Actividades Aeróbicas

¿CUÁNTO EJERCICIO ES SUFICIENTE? UNO DE LOS PROBLEMAS MÁS GRANDES AL HACER EJERCICIO ES QUE FACILMENTE PUEDE EXCEDERSE. Una persona al hacer ejercicio (aeróbicos) puede fácilmente sobrepasar lo que su condición física le permite y esto no es recomendable, aun si no tiene enfermedades crónicas. Algunas personas por falta de información y experiencia piensan que el ejercicio debe ser muy intenso y prolongado para obtener beneficios. El ejercicio demasiado rápido o muy intenso puede producir agotamiento, dolor muscular, articulaciones adoloridas, dificultad para respirar y otros síntomas. Como resultado la persona puede dejar de hacer ejercicio en forma indefinida pensando que el ejercicio no es para él/ella, volviendo a una vida sedentaria.

No hay una fórmula mágica para determinar cuanto ejercicio necesita una persona. Lo más importante es recordar que hacer *un poco de ejercicio es mejor que no hacer nada*. Es posible que usted pueda incorporar el ejercicio como parte de sus actividades diarias si empieza un programa de ejercicio aeróbico de una intensidad baja y lo va incrementando gradualmente hasta lograr una intensidad moderada o alta.

Estudios realizados sugieren que cuando usted realiza 200 minutos por semana de ejercicio aeróbico a intensidad moderada obtiene un beneficio máximo para la salud. Sin embargo, realizar ejercicio por más tiempo no produce mayor beneficio (pero corre el riesgo de lastimarse). También sugieren que al hacer 100 minutos de ejercicio por semana se obtiene 90% del beneficio máximo. La buena noticia es, que cuando realiza 60 minutos de ejercicios aeróbicos por semana usted obtiene un beneficio del 75%. ¡Sesenta minutos de ejercicio aeróbico significa hacer sólo 15 minutos, 4 veces por semana!

Cualquier actividad que consiste en mover los brazos y piernas continuamente al menos durante cinco minutos es una actividad aeróbica. Caminar, nadar o hacer ejercicios acuáticos y correr, son ejemplos de actividades aeróbicas. Es una necesidad fisiológica para todos hacer suficiente ejercicio aeróbico. El ejercicio aeróbico nos protege de enfermedades cardíacas, alta presión o hipertensión y diabetes. Además, ayuda al control del peso, a dormir mejor y sentirse relajado, energético y contento. En este capítulo, exploramos diferentes sugerencias para hacer distintos tipos de ejercicios aeróbicos y le proporcionamos ideas para desarrollar un programa de ejercicio aeróbico que satisfaga sus necesidades.

Su Programa de Ejercicio Aeróbico

Es muy fácil cansarse demasiado al iniciar cualquier tipo de actividad aeróbica por primera vez. Existe la creencia general de que es necesario hacer mucho trabajo antes de disfrutar y obtener los beneficios del ejercicio aeróbico. La extenuación y el dolor muscular son el resultado de hacer ejercicios demasiado intensos y demasiado rápidos para su condición física. Las siguientes sugerencias le ofrecen ideas concretas de los elementos que debe contener un programa de ejercicio para evitar lesionarse.

El Calentamiento

Los beneficios del calentamiento incluyen aumentar la temperatura muscular antes de comenzar a hacer ejercicio, que les permite a los músculos trabajar más eficientemente. Cuando incluye ejercicios de flexibilidad como parte del calentamiento, aumentará la flexibilidad muscular y articular, lo que disminuye la posibilidad de lesionarse. Además, el calentamiento estimula la circulación y prepara al corazón y a los pulmones para trabajar más vigorosamente. El calentamiento consiste en una combinación de ejercicios de flexibilidad durante 15 minutos aproximadamente y un incremento gradual en el nivel de su actividad aeróbica durante más o menos cinco minutos; esto es realizar movimientos suaves con todas las extremidades del cuerpo. Otros ejemplos del calentamiento incluyen caminar despacio o pasear por algunos minutos antes de comenzar a caminar con mayor rapidez aeróbicamente, bailar despacio antes de moverse más rápido a un ritmo acelerado o pedalear lentamente sin resistencia en una bicicleta antes de hacerlo con más velocidad o cuesta arriba.

El Enfriamiento

Es una buena idea tomar un período de 5 a 10 minutos después del ejercicio aeróbico para ayudar al enfriamiento y relajación gradual de su cuerpo. El enfriamiento permite a su corazón desacelerarse y al cuerpo en general perder el calor de sobra que se ha generado durante el ejercicio. Además, le ofrece la oportunidad de enfriar y relajar los músculos trabajados, previniendo así la rigidez y el dolor intenso, que a veces se experimenta después de hacer ejercicio vigoroso. Algunos ejemplos del enfriamiento son: continuar haciendo el mismo ejercicio aeróbico pero a una intensidad reducida, durante 3 a 5 minutos; después de caminar apresuradamente, el enfriamiento puede consistir en caminar más despacio. Finalice un paseo vigoroso en bicicleta con un pedaleo más suave, sin esfuerzo. Se ha visto que practicar ejercicios de flexibilidad durante el enfriamiento es de gran ayuda porque los músculos y articulaciones todavía están lo suficientemente calientes y se disminuye el riesgo de lesionarse. Si ha caminado durante un largo período de tiempo o ha montado bicicleta, puede hacer el estiramiento del tendón de Aquiles, (refiérase al capítulo anterior).

En los días que se siente cansado, puede excluir la parte vigorosa de los ejercicios aeróbicos y hacer sólo el calentamiento y el enfriamiento como su rutina de ejercicio para esos días difíciles.

Frecuencia: ¿Cuántas Veces?

Tres o cuatro veces por semana es la mejor frecuencia para practicar los ejercicios aeróbicos. Los días libres le dan la oportunidad a su cuerpo de recuperarse y adaptarse al nivel de actividad físico.

Duración: ¿Cuánto Tiempo?

Si no ha hecho ejercicio por algún tiempo, le recomendamos no hacer más de 5 minutos de ejercicio cada vez. Podría hacer 5 minutos de ejercicio aeróbico varias veces al día y gradualmente construir una sesión de ejercicio aeróbico hasta lograr aproximadamente 30 minutos o puede continuar haciendo sesiones de ejercicio más cortas a lo largo del día. Además, puede aumentar la duración del ejercicio aeróbico sin riesgo alguno cuando alterna períodos de ejercicio suave y ejercicio vigoroso. Finalmente, llegará a construir una rutina de ejercicio vigoroso suficientemente larga y a utilizar el ejercicio suave como calentamiento o enfriamiento.

Intensidad: ¿Qué Tan Fuerte?

El ejercicio aeróbico de intensidad moderada es el más efectivo. El ejercicio intenso aumenta el riesgo de lesionarse y causa dolores menores, haciendo difícil mantener regularidad en su programa de ejercicio.

Cuadro #1 ESCALA DEL ESFUERZO PERCIBIDO ¿Cómo se siente la intensidad del ejercicio?	
NÚMEROS	**ESFUERZO**
0	Nada de esfuerzo
1	Muy débil
2	Débil
3	Moderado
4	Algo fuerte
5	Fuerte
6	
7	Muy fuerte
8	
9	Demasiado fuerte
10	Extremadamente fuerte

164

La intensidad es una medida del esfuerzo que hace. Por ejemplo, para un corredor entrenado, correr una milla en 12 minutos probablemente es un ejercicio de intensidad baja, es decir, no requiere tanto esfuerzo. Para una persona que no ha hecho ejercicio por un tiempo prolongado, una caminata vigorosa de 10 minutos puede ser un ejercicio de intensidad moderada o alta intensidad. El truco, por supuesto, es encontrar cual es la intensidad moderada para usted. Existen varias formas de hacerlo.

Esfuerzo Percibido

Una forma sencilla y confiable para vigilar la intensidad del ejercicio es clasificar el esfuerzo que hace en una escala del 0 al 10. El cuadro #1 muestra un ejemplo de esta escala. Cero en el extremo más bajo de la escala es cuando no hace esfuerzo, por ejemplo cuando está acostado descansando. Diez en el otro extremo de la escala, es la medida más alta del esfuerzo realizado—esfuerzo que no puede sostener más de algunos segundos. Por supuesto, no es necesario esforzarse tanto y esperamos que no lo haga. Un buen nivel de esfuerzo en esta escala para el ejercicio aeróbico es entre 3 y 5. Si apenas está empezando a hacer ejercicio, es recomendable no exceder un nivel de 3 ó 4 en esta escala.

165

Pulso (Latidos del Corazón)

A menos de que se encuentre bajo tratamiento con medicinas para el corazón, tomar el pulso es una forma muy práctica de medir la intensidad del ejercicio. El número de latidos del corazón refleja el esfuerzo que está haciendo. (El corazón también late cuando está en un estado alterado; sin embargo, aquí nos referimos a la respuesta del corazón al esfuerzo físico). El ejercicio aeróbico moderado, levanta su pulso entre el 60% y 80% de su nivel máximo. El nivel máximo del pulso declina con la edad, y para hacer ejercicio menos arriesgado también declina este nivel en el cuadro #2 que sigue. Puede utilizar la tabla de los niveles de pulso sugeridos abajo para encontrar el nivel adecuado de su pulso al hacer ejercicio aeróbico moderado.

Si desea utilizar el nivel de su pulso para guiarle en el ejercicio, es necesario aprender a tomarse el pulso. Necesitará un reloj que marque los segundos. Coloque los tres dedos de una mano en la muñeca de la otra, debajo de la base del dedo pulgar en la parte anterior. Podrá percibir su pulso al fluir la sangre. Cuente cuántas pulsadas siente en 15 segundos. Multiplique este número por 4 y obtendrá el número de latidos de su corazón por minuto. Tome así su pulso varias veces al hacer ejercicio y pronto conocerá las diferencias en su esfuerzo cardíaco cuando descansa o hace ejercicio suave y moderado.

Cómo calcular su rango de pulsaciones cuando hace ejercicio:

1. Disminuya (o reste) de 220 su edad : (220–su edad = __)
   Ejemplo: 220–60 = 160   Para usted sería: 220– __ = ____

2. Para encontrar el nivel más bajo de su rango de pulsaciones cuando hace ejercicio, multiplique el resultado del paso 1 por (0.6):
   Ejemplo: 160 × 0.6 = 96   Para usted sería: __ × 0.6 = ____

Cuadro #2
NIVEL DE PULSO SUGERIDO POR EDAD AL HACER EJERCICIO

Rango de Edad	Rango de Pulsaciones (en 15 segundos)
0-30	29-39
30-40	28-37
40-50	26-35
50-60	25-33
60-70	23-31
70-80	22-29
80+	16-24

3. Para encontrar el nivel más alto de su rango de pulsaciones cuando hace ejercicio, al que no debe excederse, multiplique el resultado del paso 1 por (0.8):
Ejemplo: $160 \times 0.8 = 128$ Para usted sería: __ $\times 0.8 =$ ____

En nuestro ejemplo el rango de pulsaciones cuando la persona hace ejercicio es de 96 a 128 latidos por minuto. ¿Cuál sería el suyo?

La mayor parte de personas cuentan sus pulsaciones por 15 segundo, no por todo el minuto. Para encontrar sus 15 segundos de pulsación, divida ambos, el nivel bajo y alto entre 4. Para la persona en nuestro ejemplo su número de pulsaciones en 15 segundos serian:
— El rango más bajo: $96 \div 4 = 24$
— El rango más alto: $128 \div 4 = 32$

La razón más importante para conocer su nivel sugerido de pulso cuando hace ejercicio es para no sobrepasar sus límites. Después de calentarse y haber hecho 5 minutos de ejercicio aeróbico, tome su pulso; si este es mayor que el número más alto que muestra la tabla en su categoría, disminuya su ritmo. Si está comenzando su experiencia de hacer ejercicio, le recomendamos mantener su pulso en el límite más bajo en su categoría de edad mostrado en el cuadro #2, por lo menos hasta que su cuerpo se adapte a su nuevo nivel de actividad.

Al iniciar un programa de ejercicio, es común que algunas personas tengan dificultades para alcanzar el límite menor de su nivel de pulso. No se desanime si esto le sucede, continúe haciendo ejercicio a un nivel cómodo. Con la experiencia y el tiempo, logrará levantar su pulso a un nivel más alto y podrá hacer ejercicio más vigoroso. Si está tomando medicinas que regulan su pulso, tiene dificultades para percibirlo, o simplemente le parece un método complicado y fastidioso, existe otra prueba sencilla para vigilar la intensidad del ejercicio, que explicamos a continuación.

Prueba de Hablar

Hable consigo mismo u otra persona, cante o cuente cuando hace ejercicio aeróbico. Podrá hacerlo cómodamente si el ejercicio que hace es a una intensidad moderada. Si por el contrario, tiene dificultades al respirar o no puede hablar cómodamente, está haciendo demasiado esfuerzo. Esta prueba es muy sencilla de llevar a cabo para regular la intensidad del ejercicio aeróbico. Si tiene problemas respiratorios, es probable que la prueba de hablar no le funcione bien. Si es así, utilice la prueba del esfuerzo percibido.

Recuerde seguir las sugerencias sobre la frecuencia, duración e intensidad del ejercicio. A veces tendrá que detener su paso. Hacer más ejercicio no es necesariamente mejor. No es verdad que debe doler para tener efecto. El objetivo es sentirse mejor. Si siente más síntomas (por ejemplo, sus articulaciones le duelen mucho), descanse; cuando se sienta mejor, reinicie su programa de ejercicio moderado.

¿Cuánto Es Suficiente?

El resultado de su programa de ejercicio aeróbico depende de la frecuencia en que hace ejercicio (F = Frecuencia), que tan intenso es su ejercicio (I = Intensidad), y cuanto tiempo hace de ejercicio cada día (T = Tiempo). Esta es la misma fórmula que su médico utiliza cuando le receta una medicina para que le haga efecto. Sabiendo eso, usted también puede seleccionar su propia "dosis de ejercicio" para conseguir el resultado que desee. Su dosis de ejercicio resulta de la forma cómo usted combina la frecuencia, intensidad y tiempo al hacer ejercicio. Una dosis grande de ejercicio le dará un efecto diferente a una dosis pequeña.

- **Frecuencia:** De tres a cuatro días a la semana. Tres días a la semana es la frecuencia mínima con la que debe empezar. Puede aumentar la frecuencia de su ejercicio aeróbico conforme vaya aumentando su condición física y su energía. Tres días a la semana será suficiente si usted practica un ejercicio aeróbico en forma vigorosa. Si su ejercicio aeróbico es caminar a un paso confortable puede aumentar la frecuencia haciéndolo de 4 a 7 veces por semana.

- **Intensidad:** No se exceda de una intensidad moderada. Una intensidad moderada es cuando usted puede hablar o mantener una conversación mientras hacer ejercicio, cuando su esfuerzo percibido no es mayor de 5 (en la escala, vea el cuadro #1), donde su pulso (latidos del corazón) no exceda al 75% de rango más alto de pulsación establecido para su edad (vea el cuadro #2).

- **Tiempo:** Mínimo 30 minutos al día, acumulando actividades físicas de una intensidad baja y moderada. Para beneficio de la salud, los ejercicios se pueden acumular en lapsos de tres tiempos, de 10 minutos cada uno a lo largo del día. Para mejorar su condición física cardiovascular será necesario que haga ejercicio un poquito más de 10 minutos cada vez.

168

Las personas que empiezan un programa de ejercicio deben considerar seguir las recomendaciones publicadas recientemente en los Estados Unidos (U.S. Surgeon's Report on Physical Activity) que dicen que los adultos deberían acumular 30 minutos de ejercicio moderado o actividad física moderada cada día y hacerlo, si es posible, casi todos los días de la semana. Nuestra meta debe ser llegar a los 30 minutos de ejercicio diario, pero eso no debería ser nuestro punto de partida. Si usted empieza haciendo ejercicio por sólo dos minutos cada vez, será muy posible que usted pueda (seguir la recomendación) hacerlo por 10 minutos, tres veces al día y obtener beneficios importantes para su salud.

Caminar

Caminar es un excelente ejercicio aeróbico que fortalece el corazón, los pulmones, los huesos y músculos, disminuye el estrés, controla el peso y mejora su salud en general. Se puede caminar solo o acompañado y en casi cualquier sitio adonde vaya. Al caminar, tiene menor riesgo de lesionarse que al correr, pues se ejerce menos estrés en las articulaciones. Es una excelente selección para una persona mayor de edad, cuyo estilo de vida ha sido sedentario o tiene problemas en las articulaciones.

La mayoría de las personas pueden incorporar esta actividad en sus actividades cotidianas. Por ejemplo, caminar para visitar a un amigo, caminar a la tienda de abarrotes o al realizar tareas caseras. Utilizar un bastón u otro tipo de aparato ortopédico, no debe ser obstáculo para hacer su programa de caminar adaptándole a sus necesidades. Si utiliza muletas, está en silla de ruedas o experimenta dolor cuando camina distancias cortas, le recomendamos elegir otro tipo de ejercicio aeróbico o consultar con su médico o terapeuta físico. Existen otras opciones para las personas que no pueden caminar, por ejemplo, bailar sentados, los ejercicios acuáticos, y otros tipos de ejercicios más que discutimos en este libro.

Una buena forma de comenzar a caminar es midiendo su tiempo. Si no ha caminado por más de 6 meses, le sugerimos comenzar muy despacio. Camine sólo 7 minutos, 2 ó 3 veces por semana durante las dos primeras semanas. Construya su tiempo de ejercicio aeróbico poco a poco, caminando vigorosamente durante 2 ó 3 minutos más en la tercera semana y no aumente este intervalo de tiempo por lo menos hasta que ya pueda caminar 10 minutos completos sin agotarse. Una meta saludable es llegar a caminar vigorosamente durante 30 minutos tres veces por semana. Puede construir este tiempo agregando los minutos de caminata vigorosa poco a poco. Siga las sugerencias de la frecuencia, duración e intensidad del ejercicio y lea las siguientes sugerencias antes de comenzar.

Algunas Sugerencias para Caminar

1. **Escoger un lugar adecuado para caminar.** El terreno abrupto e inclinado presenta más dificultades para comenzar a caminar. Caminar en terreno montañoso o inclinado, tierra suave, arena o grava, implica mucho esfuerzo y puede ocasionar dolor en las caderas, rodillas y pies. Algunas sugerencias para empezar a caminar comprenden buscar pistas para caminar como centros comerciales, patios escolares, calles con banquetas y vecindades tranquilas.

2. **Calentarse y enfriarse caminando a un paso suave.** Es importante empezar a caminar despacio durante 3 a 5 minutos para estimular la circulación sanguínea y los músculos antes de empezar a caminar vigorosamente. Termine con el mismo paso suave para permitirle a su cuerpo desacelerarse gradualmente. La experiencia nos dice que, para evitar dolores en las espinillas, el área del tobillo y el pie, es necesario comenzar despacio y terminar despacio. Le sugerimos hacer el estiramiento del tendón de Aquiles al iniciar y al finalizar su caminata.

3. **Establecer su propio paso.** Toma un poco de práctica encontrar la velocidad adecuada para caminar. Para encontrar su ritmo adecuado, puede empezar caminando despacio por algunos minutos; después aumente la velocidad a un paso un poco más rápido que su paso normal. Mantenga este paso durante 5 minutos más; después tome su pulso y observe si no está demasiado acelerado. Si se le dificulta respirar, camine más despacio. Camine a un paso cómodo que no acelere demasiado su pulso, caminando sin mucho esfuerzo.

4. **Agregar movimientos vigorosos con los brazos para levantar un poco el pulso.** Manteniendo los codos doblados, puede llevar pesas de medio kilogramo en ambas manos y caminar moviendo los brazos vigorosamente. Las pesas pueden comprarse en las tiendas de artículos para el deporte. Si no desea comprar pesas, puede llevar una lata de comida en cada mano o poner un poco de arena o frijoles secos en una

bolsa de plástico. El trabajo adicional que hace con los brazos eleva su pulso, sin necesidad de caminar a un ritmo más rápido de lo que es cómodo para usted.

5. **Elegir zapatos cómodos.** Es recomendable utilizar zapatos que no le presionen ninguna parte del pie. Los zapatos tenis atléticos son mejores para absorber el choque con el pavimento que los zapatos de suelas de cuero o de piel. Las agujetas o el *velcro*, le proporcionan mejor soporte para caminar cómodamente. Si tiene problemas para atarse las agujetas (pasadores para los zapatos), considere el material conocido como *velcro*, que es ajustable o las agujetas elásticas. Existen soportes especiales para los zapatos diseñados para absorber el choque; pueden comprarse en cualquier tienda de artículos deportivos. Si tiene preguntas acerca de cuál es el soporte adecuado para usted, consulte con un podiatra.

Como Evitar Problemas al Caminar

1. Si tiene dolor alrededor de las espinillas cuando camina, probablemente no está tomando suficiente tiempo para calentarse. Haga ejercicios de calentamiento de los tobillos antes de empezar a caminar para resolver este problema. Comience despacio, haciendo círculos con los tobillos y estirando el tendón de Aquiles por lo menos durante 5 minutos. Además, trate de mantener relajados los pies. Observe como distribuye su peso sobre los pies, es posible que esté poniendo más peso sobre ciertas áreas más que en otras (por ejemplo, en la parte interna de los arcos del pie) y esto puede provocarle dolor en la parte baja de la pierna.

2. Otro problema común es el dolor en las rodillas. Caminar demasiado rápido pone estrés adicional en las rodillas. Para poder caminar despacio y levantar el ritmo cardiovascular, utilice los brazos. También le recomendamos hacer los ejercicios para fortalecer las rodillas para reducir el dolor.

3. Para eliminar los calambres y el dolor en el tobillo, realice con frecuencia el estiramiento del tendón de Aquiles antes y después de caminar. Caminar despacio en el inicio también le será de gran ayuda. Otro factor que puede ayudarle a prevenir los calambres es beber suficientes líquidos.

4. Mantener una buena postura al caminar. Recuerde que la posición erecta viendo hacia el frente y manteniendo relajados los hombros, ayuda a reducir el dolor en el cuello y en la parte superior de la espalda. Además puede agregar algunos estiramientos de las extremidades superiores para combatir la rigidez muscular.

5. Para incrementar la eficiencia al caminar y reducir el cansancio físico, utilice la respiración profunda y rítmica, inhalando por la nariz y exhalando por la boca.

Nadar

Nadar es otro ejercicio aeróbico excelente. La propiedad física de flotar en el agua nos permite mover las articulaciones a sus límites de movimiento completos con mayor facilidad, fortaleciendo los músculos y el sistema cardiovascular y evitando poner estrés adicional en las articulaciones.

Cuando nade, utilice todo el cuerpo. Si no ha nadado durante algún tiempo, considere tomar alguna clase. Para que nadar sea un ejercicio aeróbico, es necesario hacerlo continuamente durante 20 minutos. Recuerde emplear los componentes del ejercicio: frecuencia, duración e intensidad para construir su condición física. Es recomendable combinar los estilos de nadar para no agotar una área específica del cuerpo o desarrollar problemas musculares.

Sugerencias para Nadar

1. **Usar un visor o esnórquel para nadar.** Nadar de pecho y el crol requieren movimientos del cuello que pueden ser difíciles si tiene dolor cervical. Para resolver este problema, utilice un visor o esnórquel, para poder respirar sin la necesidad de voltear la cabeza de un lado a otro.

2. **Portar gafas (anteojos) para proteger sus ojos.** El cloro es un químico irritante para los ojos. Un buen par de gafas los protegerán y le permitirán mantener los ojos abiertos bajo el agua.

3. **Tomar un baño de agua caliente antes de empezar su ejercicio.** El calor reduce la rigidez y el dolor muscular. Recuerde no hacer demasiado esfuerzo para no cansarse. Si tiene dolor muscular por más de 2 horas después de haber hecho ejercicio, es necesario disminuir la intensidad del ejercicio la próxima vez.

4. **Nadar siempre y cuando haya salvavidas profesionales trabajando.** Si no le gusta nadar o le incomoda aprender nuevos estilos, también puede caminar en el agua y de esta forma unirse a millones de personas que hacen ejercicios acuáticos.

Ejercicios Acuáticos

Hacer ejercicio en el agua es una actividad aeróbica muy cómoda, divertida y efectiva para incrementar la flexibilidad y fortalecimiento muscular. La boyancia del agua nos permite flotar y eliminar peso adicional de las caderas, las rodillas, los pies y la espalda. Las personas que tienen problemas caminando, debido a la falta de resistencia física, por lo general, pueden hacer ejercicios acuáticos. La alberca o piscina es un buen lugar para empezar su propia rutina de ejercicio y tiene la ventaja de que nadie puede verle al estar en parte sumergido bajo el agua.

¿Cómo Empezar?

Podría inscribirse en una clase de ejercicios acuáticos con un buen instructor, de esta forma le será más fácil comenzar su programa de ejercicio. Los centros comunitarios recreativos en las vecindades y los clubes deportivos ofrecen ejercicios en el agua; algunos están dirigidos a los adultos de edad avanzada.

La temperatura del agua siempre ha sido un tema importante cuando las personas hablan acerca del ejercicio acuático. Algunas organizaciones recomiendan una temperatura de 29° C (84° F) y la temperatura del aire circundante debe ser igual. La mayoría de las albercas o piscinas deben estar acondicionadas, excepto en lugares de climas cálidos. Si puede hacer ejercicio vigoroso y no padece la hipersensibilidad al frío, probablemente podrá hacer ejercicios acuáticos en aguas más frías. Otra sugerencia, es hacer ejercicios de calentamiento antes de empezar los ejercicios acuáticos.

Sugerencias para Hacer Ejercicios Acuáticos

1. **Proteger los pies.** Utilizar zapatos para proteger los pies sobre todo cuando el fondo de la piscina no está limado. Los zapatos proporcionan tracción en la piscina y alrededor de ella. Existe calzado especialmente diseñado para hacer ejercicios acuáticos. Algunos estilos poseen el material *velcro* facilitándole ponerse los zapatos. Los zapatos diseñados para la playa con suelas de plástico (sandalias, chancletas, etc.) también pueden funcionar bien.

2. **Mantenerse caliente.** Si es muy sensible al frío, puede utilizar un par de guantes de latex desechables para nadar. Puede conseguir las cajas de guantes de látex en la mayoría de las farmacias. Los guantes parecen aislar las manos del frío circundante. Si tiene frío en el resto del cuerpo, puede utilizar playeras o las mayas de licra (o los conocidos como trajes de buzo o "*wetsuits*") para conservar el calor.

3. **Utilizar un banco para facilitar el acceso a la piscina.** Si hay escalones, y le es difícil subir o bajar la escalera, sugiera que pongan un banco de cocina en la piscina junto a la escalera. Esta es una forma poco costosa para proporcionar escalones extra y facilitarle el acceso.

4. **Aumentar su boyancia o capacidad de flotación.** Puede utilizar un cinturón de flotación o un chaleco salvavidas como una forma de aumentar la capacidad de flotación a su cuerpo y aliviar el estrés adicional de sus caderas, rodillas y pies.

172

5. **Regular la intensidad del ejercicio.** Moviéndose despacio, puede regular el esfuerzo que hace en el agua. Otra forma de regular la intensidad del ejercicio es cambiar la cantidad de agua que empuja cuando se mueve. Por ejemplo, en el braceo al nadar, en vez de hacerlo con las palmas hacia abajo, aumentando la resistencia del agua, voltee las palma lateralmente. Así realizará menos esfuerzo.

Montar Bicicleta al Aire Libre

Los ciclistas que viajan al aire libre pueden socializarse con otras personas, disfrutar del paisaje, obtener aire fresco y sol. Sin embargo, corren ciertos riesgos en las calles y pistas para bicicletas, especialmente el riesgo de caerse. Las caídas en bicicleta pueden ser serias. Si usted tiene problemas con el equilibrio, la visión o el oído o si tiene osteoporosis, no le recomendamos montar bicicleta al aire libre. Le sugerimos utilizar una bicicleta estacionaria. (Vea la siguiente sección.)

Si vive en una área pavimentada, considere un triciclo para adulto. A pesar de que son pesados, son muy estables. El área para cargar entre las dos ruedas traseras le facilita llevar a cabo sus tareas y cargar paquetes.

Si ha decidido montar bicicleta como ejercicio aeróbico, le recomendamos leer revistas sobre bicicletas, hablar con ciclistas y echar un vistazo en las diferentes tiendas para informarse sobre los tipos de bicicletas que ya existen y las reglas de protección y circulación para los ciclistas.

Buscando la Bicicleta Adecuada

Es esencial que la bicicleta sea del tamaño adecuado y posea los ajustes necesarios para su comodidad. El asiento a una altura incorrecta es el problema más común y también es el ajuste más sencillo de hacer. Para verificar la posición del asiento a la altura correcta, pida a una persona sostener la bicicleta mientras usted se monta, y con su talón en uno de los pedales, estire la otra pierna hasta tocar el suelo. Si su rodilla permanece doblada, debe elevarse el asiento. Mantener ambas rodillas dobladas al pedalear puede causar dolor. (Las personas con hiperextensión en las rodillas, es decir rodillas arqueadas hacia atrás, deben permitir que se doblen un poquito sus rodillas para que queden derechas al pedalear). Por el contrario, si su talón no puede mantenerse sobre el pedal cuando se encuentra en el punto más bajo, debe bajarse el asiento.

Puede probar con distintos manubrios, manijas, velocidades y sistemas de frenos hasta encontrar el estilo que mejor se ajusta a sus necesidades. Muchos talleres de bicicletas pueden combinar diferentes partes para construir una bicicleta personalizada. Lea revistas especializadas, hable con otros ciclistas o amigos o haga un viaje a la tienda de bicicletas para obtener la información necesaria. Una vez identificadas las características deseadas, tal vez podría encontrar su bicicleta en una venta de garaje o en un anuncio clasificado del periódico.

Al montar en bicicleta se utilizan músculos diferentes que al caminar. Al principio es probable que un paseo de 10 minutos sea suficiente. Siga las sugerencias sobre la frecuencia, duración e intensidad del ejercicio hasta gradualmente construir 20 ó 30 minutos de un paseo aeróbico agradable en bicicleta.

Consejos para Montar Bicicleta

1. **Utilice un casco protector.** Es la pieza de equipo más importante para montar bicicleta con más seguridad. Una lesión en la cabeza puede ser grave. Existen cascos muy ligeros (224 g). Busque uno que haya sido aprobado por un comité de seguridad. En los Estados Unidos, entre las marcas aprobadas se incluyen *Snello* y *Ansi*.

2. **Siga las reglas de tráfico.** Conozca y aprenda las reglas de tráfico en su comunidad. Tome ventaja de los carriles para bicicleta.

3. **Pedalee con la parte ancha del pie.**

4. **Utilice las velocidades correctamente para su seguridad y comodidad.** Le ahorrará costos en reparaciones de la bicicleta y previene el dolor en la rodilla, el cual aparece cuando hace demasiado esfuerzo. En esta circunstancia, es mejor cambiar a una velocidad más baja para hacer menos esfuerzo al pedalear.

Bicicletas Estacionarias

Las bicicletas estacionarias ofrecen los beneficios de la actividad física sin necesidad de exponerse a los riesgos derivados de montar bicicleta al aire libre. Es una buena elección para las personas que no tienen la flexibilidad y fuerza muscular suficiente para pedalear constantemente y mantenerse en un sólo camino. Si vive en un área fría y montañosa, una bicicleta estacionaria podría ser lo mejor para usted. Además este tipo de ciclismo puede combinarse con actividades aeróbicas al aire libre cuando el clima es mejor afuera.

Eligiendo la Bicicleta Estacionaria

Existen una gran variedad de modelos de bicicletas estacionarias y múltiples opciones que vienen incluidas con el equipo. La mayoría de los modelos cuentan con un velocímetro que proporciona la medida de la velocidad y distancia que habría recorrido al aire libre. Las características opcionales incluyen aparatos digitales que toman el pulso, por ejemplo, un *clip* para la oreja o anillos para los dedos. Algunos modelos de bicicletas estacionarias en los clubes deportivos cuentan con programas para computadoras y videos que simulan un paseo al aire libre. Existen otros modelos de bicicletas que ponen las caderas y rodillas al mismo nivel, aliviando así el estrés de la espalda baja. Algunas personas creen que estos modelos son los más cómodos. Al elegir cualquier estilo de bicicleta utilizará músculos diferentes que al caminar. Al principio, no se sorprenda cuando un paseo en bicicleta de 5 a 10 minutos sea suficiente ejercicio. Recuerde seguir las sugerencias sobre la frecuencia, duración e intensidad del ejercicio para progresar gradualmente, llegando a montar bicicleta durante 20 ó 30 minutos.

175

Las diferencias más importantes entre los modelos de bicicletas están marcadas por el asiento, el tipo de manubrio, y la resistencia que ejerce al pedalear. Usted puede pedir asistencia en las tiendas para encontrar el modelo acorde a sus necesidades.

Algunas Sugerencias para Montar Bicicleta Estacionaria

1. **No ejercer mucha resistencia al pedalear.** Hasta que sus músculos se acostumbren a pedalear, le recomendamos empezar paseando solamente durante algunos minutos. Empiece sin resistencia. Si desea incrementar la resistencia (el esfuerzo), hágalo poco a poco, cada dos semanas. El efecto de haber obtenido la resistencia es más o menos el mismo que montar bicicleta cuesta arriba. Si utiliza demasiada resistencia, es posible lesionarse las rodillas y tendrá que detenerse antes de obtener el beneficio del ejercicio aeróbico.

2. **Pedalear a una velocidad cómoda.** Para la mayor parte de las personas, 60 revoluciones por minuto es una buena velocidad para comenzar. Algunas bicicletas proporcionan la lectura de las revoluciones por minuto. Si no es así, también puede contar el número de veces que su pie derecho alcanza el punto más bajo al pedalear en un minuto (deben ser 60 veces en un minuto). Al acostumbrarse a montar bicicleta, podrá aumentar su velocidad. Sin embargo, ir más rápido no es necesariamente mejor. Puede escuchar música para llevar un ritmo constante de pedaleo. La experiencia le dirá cual es la mejor combinación de velocidad y resistencia para su capacidad personal.

3. **Progresar gradualmente y a una intensidad moderada.** Podría hacerse el propósito de llegar a pedalear durante 20 ó 30 minutos a una velocidad cómoda. Construya su tiempo de ejercicio alternando intervalos de pedaleo vigoroso e intervalos de descanso o menor resistencia. La prueba de hablar es una buena forma de asegurarse de que no está haciendo demasiado ejercicio. Si está solo,

una idea es cantar una canción al pedalear y si no puede respirar con facilidad, pedalee más despacio.

4. **Llevar un calendario de actividades.** Marque en su calendario de actividades el tiempo y distancia que monta bicicleta. Se sorprenderá de la cantidad de ejercicio que puede hacer.

5. **Mantener el hábito de hacer ejercicio.** En los días "malos" o cuando no se sienta bien, puede pedalear sin resistencia a un menor número de revoluciones por minuto o durante un período de tiempo más corto.

176

Otro Tipo de Equipo para Hacer Ejercicio

Si son muchos los obstáculos para comprar una bicicleta estacionaria o no tiene espacio en su casa, pida asistencia a su terapeuta físico. Existen otros aparatos para hacer ejercicio aeróbico que son fáciles de instalar y poco costosos. Por ejemplo, el velocípedo, una pequeña pieza de equipo, tiene pedales para los pies y puede ser instalado al pie de la cama o en una silla. Esta máquina mecánica le permite hacer ejercicio pedaleando. La resistencia es variable y le permite ajustarse al largo de sus piernas y a la forma como flexiona sus rodillas. El velocípedo podría ser el primer paso para empezar su programa de ejercicio hasta mejorar su condición física.

Otro aparato es la bicicleta para los brazos. Se coloca en una mesa. Las personas que no pueden utilizar las piernas para hacer ejercicio pueden mejorar su condición cardiovascular utilizando este ciclo para los brazos. Es importante trabajar en conjunto con un terapeuta físico que le ayude a formular su programa personalizado de ejercicio, ya que utilizar exclusivamente sus brazos para hacer ejercicio aeróbico implica vigilar la intensidad del ejercicio, que es distinta a la utilizada para los músculos más grandes de las piernas.

Además del equipo mencionado, existe una gran variedad de aparatos para hacer ejercicio. En los clubes deportivos o tiendas especializadas encontrará el equipo que mejor satisfacerá sus necesidades. Si ha decidido comprar equipo especializado para hacer ejercicio, le recomendamos tener claros sus objetivos. Para mejorar la condición cardiovascular y la resistencia física, el mejor equipo es el que trabaja la mayor parte de los músculos de su cuerpo. El movimiento debe ser rítmico, repetitivo y continuo. El equipo debe sentirse cómodo y ser seguro, y no debe poner estrés en sus articulaciones. Si está interesado en comprar una nueva pieza de equipo, la mayoría de los fabricantes ofrecen un período de prueba de por lo menos 2 semanas.

El equipo de ejercicio para levantar pesas no mejorará su condición cardiovascular. Un programa de levantamiento de pesas le ayuda a construir músculos. Sin embargo, puede poner estrés excesivo en las articulaciones, músculos, tendones y ligamentos. Es sumamente importante que consulte con su doctor o terapeuta antes de planear cualquier programa que requiera el uso de pesas u otra maquinaria pesada.

Ejercicios Aeróbicos de Bajo Impacto

La mayoría de las personas están de acuerdo en que los ejercicios aeróbicos de bajo impacto o la danza aeróbica son formas divertidas de hacer ejercicio. "Bajo impacto" significa que un pie siempre está en el piso y no hay saltos. Sin embargo, el bajo impacto no necesariamente significa menos intensidad, y no todas las rutinas de aeróbicos de bajo impacto protegen las articulaciones. Si piensa participar en una clase de aeróbicos de bajo impacto, es probable que tenga que hacer modificaciones a algunos de los ejercicios para ajustarlos a su condición. Otra idea es comprar un videocasette de ejercicios desarrollados especialmente para personas con limitaciones.

¿Cómo Empezar?

Le sugerimos expresar sus necesidades al instructor de la clase. Puede comenzar presentándose e informándole de su condición. Podría pedirle consejos o sugerencias para modificar algunos de los ejercicios. Además, hablando con él o ella es una forma de conocer su personalidad y conocimiento. Es más fácil empezar a hacer ejercicio con una nueva clase que con una clase que ya se ha reunido durante algún tiempo. Si lo cree necesario, puede explicar a sus compañeros de clase por que hace algunos ejercicios de una manera diferente; ellos probablemente conocerán personas con necesidades físicas similares a las suyas.

Muchos instructores utilizan música o cuentan a un ritmo específico y hacen un número determinado de repeticiones por ejercicio. Existen muchas formas para modificar la rutina si es demasiado rápida o hay demasiado repeticiones de los ejercicios. Puede empezar haciendo la mitad de las repeticiones más lentamente o detenerse cuando crea que ha hecho suficiente. Si la clase hace ejercicio con los brazos y piernas y usted está cansando, intente descansar sus brazos y solamente mover las piernas o marche en su lugar hasta que esté listo para continuar. Los instructores también pueden enseñarle a hacer ejercicios aeróbicos sentado, especialmente si necesita descansar por algunos minutos.

Muchas rutinas aeróbicas de bajo impacto incluyen movimientos con los brazos arriba del nivel de los hombros para acelerar el ritmo cardíaco. Para las personas que tienen problemas con los hombros o alta presión sanguínea, puede ser arriesgado hacer demasiado ejercicio con los brazos a este nivel. Modifique el ejercicio bajando el nivel de los brazos o tome descansos.

Ser diferente al resto del grupo en una sala con espejos puede ser difícil; toma valentía, convicción y un poco de sentido del humor. Lo más importante es que haga lo que necesita hacer por usted mismo. Escoja al instructor que le anime a hacer ejercicio a su propio paso, además de una clase amigable y divertida.

Finalmente, le recomendamos observar las clases, hablar con los instructores y participar por lo menos en una sesión antes de hacer cualquier compromiso.

Sugerencias para los Estudios de Ejercicios Aeróbicos

1. **Utilizar zapatos para hacer ejercicio**. Muchos estudios tienen pisos acolchonados o alfombras suaves que presentan una tentación para quienes les gusta hacer ejercicio sin zapatos. Es mejor utilizar zapatos, porque le protegen los huesitos pequeños de las articulaciones del pie, los músculos y tobillos con un soporte firme y una superficie plana. Además, los zapatos adecuados absorben el choque o impacto con el piso.

2. **Proteger las rodillas**. Es importante respetar la alineación del cuerpo para proteger las rodillas y los pies. Si tiene hiperextensión en las rodillas (rodillas arqueadas hacia atrás), trate de no estirar las rodillas demasiado cuando esté de pie y relájelas. La alineación más adecuada de los pies y las rodillas, cuando está de pie, se ve al trazar una línea imaginaria por la mitad de la rodilla que pase por el segundo dedo del pie.

3. **No estirar músculos, tendones y ligamentos demasiado**. El inicio de la rutina de ejercicio (el calentamiento) y el final (el enfriamiento) consisten en ejercicios de estiramiento y fortalecimiento. Recuerde estirar solamente hasta un punto de tensión cómodo. Mantenga la posición durante 15 segundos, y no tire demasiado. Si el estiramiento duele, no lo fuerce. Pídale a su instructor que le demuestre un ejercicio menos fatigante o escoja algún sustituto que le acomode mejor.

4. **No hacer demasiadas repeticiones de un movimiento**. Es una buena idea cambiar movimientos para no lesionar los músculos. Al principio, es normal que experimente nuevas sensaciones alrededor de sus articulaciones y músculos cuando empieza un programa nuevo de ejercicio. Sin embargo, si siente dolor al realizar varias repeticiones del mismo movimiento, cambie el movimiento o deténgase durante unos momentos y descanse.

5. **Combinar ejercicios.** Muchos gimnasios o clubes deportivos ofrecen oportunidades para hacer una gran variedad de ejercicios. Hay salas llenas de equipo con máquinas cardiovasculares, piscinas o albercas y estudios aeróbicos. Si usted tiene dificultades para completar una clase de una hora, averigüe si puede asistir a la clase exclusivamente durante el calentamiento y el enfriamiento y combine estos tipos de ejercicio con otro. Por ejemplo, puede utilizar una bicicleta estacionaria o el *treadmill* (una pista móvil para caminar) para la porción aeróbica. Muchas personas han encontrado que esta rutina les ayuda.

179

Pruebas para Medir la Condición Física

Medir los éxitos que logra con su programa de ejercicio le ayuda a motivar. Elija cualquiera de las siguientes pruebas para medir la intensidad del ejercicio, y llévela a cabo antes de iniciar su programa de ejercicio. El propósito es tener un punto de comparación para medir su progreso. Además, puede llevar notas sobre su progreso.

Después de 4 semanas de hacer ejercicio, vuelva a realizar la misma prueba y observe su progreso. Puede repetir la misma prueba después de otras 4 semanas.

Prueba de la Distancia

Encuentre un lugar en donde pueda medir la distancia que camina o monta en bicicleta. Por ejemplo, una pista para corredores o una calle cuya distancia puede medirse con el coche. Si cuenta con un velocímetro en su bicicleta o su coche, no tendrá ningún problema para averiguar la distancia. Si ha pensado en nadar, puede contar el número de veces que cruza la piscina.

Después del calentamiento, anote el kilometraje o millaje cuando inicia el ejercicio. Camine, nade o monte en bicicleta a un paso vigoroso durante 5 minutos; mantenga un movimiento constante. Al terminar los 5 minutos, anote de nuevo el kilometraje o millaje en donde terminó, y continúe haciendo el ejercicio a un ritmo menos vigoroso para enfriarse. La diferencia entre el kilometraje inicial y el final es la distancia recorrida. Repita esta prueba después de varias semanas de hacer ejercicio. Probablemente observará una mayor facilidad para recorrer la misma distancia. Es decir, su corazón no trabajará tanto como la primera vez.

Prueba del Tiempo

Mida la distancia que camina, nada o monta en bicicleta. Estime aproximadamente qué tan lejos puede ir en 5 minutos. Puede escoger un número determinado de cuadras o bloques de casas, una distancia que ya conozca, o cuantas veces cruzará la piscina de un lado al otro. Después de 3 ó 4 minutos de calentamiento, comience anotando el tiempo en su calendario, y muévase a un paso vigoroso pero cómodo. Al finalizar su recorrido, anote cuanto tiempo le toma hacerlo y observe su corazón y respiración. Repita esta prueba después de varias semanas de hacer ejercicio. Si puede recorrer la misma distancia en menos tiempo y sin gran esfuerzo, ya ha logrado mejorar su condición física. Probablemente verá cambios después de las primeras 4 semanas. Sin embargo, normalmente, toma de 8 a 12 semanas de ejercicio regular para mejorar la condición física.

Capítulo
10

Sugerencias para Hacer Ejercicio para Personas con Enfermedades Crónicas Específicas

L AS SUGERENCIAS ACERCA DEL EJERCICIO DESCRITOS HASTA EL MOMENTO SON TOTALMENTE APLICABLES A CASI TODAS LAS PERSONAS CON CUALQUIER TIPO DE ENFERMEDAD CRÓNICA. Ahora ofrecemos algunas recomendaciones específicas que le ayudarán a responder preguntas y aclarar dudas que usted pueda tener acerca del ejercicio y su enfermedad en particular.

Enfermedad Cardíaca

Si usted tiene alguna enfermedad cardíaca, probablemente ha tenido o está familiarizado con una o más de las siguientes situaciones:

1. Ataque al corazón (daño al músculo cardíaco).

2. Cirugía del desvío de la arteria coronaria (puente coronario o "bypass").

3. Angioplastia coronaria de balón (introducción de un catéter a través del vaso sanguíneo).

4. Angina de pecho (dolor opresivo o presión en el pecho).

Para las personas que han experimentado cualquiera de estas condiciones es importante saber que el ejercicio regular mejora sustancialmente la forma física y la capacidad cardiovascular. También es sumamente importante aprender a trabajar muy de cerca con su médico para diseñar un programa de ejercicio que sea adecuado, seguro y de beneficio para usted. Recuerde, el ejercicio regular y moderado ha demostrado mejorar la salud en general presente y futura. A continuación ofrecemos algunos consejos generales sobre el ejercicio para personas con enfermedades cardíacas.

¿Debo Limitar Mi Ejercicio por Mi Enfermedad Cardíaca?

182

Algunas restricciones pueden ser necesarias en sus actividades de acondicionamiento, si usted tiene una o más de las siguientes condiciones:

1. Evidencia de una restricción continua al flujo sanguíneo al músculo miocárdico *(isquemia)*.

2. Presencia de latidos cardíacos irregulares y frecuentes *(arritmias o disritmias)*.

3. Fuerza de expulsión disminuida del músculo cardíaco *(insuficiencia cardíaca o fallo cardíaco)*.

Su doctor podrá determinar e informarle si usted tiene alguna de estas condiciones al examinarlo y llevar a cabo pruebas como un electrocardiograma (ECG o EKG), la prueba de ejercicio, un ecocardiograma o un angiografía coronaria.

Si usted no tiene ninguna de estas condiciones mencionadas no habrá riesgo y usted podrá empezar a diseñar un programa de ejercicio adecuado y seguro para usted. Puede seguir los consejos descritos en este libro. Es importante elegir un programa de ejercicio de acuerdo al estado físico y la salud de cada persona. Un programa puede ser muy variado pero siempre se debe comenzar lentamente para ir calentando el cuerpo y los músculos antes de continuar o aumentar la intensidad del ejercicio, y disminuir gradualmente la intensidad de la actividad antes de parar completamente. Con el tiempo, usted puede incrementar gradualmente este programa de acuerdo como vaya aumentando su acondicionamiento físico y mejorando su salud.

Una palabra de precaución: Los ejercicios de fortalecimiento como el levantamiento de pesas, el boxeo o el remar son generalmente bastante seguros, pero pueden causar un incremento en la presión arterial. Especialmente en aquellas personas que ya tienen la presión arterial alta (hipertensión). Hacer fuerza o sostener la respiración (levantando las pesas, etc.) puede poner un estrés excesivo en el corazón. Si usted y su doctor consideran que el levantamiento de pesas debe ser parte de su programa de acondicionamiento, recuerde exhalar conforme usted levanta las pesas. Respire con naturalidad sin sostener la respiración. Una manera de asegurarse que lo hace es hablar, o contar en voz alta mientras hace el ejercicio (la prueba de hablar).

Si usted tiene una de las tres condiciones mencionadas: isquemia, arritmia o insuficiencia cardíaca, su doctor puede darle una o más de las siguientes restricciones a su actividad:

Empiece su programa de ejercicio en un centro donde pueden observar su actividad y guiarlo, tal como un programa de rehabilitación en su hospital local o centro comunitario. Aun las personas que no tienen ninguna de estas tres condiciones mencionadas podrían preferir la supervisión y estructura de un programa de rehabilitación.

Una vez que su médico le indica que una actividad o ejercicio es seguro para usted, es importante que no se exceda. *Mantenga siempre la intensidad de su ejercicio a un nivel moderado, nunca haga ejercicio hasta el punto que le puede causar síntomas,* tales como dolor de pecho o la sensación de falta de aire para respirar. Por ejemplo, si durante una prueba de tolerancia al ejercicio, al caminar en una pista móvil (treadmill), su frecuencia cardíaca aumenta a 130 latidos por minuto, causándole dolor de pecho o falta de aire, quiere decir que usted ha excedido su nivel o capacidad máxima para hacer ejercicio. Entonces usted debe disminuir la intensidad de su ejercicio y nunca dejar que su corazón lata más allá de los 115 latidos por minuto. Algunas personas pueden fácilmente determinar la intensidad de su actividad vigilando el pulso, pero otras personas encuentran difícil de hacerlo. Para ellos, puede ser mas fácil llevar un aparato (un monitor de pulso) que mide la frecuencia cardíaca mientras hacen ejercicio. Estos aparatos están disponibles en la mayoría de tiendas de materiales médicos o tiendas de artículos deportivos. Si prefiere, también puede vigilar la intensidad de su ejercicio por otros métodos: la prueba de hablar y el esfuerzo percibido mencionados en el capítulo 9.

Si su enfermedad cardíaca es muy severa, es posible que su doctor ajuste o cambie su tratamiento antes de prescribirle el ejercicio. Por ejemplo, si el flujo sanguíneo a su corazón es restringido o limitado, su doctor podría darle un tratamiento con medicina que le ayude a controlar la frecuencia cardíaca y suprimir las arritmias (latidos irregulares), o quizás quiera tratarlo con otras medicinas especiales. También puede recomendarle que se someta a una cirugía de bypass o una angioplastia de balón que le ayudará a mejorar el flujo sanguíneo al corazón. Estos tratamientos le ayudarán a mejorar los síntomas antes de iniciar su programa de ejercicio y acondicionamiento.

Las actividades o ejercicios que requieren fuerza, tales como el levantamiento de pesas y remar, deben evitarse porque pueden ser dañinas para personas que tienen disminución de la frecuencia cardíaca. Sin embargo, los ejercicios de estiramiento y fortalecimiento suaves, como caminar, nadar o la bicicleta estacionaria serán más seguros y beneficiosos para usted.

183

Hacer ejercicios en la posición recostada o reclinada, tales como nadar o pedalear una bicicleta estacionaria reclinada, puede ayudar a hacer más eficiente la acción del corazón de bombear el flujo sanguíneo. La excepción sería para las personas con corazones severamente dañados (por ejemplo, aquellos que han tenido "fallo cardíaco"). Quienes tal vez pueden o no encontrar demasiado estrés en estos ejercicios.

Finalmente, siempre recuerde que si usted desarrolla síntomas nuevos o diferentes, tales como el dolor de pecho, dificultad para respirar, latidos cardíacos rápidos o irregulares mientras descansa o hace ejercicio, debe parar temporalmente sus actividades de acondicionamiento y comunicarle inmediatamente a su médico.

184

Enfermedades Respiratorias Crónicas o Pulmonares

Se ha encontrado que en las personas con enfermedades pulmonares crónicas el ejercicio regular aumenta la resistencia, mejora los síntomas y reduce las visitas al hospital. Recuerde que su programa de ejercicio debe empezar a un nivel de intensidad muy bajo. Gradualmente podrá incrementar su actividad, moviéndose desde intervalos cortos de ejercicio a otros más extensos. Con el tiempo, usted notará que cuando alcanza cierto nivel durante el ejercicio la sensación de falta de aire para respirar se le irá disminuyendo o quitando. Es importante que con la ayuda de su doctor prepare un programa de ejercicio adecuado para usted. Algunos puntos importantes para recordar son los siguientes:

Use su medicina, especialmente su inhalador, antes de hacer ejercicio, ya que ayuda a despejar las vías respiratorias. Esto le ayudará a hacer su ejercicio por más tiempo y a disminuir la falta de aire para respirar.

Si la sensación de falta de aire para respirar le afecta mucho con sólo un poco de ejercicio, su doctor puede cambiar sus medicinas, o incluso usar oxígeno suplementario antes de empezar sus ejercicios o actividades de acondicionamiento.

Tome el tiempo suficiente para hacer ejercicios de calentamiento y enfriamiento durante sus actividades de acondicionamiento. El mejor tipo de ejercicio es mantener una rutina diaria de actividades de baja intensidad, a la cual usted pueda agregar gradualmente. Recuerde que cuando hace ejercicios, es normal experimentar una leve dificultad para respirar. También es común experimentar un incremento en la frecuencia cardíaca y frecuencia respiratoria antes de hacer el ejercicio. Esta es una respuesta natural y sucede porque el cuerpo se está anticipando y preparando para un aumento de actividad. Aunque es normal, algunas personas se pueden sentir preocupadas o fatigadas al experimentar estas sensaciones. Por eso, es importante seguir una rutina de calentamiento gradual que incluye la práctica de la técnica de respiración diafragmática. Asegúrese de mantener la duración e intensidad de su ejercicio por debajo de los niveles que le puedan causar dificultad respiratoria excesiva.

Concéntrese en su respiración, asegúrese de respirar profunda y lentamente. Inhale por la nariz y exhale por la boca dejando salir el aire en forma lenta y suave. Los labios deben formar un pequeño orificio como si fueran para silbar o soplar una vela. Es importante practicar esta técnica. Debe tomar el doble de tiempo en exhalar que lo que toma en inhalar. Por ejemplo si usted está caminando de prisa y nota que puede tomar dos pasos mientras inhala, usted debe exhalar a través de la boca en 4 a 6 pasos. Exhalando lentamente lo ayudará a intercambiar el aire en sus pulmones mejor e incrementará su resistencia.

185

Recuerde *que los ejercicios con los brazos pueden causar dificultad para respirar más pronto* que los ejercicios con las piernas. Vigile la intensidad del movimiento de los brazos.

De igual manera, *el aire frío y caliente pueden hacer la respiración y el ejercicio más difícil.* Por esta razón la natación es una actividad especialmente buena para la persona con alguna enfermedad pulmonar crónica.

Los ejercicios de fortalecimiento, como la calistenia, el levantamiento de pesas suaves y remar pueden ser útiles, particularmente para aquellas personas que se han debilitado o no están en buena condición física debido al uso de las medicinas, tales como los esteroides. Puede usar el "velocípedo", una pequeña pieza de equipo que tiene pedales para los pies. Puede ser instalada en su cama o una silla, y usted puede pedalear a su gusto cuando desee. Este puede ser el primer paso para empezar un programa de ejercicio.

Una Nota Especial para Aquellos con Enfermedad Pulmonar Severa

Muchas personas con enfermedad pulmonar creen que no es posible hacer ejercicio. Caminar a lo largo de una sala puede costar un gran esfuerzo. Si esto le pasa a usted, el ejercicio es especialmente importante. Los siguientes consejos puede ayudarle a empezar.

No se apure o agite. Cuando la persona con enfermedad pulmonar empieza a caminar tiene la tendencia de apurarse para llegar a su destino antes que se le acabe la respiración. Esto hará que se agite más, es mejor hacerlo calmadamente. Muévase lentamente respirando conforme avanza, utilizando la técnica de respiración diafragmática. Al principio, hacer esto será difícil puesto que su tendencia es apurarse. Sin embargo, con práctica, usted encontrará que puede ir más lejos y con menos esfuerzo. Si usted tiene miedo de empezar a caminar solo, pida que alguien camine con usted. Esta persona también puede cargar una silla pequeña (o un bastón que tiene una silla plegable) para que usted pueda sentarse si es necesario. ***Recuerde, caminar lentamente siempre es mejor y más seguro, y respire mientras camina.***

Toda persona con enfermedad respiratoria crónica que puede salir de la cama puede hacer ejercicio por lo menos 10 minutos al día. La manera en que puede comenzar es levantarse cada hora y caminar despacio a lo largo de la sala o alrededor de la silla por 1 minuto. Si hace esto 10 veces al día estará haciendo sus 10 minutos de ejercicio diario.

Después de caminar por una o dos semanas, cuando se sienta un poco más fuerte, puede caminar dos minutos cada hora. Así habrá duplicado su ejercicio, logrando los 20 minutos de ejercicio por día. En una o dos semanas más, usted puede cambiar su patrón. En vez de caminar 1 ó 2 minutos cada hora, puede caminar 3 ó 4 minutos cada dos horas o una hora si y otra hora no. De nuevo, espere una o dos semanas y trate de caminar 5 minutos 3 a 4 veces al día. Luego trate 6 ó 7 minutos 2 a 3 veces al día. La idea es empezar lentamente y aumentar gradualmente la duración de su ejercicio. La mayoría de personas con enfermedad pulmonar severa puede llegar a caminar de 10 a 20 minutos, 1 ó 2 veces al día en un período de dos meses.

Las sugerencias son las mismas para otros tipos de ejercicio:

1. Empiece con lo que puede hacer ahora. ¡Un minuto por cada hora está bien!

2. Incremente su programa gradualmente, después de una o dos semanas.

3. Si al terminar de hacer ejercicios se siente peor que cuando empezó, recorte el tiempo y la intensidad de su ejercicio.

4. Muévase lentamente.

5. Recuerde respirar mientras hace ejercicio (no sostenga la respiración).

Derrame Cerebral o Apoplejía

La actividad física, especialmente la terapia física, es una parte muy importante de la recuperación de una persona que ha tenido un derrame cerebral. Los ejercicios de fortalecimiento y de flexibilidad ayudan a recuperar el uso de los brazos y piernas que puedan ser afectados. Sin embargo, es recomendable consultar con su doctor antes de empezar un programa de ejercicio para asegurarse que su presión arterial está bajo control. Si su presión arterial es alta es posible que usted deba evitar algunos tipos de ejercicios. (Lea la sección sobre presión alta.)

Si usted siente debilidad o desequilibrio debido a un derrame cerebral, algunas actividades pueden causarle cansancio, pérdida del equilibrio o caídas. Por eso, es recomendable usar un bastón, un aparato para caminar o caminar acompañado mientras hace ejercicio. Usted también puede sentarse o alternar el sentarse y pararse durante el ejercicio. Si usted tiene debilidad en las piernas, es mejor hacer los ejercicios sentado. Recuerde que mientras un programa de ejercicio puede aumentar su fuerza, vigor y resistencia, no puede mejorar una extremidad severamente debilitada o paralizada. Si usted ya tiene un programa de ejercicio, hable con su terapeuta físico sobre algunas sugerencias para combinar su ejercicio terapéutico con un programa de ejercicios de acondicionamiento físico.

187

Claudicación

Claudicación es el bloqueo de las arterias (vasos sanguíneos) producido por una severa arteriosclerosis en las piernas, el cual produce un dolor intenso al caminar. El ejercicio para las personas que sufren de claudicación generalmente se limita por el dolor en la pierna que se desarrolla durante el ejercicio. Las buenas noticias es que para la mayoría de personas el ejercicio de acondicionamiento ayuda a mejorar la resistencia y reducir el dolor en las piernas. Las malas noticias es que las personas con claudicación a veces encuentran imposible hacer cualquier tipo de ejercicio usando las piernas. Por tanto, estarán lejos de obtener el beneficio que ofrece un programa de acondicionamiento. Si el problema es muy severo, usualmente necesitan someterse a una cirugía de puente o bypass en los vasos de la pierna afectada.

La persona con claudicación puede mejorar gradualmente la resistencia y disminuir el dolor de piernas, haciendo ejercicios diariamente como caminar, montar bicicleta, etc. en períodos o intervalos cortos hasta el punto antes que empieza el dolor de piernas. Cuando empieza el malestar, descanse, disminuya la velocidad o cambie de actividades hasta que el dolor desaparezca. Luego el período corto de ejercicio debe repetirse, otra vez hasta el punto del malestar, pero no del dolor severo. Inicialmente este ciclo de ejercicio y descanso debe ser repetido por 5 a 10 minutos. Con el tiempo, podrá incrementarlo gradualmente a 30 ó 60 minutos. Utilizando este método, muchas personas han logrado incrementar el tiempo que pueden caminar o hacer otro tipo de ejercicio. También, asegúrese de incluir los ejercicios que utilizan los brazos como parte importante de su programa de acondicionamiento porque generalmente no causarán dolor en las piernas.

Utilizar zapatos adecuados y caminar más despacio con movimientos de los brazos también pueden ayudar a retrasar el dolor en las piernas.

Hipertensión o Presión Alta

Antes de empezar un programa de ejercicio, *una persona con presión arterial alta debe consultar con su doctor para asegurarse que su presión arterial está controlada.* Esto generalmente significa que está consistentemente y aproximadamente en el nivel de 160/90 o menos. El primer número de la presión arterial es la presión arterial sistólica. Este primer número de la lectura de la presión arterial normalmente subirá durante el ejercicio vigoroso. Pero la persona con presión alta o hipertensión debe vigilar que su presión no suba a más de 200. El segundo número en la lectura de la presión arterial es la presión diastólica. Esta generalmente no se incrementa durante el ejercicio.

Usted debe evitar los ejercicios que potencialmente empeoran su hipertensión, como los que requieren fuerza mientras que retiene la respiración (por ejemplo, levantamiento de pesas y remar). Sin embargo, es recomendable evitar hacer ejercicios con los brazos elevados sobre la cabeza porque pueda causar un incremento en la presión arterial y en la frecuencia respiratoria. También, es importante incluir los ejercicios de resistencia (o el ejercicio aeróbico) en su programa. Generalmente, este tipo de ejercicio no es dañino y puede ser de beneficio porque ayuda a disminuir tanto la presión arterial como el peso. Además, permite que los músculos se contraigan y se relajen.

Para sentirse más seguro cuando hace el ejercicio, usted puede vigilar su propia presión arterial al comienzo, en la mitad y al final del ejercicio. Las máquinas (o monitores) que miden la presión arterial se pueden conseguir en la mayoría de farmacias. Generalmente son fáciles de usar y traen instrucciones fáciles de seguir. Si su presión arterial es aún mayor que 200/110 usted debe parar temporalmente sus ejercicios de acondicionamiento hasta que consulte con su médico acerca de la necesidad de hacer algún cambio en el plan de tratamiento de la hipertensión o presión alta.

Diabetes

El ejercicio regular es muy importante para las personas con diabetes. Un ejercicio aeróbico de una intensidad moderada ayuda a controlar los niveles de glucosa en la sangre, porque incrementa la sensibilidad de las células del cuerpo a la insulina. La insulina funciona mejor, esto permite que las células absorban mejor la glucosa o azúcar en la sangre. Por tanto, los niveles de glucosa sanguínea bajarán durante y después del ejercicio. El ejercicio hace que la insulina del organismo trabaje mejor, por tanto la persona con diabetes disminuirá la necesidad de tomar medicina o inyectarse de insulina. Por eso, las personas que se inyectan insulina o

188

toman medicinas para controlar la diabetes deben reportar a su doctor o nutricionista cualquier cambio que noten en sus síntomas durante y después del ejercicio. Los cambios en sus niveles de actividad frecuentemente requieren algunos ajustes en la dosis de medicina o insulina y en el horario de sus comidas para mantener un balance y control en el nivel de glucosa en la sangre.

Un programa de ejercicio regular también es esencial para perder peso y reducir los factores de riesgo cardiovasculares como los altos niveles de grasas en la sangre (lípidos sanguíneos), colesterol y la presión alta (hipertensión).

El programa de ejercicio recomendado para las personas con diabetes es generalmente el mismo que el programa de acondicionamiento descrito anteriormente. Incluye ejercicio aeróbico de una intensidad moderada por no más de 40 minutos que se puede llevar a cabo como parte de su programa general en la mañana o en la tarde.

189

Otras consideraciones especiales sobre el ejercicio para la persona con diabetes son las siguientes:

- Empezar un programa de ejercicio sólo cuando su diabetes esté bajo un control adecuado. Pregunte a su médico cuál es el limite, normal para usted en el que debe mantener su nivel de glucosa (azúcar) sanguínea.

- Mantenerse en contacto con su médico para hacer cambios en su medicina y la alimentación si es necesario.

- Coordinar la alimentación, la medicina y el ejercicio para evitar la hipoglucemia (disminución drástica de glucosa o azúcar sanguínea).

- Revisar su piel regularmente y protegerse de ampollas y heridas, especialmente en los pies. Es recomendable examinar sus pies diariamente y practicar un cuidado apropiado para los pies y la piel.

- Utilizar zapatos confortables y plantillas para los zapatos para ayudar a proteger las plantas de los pies.

Capítulo
11

Mejorando Su Comunicación

TÚ NO ME ENTIENDES. ¿Cuántas veces esta frase, expresada o no, resume un intercambio verbal frustrante? En cualquier comunicación entre dos personas, la meta es: primero, que la otra persona entienda lo que usted está tratando de decir. La persona que no se siente entendida comienza a sentirse frustrada, y cuando la frustración es prolongada, puede llevar a la depresión, el enojo y la indecisión (sintiéndose sin ningún poder). Estos sentimientos no son buenos para nadie, especialmente para las personas con enfermedades crónicas. Hacerle frente a una enfermedad crónica es muy frustrante, sin añadir problemas de comunicación.

La mala comunicación es el factor principal que afecta a las relaciones interpersonales, ya sea entre esposos, otros miembros de la familia o amigos, compañeros de trabajo, y/o entre doctores y pacientes. Hasta en las relaciones casuales, la mala comunicación causa frustración. ¿Cuántas veces se ha enojado y frustrado con alguien y con frecuencia ha sido por la mala comunicación?

Cuando uno tiene una enfermedad crónica, la buena comunicación se convierte en una necesidad. Su equipo de proveedores de salud, en particular, *debe* de "entenderle". El tomar control de sí mismo implica interesarse en aprender las habilidades necesarias para lograr comunicarse en forma más efectiva.

En este capítulo, vamos a discutir formas para mejorar el proceso de comunicación. Específicamente, maneras de expresar sentimientos en forma positiva, de cómo pedir ayuda, cómo decir que "no", como saber escuchar mejor y cómo conseguir más información de la otra persona.

Cuando lea este capítulo, recuerde que la comunicación es como una calle de doble vía. Puede ser que al principio se sienta incómodo al expresar sentimientos y pedir ayuda, y es posible que las otras personas también se sientan así. Usted podría ser el primero en abrir las líneas de comunicación. Ponga cuidado de no enojarse con otros, pensando que "ellos deberían saber…".

Expresando Sus Sentimientos

Tener una enfermedad crónica produce muchos sentimientos, algunos de ellos no placenteros. Aquí hay algunas sugerencias de como expresar estos sentimientos en una manera positiva y constructiva.

Empiece tomándose unos minutos para revisar exactamente cual es la situación que le está molestando y qué está sintiendo. Por ejemplo, Juan y Pedro estaban de acuerdo de ir juntos a un evento deportivo. Cuando Juan pasó a buscar a Pedro, éste no estaba listo, ni seguro de poder ir, porque estaba teniendo problemas con sus rodillas por la artritis. Esta es la conversación que ellos tuvieron:

Juan: ¿Por qué siempre me arruinas mis planes? Al menos deberías haberme llamado, así podía pedirle a mi hijo que viniera.

Pedro: ¡Tú no me entiendes! Si tú tuvieras dolor como yo tengo, tú no me criticarías tan fácilmente. Tú no piensas en las otras personas, sólo piensas en ti mismo.

Juan: ¡Bueno! Veo que debería ir solo.

En la situación, ni Juan ni Pedro se pusieron a pensar en qué era realmente lo que les estaba molestando y cómo se sentían. Por lo contrario, ambos acusaron al otro por una situación lamentable.

La siguiente es la misma conversación en la cual ambas personas están usando un tipo de comunicación más profunda o más personal.

Juan: Cuando nosotros hacemos planes para salir juntos y al último minuto, tú no estás seguro de poder ir, yo me siento enojado y frustrado, y no sé que hacer, si irme sin ti o quedarme aquí y cambiar nuestros planes o no hacer planes en el futuro.

Pedro: Cuando me dan dolores repentinos de la artritis, yo también me siento confundido. Trato de tener la esperanza de poder ir y por eso no te llamo, porque no quiero que te enojes y también porque deseo ir contigo. Tengo la esperanza que mis rodillas se mejoren durante el resto del día.

Juan: Yo te entiendo

Pedro: Vamos al juego. Me puedes dejar cerca de la entrada del centro deportivo antes de estacionar tu carro, así yo no tendría que caminar muy lejos. Yo podría ir caminando despacio y estar en nuestros asientos antes que llegues. Yo deseo seguir haciendo planes contigo. En el futuro, te dejaré saber lo más pronto posible, si pienso que mi artritis me va a molestar.

192

Juan: Me parece bien. Me gusta mucho tu compañía y también saber como ayudarte. Cuando las cosas me llegan de sorpresa, me siento enojado.

Juan y Pedro hablaron acerca de la situación específica y como se sintieron al respecto. Ninguno de los dos culpó al otro. Desafortunadamente, nosotros a menudo vivimos situaciones donde la otra persona usa formas acusadoras de comunicación, o nosotros no estamos escuchando y nos comunicamos usando acusaciones. Aun en esta situación, usar una comunicación meditada puede ayudar. Revise el siguiente ejemplo:

193

Rosa: ¿Por qué siempre me arruinas mis planes? Al menos deberías llamar para avisarme. Estoy cansada de planear algo contigo.

Berta: Yo entiendo. Cuando tengo un ataque de asma imprevisto, me siento confundida; quiero pensar que puedo ir y por eso no te llamo. También no quiero que te enojes, ya que realmente deseo salir contigo. Trato de pensar que me voy a sentir mejor el resto del día.

Rosa: Bueno, espero que en el futuro me dejes saber, porque no me gustan las sorpresas.

Berta: Entiendo. Si te parece bien, vámonos de compras ahora mismo. Puedo caminar un trecho corto y descansar en la cafetería leyendo mi libro mientras tú continuas haciendo compras. Deseo que sigamos haciendo planes juntas. En el futuro, te dejaré saber lo más pronto posible, si pienso que el asma me estará molestando.

En este último ejemplo, solamente Berta estaba usando una comunicación meditada. Rosa continuó culpando a Berta. No obstante, el resultado todavía es positivo, porque ambas personas van logrando lo que querían. A continuación ofrecemos algunas sugerencias para lograr una buena comunicación.

1. Siempre hay que demostrar consideración hacia la otra persona. Hay que evitar comentarios acusadores como cuando Rosa dice, "¿Por qué siempre me arruinas mis planes?" El uso del "tú", es una señal de que la comunicación puede ser acusadora.

2. Sea claro. Describa la situación específicamente. Por ejemplo, Berta dijo: "Cuando tengo un ataque de asma repentino, me siento confundida, quiero pensar que puedo ir y por eso no te llamo, también no quiero que te enojes, ya que deseo salir contigo. Trato de pensar que voy a sentirme mejor el resto del día."

3. Analice verbalmente las suposiciones. En el caso de Rosa, ella no lo hizo. Ella asumió que Berta fue descortés por no avisarle que no podía ir. Recuerde que

las suposiciones se prestan para romper una buena comunicación. Una señal de que está haciendo suposiciones es cuando usted piensa, "él o ella debería saber…".

4. Sea honesto y abierto acerca de sus sentimientos. Berta hizo esto cuando expresó que realmente quería ir y que la razón porque no llamó es que no quería molestar a Rosa, ya que pensaba que se iba a sentir mejor durante el resto del día.

5. Acepte los sentimientos de otros y trate de entenderlos. Esto no siempre es fácil. Algunas veces necesitas pensar lo que va a decir. Antes de responder de inmediato, recuerde que es siempre aceptable decir la frase "Yo entiendo" o "Yo no te entiendo muy bien. ¿Puedes explicarme un poco más?"

6. Sea cuidadoso y cortés. Evite ser sarcástico o culpar.

7. Hay que tener buen humor, pero al mismo tiempo saber cuando hay que ser serio.

8. Tenga cuidado de no hacerse la víctima por no expresar sus necesidades y sentimientos, y luego tener la expectativa que otros actúen de la manera como usted piensa que ellos deberían de actuar.

9. Finalmente, aprenda a escuchar bien a los demás.

Mensajes en "Yo"

Muchos de nosotros nos sentimos incómodos expresando nuestros sentimientos. Esta incomodidad se puede agravar si al compartir sentimientos podría parecer una crítica a la persona a quien le estamos hablando. Especialmente si, al expresar nuestra frustración, las emociones son fuertes, es posible que usemos mensajes en "Tú" que sugieren culpabilidad. La comunicación parece ir en una sola dirección, causando que la otra persona se sienta como si estuviera siendo atacada. De repente, la otra persona se pone a la defensiva y levanta barreras para protegerse. La persona, que está expresando sus sentimientos, a su vez siente una gran ansiedad frente a las barreras defensivas y la situación hace surgir sentimientos más fuertes que la frustración, como el enojo y el resentimiento.

Sin embargo, el uso del "yo", no es acusador ni ataca. Es otra forma de comunicación que ayuda a expresar cómo *yo* me siento, en vez de cómo la otra persona me hace sentir. A continuación ofrecemos algunos ejemplos para cambiar mensajes en "Tú" a mensajes en "Yo":

Mensaje en "Tú":	¿Por qué tú siempre llegas tarde? Nunca podemos llegar a tiempo a ningún lado.
Mensaje en "Yo":	Yo me desespero cuando tú llegas tarde. A mí me gusta llegar a tiempo.
Mensaje en "Tú":	Tú no puedes entender lo mal que me siento
Mensaje en "Yo":	Yo no me siento bien. De veras que hoy yo necesito un poquito de ayuda.

Hay que tener cuidado con los mensajes en "Tú" *escondido*. Estos son mensajes en "Tú" que comienzan con algo como "yo me siento..." A continuación hay algunos ejemplos:

Mensaje en "Tú":	Tú siempre caminas muy rápido.
*Mensaje en "Tú" **Escondido**:*	Yo me enojo cuando tú caminas rápido.
Mensaje en "Yo":	Yo tengo dificultad en caminar rápido.

La clave de los mensajes en "Yo" es evitar usar la palabra *"Tú"*, y en vez, tratar de expresar tus sentimientos usando la palabra *"Yo"*. Dominar este tipo de comunicación toma tiempo. Empiece con escucharse a sí mismo y luego a los demás. Tome algunos de los mensajes en "Tú" que oye y conviértalos, en su mente, en mensajes en "Yo". Haciendo este juego de palabras en su mente, pronto se convertirá en un hábito de comunicación.

Hay algunas precauciones que debe tomar en cuenta cuando usa los mensajes en "Yo". Primero, que ellos no son remedios. Algunas veces la persona que escucha necesita tiempo para escuchar bien. Esto es cierto, especialmente si los mensajes en "Tú" y las acusaciones son maneras usuales de comunicación. Aunque en el comienzo los mensajes en "Yo" no parezcan efectivos, continúe usando los mensajes en "Yo" para mejorar esa habilidad.

También, algunas personas pueden usar los mensajes en "Yo" como una forma de manipulación. Si se usan en esta manera, los problemas pueden escalar. Para que sean efectivos, los mensajes en "Yo" tienen realmente que expresar sentimientos.

Una ultima nota: Los mensajes en "Yo" son una excelente manera de expresar sentimientos positivos y halagadores. "Doctor, realmente aprecio todo el tiempo que me dedicó hoy".

Pedir Ayuda

Los problemas de comunicación acerca del tema de pedir ayuda son muy comunes. Por alguna razón, algunas personas se sienten incómodas al pedir ayuda o al rechazar ayuda. Aunque esto es un problema universal, para personas con enfermedades crónicas sucede con mayor frecuencia.

Ejercicio de Mensajes en "Yo"

Cambie las siguientes expresiones en mensajes en "Yo". (¡Cuidado con los mensajes en "Tú" escondido!)

¡Tú siempre esperas que yo te sirva!

Doctor, usted nunca tiene suficiente tiempo para mí. Usted siempre está de prisa.

Tú ya no me tocas. Tú no me has dado atención desde que tuve el ataque al corazón.

Doctor, usted no me ha dicho los malos efectos de las medicinas que me recetó o el porqué las debo de tomar.

Es difícil para algunos de nosotros pedir la ayuda que necesitamos. Nos puede dar vergüenza necesitar ayuda para algo que antes podíamos hacer muy fácilmente. Cuando esto suceda, evite pedir en formas que cause barreras. Por ejemplo, no diga: "Me da pena pedirte esto…", "Yo sé que pregunto mucho…", "No me gusta preguntar esto, pero...". Preguntar con evasivas tiende a poner a la otra persona a la defensiva: "Oh, ¿Por qué pensará que está pidiendo demasiado?" Sea directo, concreto y provea toda la información. Una petición general puede llevar a un malentendido, y la persona puede reaccionar negativamente por la poca información que tiene.

Petición general:	Sé que esto es lo que menos quieres hacer, pero necesito ayuda para mudarme de casa. ¿Me puedes ayudar?
Reacción negativa:	Mmm…no sé, déjame mirar mi agenda y te llamo para confirmar. (¡Probablemente el año entrante!)
Petición específica:	Me voy a mudar de casa la próxima semana, y me gustaría mover mis libros y las cosas de la cocina antes que nada. ¿Podrías ayudarme a cargar y descargar las cajas de mi carro el sábado por la mañana? Creo que sólo tendré que hacer un viaje.
Reacción:	Estaré ocupado el sábado por la mañana, pero te puedo ayudar el viernes por la noche, si quieres.

Las personas con enfermedades crónicas a veces tienden recibir ofertas de ayuda que no necesitan o desean. En la mayoría de los casos, son personas generosas y con buenas intenciones las que se ofrecen a ayudar. Con un mensaje en "Yo" puede rechazar la ayuda con el tacto necesario sin herir sentimientos, por ejemplo: "Gracias por ser tan amable, pero hoy puedo hacerlo solo" o "Voy aceptar tu oferta en otra ocasión, gracias".

Decir que "No"

197

Suponiendo que alguien le pide ayuda. No es aconsejable contestar rápidamente ni "sí" ni "no". A menudo necesitamos más información antes de poder responder a la petición.

Si la petición no tiene mucha información para poder dar una respuesta, algunas veces nuestros primeros sentimientos son negativos. El ejemplo que discutimos acerca de ayudar a alguien que se está mudando de casa, es bueno. "Ayudar a mudarme" puede significar cargar muebles o sólo conseguir una pizza para la gente con hambre que está cargando las cosas. Una forma de ser más específico y evitar malentendidos es repetir a la persona lo que nos propone, para obtener la información precisa. Puede usar frases como: "Antes de aceptar…" (esto puede prevenir que la persona que pide ayuda todavía no se llene de esperanza de que usted dirá que sí a su petición).

Una vez que conoce la petición específica y ha decidido negarse a hacerlo, es importante *reconocer la importancia de la petición* de la otra persona. De esta manera, le hace ver a la persona que sólo rechaza su petición y no a la persona misma. "Yo sé que el proyecto que estás haciendo vale mucho, pero esta semana está más allá de mis habilidades". De nuevo, la clave es ser específico. Trate de ser claro en las condiciones de su rechazo. ¿Será para siempre este rechazo, o está diciendo que no puede ayudar sólo en este momento, hoy, o esta semana?

El Arte de Escuchar

Saber escuchar es sin duda la habilidad más importante en la comunicación. La mayoría de nosotros somos mejores hablando que cuando escuchamos. Realmente para escuchar necesitamos saber lo que la otra persona está diciendo y sintiendo en ese momento. La mayoría de nosotros estamos preparados para responder en vez de escuchar. Se necesitan varios niveles para ser un buen receptor de comunicación.

1. *Escuche las palabras, el tono de voz y observe las expresiones corporales de la persona.* Algunas veces es difícil empezar una conversación si existen problemas. Las palabras empleadas no revelan claramente si hay algo que está perturbando a la otra persona. Observe ciertas señales: ¿Le tiembla la voz? ¿Tiene dificultad en expresarse? ¿Percibe alguna tensión en su cuerpo? ¿Parece distraído(a)? Si reconoces estos signos, es probable que la persona tiene algo más que no ha podido expresar.

2. *Comuníquele a la otra persona que la está escuchando.* Esto puede ser con un simple, "Ajá". Muchas veces la persona solamente quiere saber que le están escuchando, porque, con sólo hablar con una persona que escucha atentamente, ya comienza a recibir ayuda.

3. *Reafirme que sí entendió lo que le quisieron decir.* Dígale a la otra persona que oyó el contenido central del problema y las emociones que le acompañan. Puede lograr esto con frases que hablan del problema que acaba de escuchar, como: "Estás planeando un viaje". También, puede responder reconociendo las emociones de la otra persona: "Debe ser muy difícil para ti" o "Me imagino como te sientes". Cuando responde a un nivel emocional, los resultados son asombrosos. Estas repuestas abren las puertas de comunicación para expresar pensamientos y sentimientos. Responder al contenido central o a la emoción del mensaje hace que no sea necesario repetir todo el mensaje para hacer ver que uno está escuchando bien.

4. *Buscar más información* (ver la próxima sección). Este nivel es muy importante, especialmente si no está claro lo que escucha. Existen varios métodos para buscar y conseguir información.

Conseguir Más Información

Conseguir más información de otra persona es como aprender a tocar el piano. Esto puede envolver técnicas simples y complicadas.

Pedir más información. Este es el método más simple para conseguir información. " Me puedes decir más al respecto…", "No entiendo…, por favor explíqueme otra vez". "Me gustaría saber más acerca de…" "¿Me lo puedes decir de otra manera?" "¿Qué quieres decir?" "No estoy segura de lo que me dices, ¿me puedes explicar más?"

Repetir el mensaje. Este es un buen método si quiere reafirmar que entendió el mensaje (o sentido) de lo que la persona acaba de decir. Repetir el mensaje en tus propias palabras puede ayudar o impedir una comunicación efectiva, dependiendo de la manera de como se hace la repetición del mensaje. Es importante recordarse de repetir el mensaje en forma de pregunta. Por ejemplo:

Supongamos que la persona dice:	Bueno, no sé...hoy no me siento muy bien. A la fiesta van a llegar muchas personas, y tal vez lleguen muchos fumadores, y tampoco conozco muy bien a los dueños de la fiesta.
(1) Repetir lo que la otra persona dijo en forma de "mensaje":	Obviamente, me estás diciendo que no quieres ir a la fiesta.
(2) Repetir lo que la otra persona dijo en forma de "pregunta":	¿Estás diciendo que prefieres quedarte en casa y no ir a la fiesta?

199

La repuesta a la repetición (1) en forma de "mensaje" podría ser con enojo: *"¡No quise decir eso! Si eso es lo que piensas, prefiero quedarme en casa."* Otra repuesta podría ser con silencio, o no contestar nada... y eso sería no tener ninguna comunicación a causa del enojo o desesperación ("No me entiende"). Además a nadie le gusta que le interpreten lo que él/ella quería decir o hacer.

La repuesta a la repetición (2) en forma de "pregunta" podría ser con más aclaración: *"No quise decir eso. Es que me pongo nerviosa cuando no conozco a las personas. Me sentiría mejor si te quedaras junto a mí durante la fiesta"*.

El mensaje repetido en forma de pregunta promueve una mejor comunicación y así se puede descubrir la verdadera razón por que la persona expresaba dudas acerca de ir a la fiesta.

Ser específico: Si desea una información específica, debe hacer preguntas específicas. Por ejemplo:

Doctor: ¿Cómo se ha sentido?	*Paciente*: No muy bien

En esta repuesta el doctor no tiene mucha información acerca de la condición del paciente. El siguiente diálogo ayuda al doctor a conseguir más información:

Doctor: ¿Sigue sintiendo dolores agudos en su brazo izquierdo?	*Paciente*: Sí, mucho dolor.
Doctor: ¿Son frecuentes?	*Paciente*: Sí, varias veces al día
Doctor: ¿Cuántos minutos podría ser?	*Paciente*: Unos 30 minutos
Doctor: ¿Cuánto tiempo le dura el dolor?	*Paciente*: Mucho tiempo

Los médicos han sido entrenados para conseguir información específica, pero la mayoría de nosotros no hemos sido entrenados para hacer preguntas específicas. Dicho simplemente, si sus preguntas son específicas, probablemente pueda conseguir una repuesta específica. Si quiere saber el "¿Por qué?", también pregunte sobre algo específico.

La mayoría de nosotros tenemos experiencias de cuando éramos niños de tres años y solamente hacíamos la pregunta "¿Por qué?" y la repetíamos una y otra vez hasta que finalmente obteníamos la información deseada. Los pobres padres no tienen la idea de lo que el niño tiene en su mente y solamente contestan "Porque…", aumentando cada vez más a la respuesta, hasta que el niño tenía una respuesta lo suficiente completa. Sin embargo, algunas veces las respuestas al "¿Por qué?" van a rumbos diferentes y el niño nunca consigue la información que desea. En vez de usar "¿Por qué?", podemos empezar con las palabras "Quién", "Cuál", "Cuándo" o "Dónde". Estas palabras promueven respuestas específicas.

Una última nota acerca de conseguir información: Algunas veces no conseguimos la información correcta porque no sabemos cómo preguntar. Por ejemplo, puede hacer una llamada de teléfono a un asilo de ancianos y preguntar si tienen servicios de abogado y colgar si la repuesta es no, en vez de seguir preguntando donde se puede conseguir ayuda legal para personas de bajos ingresos, y así conseguir dos o tres referencias de lugares que tengan servicio legal.

Capítulo
12

Comunicación con Su Médico: Trabajando con Sus Proveedores de Salud

T ENER LA HABILIDAD DE COMUNICARSE CLARAMENTE AYUDA A TODOS, PERO ES ESPE-CIALMENTE IMPORTANTE CUANDO TENEMOS UNA ENFERMEDAD CRÓNICA. Existen muchas razones para mantener una buena comunicación con su médico u otro proveedor de salud. Aun si no cuenta con un médico al que visita regularmente, o médico de cabecera, lograr una comunicación satisfactoria y efectiva, le facilitará manejar los problemas de su enfermedad.

Con la evolución de la medicina, se encontró la manera de tratar enfermedades crónicas que antes terminaban con la vida de los pacientes. Este avance mejoró la calidad de vida de quienes padecen enfermedades crónicas como la diabetes y enfermedades cardíacas o pulmonares. Sin embargo, no facilitó el proceso de tratamiento. Hoy existen una gran variedad de tratamientos y medicinas que requieren que el paciente participe más activamente en la toma de decisiones para su tratamiento. Cuando tiene una enfermedad aguda, como un dolor de estómago casual, la solución es por lo general rápida, conocida y casi siempre segura. Es otra historia con las enfermedades a largo plazo como las enfermedades crónicas. Encontrar el mejor tratamiento para su enfermedad puede ser un proceso frustrante tanto para el paciente como para el médico, se requiere tiempo y trabajar en conjunto con su médico y otros profesionales de la salud. Para hacer esto adecuadamente, es necesario informarse y desarrollar una buena relación con su médico y otras personas involucradas en su cuidado.

Su médico probablemente conocerá más detalles íntimos acerca de su salud que su pareja. Por esto, es importante que se sienta cómodo expresando sus temores, preguntando francamente, aun si le parece una pregunta poco importante, y nego-ciando su plan personal de tratamiento para la satisfacción de ambos, sin que usted sienta temor por la autoridad médica o perciba que su médico no le pone interés.

Existen dos factores que le permitirán mantener abiertas las vías de comunicación en la consulta. El primero es comprender a su médico. Muchas veces esperamos que el médico actúe con afabilidad extrema hacia nosotros y además, debe darnos una solución inmediata y efectiva a nuestro problema de salud. La mayoría hacen lo mejor que pueden para satisfacer las necesidades de sus pacientes. No obstante, son seres humanos y se cansan, sienten dolor de cabeza y pies. Además, deben enfrentarse constantemente a sistemas burocráticos difíciles y exigentes. Es cierto que a veces los médicos nos causan frustración, enfado o desánimo, porque las soluciones que nos dan no siempre satisfacen nuestras expectativas. Sin embargo, los médicos experimentan sentimientos similares que surgen de su inhabilidad de encontrar una cura. Esto también es cierto en el tratamiento de una enfermedad crónica.

El segundo factor, se refiere a la cooperación que debe prevalecer entre usted y su médico. La falta de tiempo en la visita médica hace de este factor un reto difícil para ambos, paciente y doctor. A todos nos gustaría tener más tiempo en la consulta médica para obtener todas las explicaciones, explorar todas las opciones y salir completamente satisfechos. Desafortunadamente, la realidad es otra. Muchos pacientes se ven en situaciones angustiosas debido al corto tiempo de su visita, lo que da lugar a malos entendidos: demasiada información proporcionada demasiado rápido, por ejemplo. Si no podemos cambiar el hecho de que los médicos trabajan en horarios restringidos, podemos organizar el tiempo disponible para obtener los máximos beneficios.

La Consulta con El Médico

Los siguientes elementos tienen el propósito de mejorar la comunicación y obtener el mejor beneficio de la consulta con el médico:

Preparar	Preguntar	Repetir	Tomar Acción

Preparar

Antes de su visita médica o de llamar a su doctor, prepare su agenda. ¿Cuáles son las razones de su visita? ¿Qué espera del médico?

- ***Elabore una lista de no más de tres de sus preocupaciones principales o preguntas.*** Recuerde reportar todos sus síntomas (dolor de cabeza, cansancio, falta de apetito, etc.), cambios en su vida y medicinas que está tomando. Además, si necesita a un intérprete, solicítelo antes de asistir a su consulta.

202

- *Mencione sus preocupaciones principales al principio de la visita.* De esta forma, el médico podrá dedicarle el tiempo necesario. Si es necesario, entréguele una lista, señalando cuáles son sus preocupaciones principales. En estudios realizados, se ha visto que el tiempo que permiten los médicos a sus pacientes para expresarse antes de interrumpirlos con preguntas concretas es aproximadamente 18 segundos. Si prepara sus preguntas bien, le ayudará a utilizar mejor el tiempo disponible.

En el siguiente diálogo, ilustramos un ejemplo de cómo presentar sus preocupaciones más importantes al inicio de la visita:

Doctor: "¿Qué puedo hacer por usted hoy?"

Paciente: "Sé que tenemos un tiempo breve (el médico escuchará con atención pues comienza a sentir presionado por el tiempo), por esto le quiero decir que lo que más me preocupa es la fatiga y los efectos secundarios que tiene la medicina que tomo para mis nervios".(El médico se sentirá aliviado de tener un paciente que expresa concretamente sus problemas y le será más fácil darle soluciones.)

Mencione los problemas que más angustia y temor le causan, por ejemplo:

"Me preocupa quedar incapacitado por este dolor", y explique sus razones: "Conocí a una persona que tuvo algo similar y ahora ya no puede moverse". Entre más franca y abierta sea la comunicación con su médico más probable será que él le pueda ayudar.

- *Comparta sus sentimientos con su médico.* Si no le agrada la forma como le ha tratado, dígaselo a su doctor directamente. Si no pudo seguir las instrucciones o tuvo problemas con el tratamiento, informe al médico para hacer los ajustes necesarios. La mayoría de los doctores también aprecian el reconocimiento de sus pacientes. Unas palabras de elogio o agradecimiento pueden mejorar su relación.

- *Reportar síntomas.* Se debe estar preparado para reportar sus síntomas y malestares (dolores) de una forma clara y concisa (cuando empezaron, cuanto tiempo duran, en donde se localizan, qué los hace sentir mejor o peor, ha tenido problemas similares antes, ha cambiado su forma de hacer ejercicio, sus medicinas o la forma como las toma). Si está probando un tratamiento debe estar preparado para reportar sus efectos. Si tiene pruebas o resultados pertinentes a sus problemas de salud, llévelos consigo a la consulta.

203

Preguntar

Como persona proactiva, es necesario preguntar sobre el diagnóstico, pruebas, tratamientos y seguimiento.

- *Diagnóstico.* Pregunte a su médico qué causó el problema; si no recuerda el nombre de su condición pida al médico que se lo anote. Pregunte sobre el futuro de la enfermedad, y qué puede hacer para prevenir complicaciones.

- *Pruebas.* Pregunte qué pruebas son necesarias, cómo afectarán el tratamiento, que tan confiables son sus resultados y que pasaría si no las llevará a cabo. Si decide hacerse pruebas, averigüe cómo prepararse para ellas, qué procedimientos incluyen y cómo recibirá los resultados.

- *Tratamientos.* Pregunte sobre todas las opciones que tiene para su tratamiento, incluyendo cambios en su estilo de vida, medicinas o cirugía. Averigüe los riesgos y beneficios del tratamiento y las consecuencias de evitarlo.

- *Seguimiento.* Infórmese sobre cuando debe regresar al consultorio médico, qué problemas debe observar y cómo debe actuar si ocurrieran.

Considere anotar los puntos importantes durante su visita médica o acompañarse de alguna persona que pueda asistirle con esta parte.

Repetir

Repeta al médico los puntos más importantes discutidos durante su visita, por ejemplo, el diagnóstico, el pronóstico (el futuro de la enfermedad), los siguientes pasos en el tratamiento, instrucciones para las medicinas, etc. El propósito es asegurarse que entendió correctamente las instrucciones importantes. Además, le da la oportunidad al médico de corregir o aclarar malos entendidos. Si no comprende bien la información que escucha no se sienta mal al admitirlo. Pregunte de nuevo, puede utilizar una frase como: "Estoy seguro que ya me ha dicho esto, pero todavía estoy confundido".

Tomar Acción

Si tiene dificultad o problemas para seguir las recomendaciones del médico, hágaselo saber. Puede pedir a su doctor instrucciones por escrito. Además, puede pedirle que le sugiera en dónde encontrar información en su idioma o a quién más puede recurrir para obtener información y complementar su tratamiento. Si por alguna razón no puede seguir al pie de la letra las instrucciones del doctor, infórmeselo. Por ejemplo: "No tomé la aspirina. Me causa problemas estomacales". O "Mi seguro no cubre la terapia física, no puedo pagarla". O "Ya he tratado de hacer ejercicio antes, pero no puedo mantener la disciplina". Si el médico conoce las verdaderas razones por las que no puede seguir sus instrucciones, le puede ofrecer alternativas para ayudarle a vencer sus barreras; si no comparte sus acciones con el médico difícilmente le podrá ayudar a resolver sus problemas.

Pidiendo una Segunda Opinión

A muchos se les dificulta pedir a su médico una segunda opinión acerca de su diagnóstico o tratamiento, especialmente si tienen una buena relación o le agrada su médico. Muchos piensan que pedir una segunda opinión podría ser interpretado por el médico como desconfianza en su capacidad profesional. Si su condición es compleja, puede ser que su médico ya haya consultado a otros especialistas.

Aun si su enfermedad no es particularmente complicada, pedir una segunda opinión debe ser perfectamente aceptable. A veces, el médico esperará esta petición de su paciente. Podría utilizar una comunicación no intimidante, por ejemplo, un mensaje lo más directo posible: "Todavía me siento incómoda y confundida con este tratamiento, creo que una segunda opinión me ayudaría a sentirme mejor. ¿Podría recomendarme a un colega? De esta forma ha expresado sus sentimientos sin sugerir que el médico está equivocado. Ha confirmado su confianza en él o ella al pedirle que le dé una referencia. (Recuerde, no está atado a la sugerencia de su médico, elija a quien usted crea conveniente para pedir una segunda opinión).

Posibles Problemas en el Consulta con el Médico

- **"El doctor nunca toma tiempo para explicarme"**. Si tiene que hablar con su doctor, es una buena idea llamar con anticipación y pedir un poco más de tiempo para la consulta. La mayoría de los consultorios tienen el tiempo muy medido, 5 a 10 minutos para una visita corta de seguimiento, 20 minutos para una visita regular, 45 minutos para un examen físico completo. Si tiene que ir a una clínica u hospital, el tiempo de su visita puede estar aún más reducido, ¡aunque no se refleje en la espera! Por esta razón, es muy importante venir preparado. Si el idioma representa una barrera para usted y su doctor no habla español, pida servicios de traducción que ofrecen las clínicas y hospitales. Durante su espera puede escribir sus preguntas en un papel y entregarlas al doctor al inicio de la consulta, pidiéndole que las resuelva antes de irse. Todos estamos un poco nerviosos cuando vamos al médico y es difícil acordarse de todo.

- **"El doctor y enfermeras(os) no me tratan como yo quisiera, son fríos".** Es natural desear un poco de afecto y comprensión de parte de los médicos y personal profesional cuando estamos enfermos. Debemos recordar que son seres humanos, y sus horarios difíciles de trabajo a veces les impiden ser más sociales o expresivos. Algunos prefieren ser prácticos para cumplir con su trabajo. El idioma puede ser otra barrera, por esto no espere afecto y comprensión cuando vaya al médico y si lo obtiene será una ganancia. Lo más importante es que se resuelvan sus preguntas y se disipen sus preocupaciones; esto depende de usted. No se vaya sin preguntar todo lo necesario. Recuerde que puede pedir otra cita con el mismo médico, si le agrada su personalidad, aun en las clínicas y hospitales (dependiendo de su disponibilidad).

206

- **"Lo único que hace el doctor es darme una medicina tras otra".** Desafortunadamente, el doctor no puede adivinar qué medicina tendrá el mejor efecto para usted. Tal vez sea necesario tomar distintas medicinas antes de encontrar la mejor en su caso particular. En el tratamiento de una enfermedad crónica el método de probar o "ensayar" diferentes fármacos es común aunque puede ser caro. Por estas razones, es una buena idea preguntar cuanto tiempo deber esperar antes de saber si la medicina le dará resultado. Si el tiempo de prueba es corto, pida una receta para una o dos semanas solamente, con opción a repetirla si es efectiva. También puede pedirle a su doctor muestras médicas que son gratuitas, de las medicinas que le prescriba. De esta forma puede probar el medicamento y si no funciona, no tendrá que tirar tantas pastillas caras. No se desanime si es necesario probar con distintas medicinas. Además, informe a su médico cuando la medicina le causa problemas o no le da resultados, no espere hasta la consulta siguiente. Puede llamar por teléfono a su doctor.

- **"El médico no me informa sobre mis medicinas".** Es necesario preguntar qué efectos secundarios tienen sus medicinas o cuales serían los signos de un alergia, en el caso de que ocurriera. Si no está satisfecho con la información que le proporciona el médico, puede preguntar a un farmacéutico. También, puede encontrar alguna información sobre algunas medicinas en los capítulos sobre su enfermedad.

- **"No hay cura para mi enfermedad. ¡Qué puede hacer el doctor!"** A pesar de que no existe una cura para las diferentes enfermedades crónicas, hay muchas formas en que el tratamiento médico controla la enfermedad, deteniendo su avance y previniendo complicaciones o inclusive la incapacidad. Además, las medicinas para controlar varios síntomas pueden ayudarle a mantener una vida más cómoda y activa.

- **"Muchas veces no puedo entender lo que dice el doctor"**. Es verdad que a veces el lenguaje de los médicos es difícil de comprender. Cuando esto le sucede, no tema preguntar todo lo necesario hasta quedar satisfecho.

- **"Mi doctor no hace caso de mis ideas para cuidarme a mí mismo"**. Esta actitud puede representar un problema. Muchos médicos han sido entrenados para aceptar solamente lo que conocen y no terapias o tratamientos caseros o alternativos; como muchos de nosotros, pueden dudar de lo que no conocen. Por otro lado, es su deber informarnos acerca de los tratamientos que no están apoyados por evidencia científica o que puedan ser dañinos para la salud. En nuestro Centro de Programas Educativos para la Salud, cada año recibimos cientos de llamadas acerca de todo tipo de tratamientos para las enfermedades. Tratamos de informar a las personas lo mejor posible basándonos en la evidencia científica que conocemos. Al igual que su médico, queremos evitarle del gasto innecesario de recursos por una cura inexistente. En general, si un tratamiento no presenta riesgos para su salud y no es muy caro, pruébelo, nada tiene que perder. Sin embargo, le sugerimos evitar los remedios caros o las "curas milagrosas" para los problemas de una enfermedad crónica que en realidad son falsos.

- **"Mi doctor nunca me escucha"**. A veces es necesario poner en práctica las técnicas de comunicación para mejorar la relación con su médico, especialmente si estamos convencidos de que es necesario por nuestra salud. Podría empezar diciendo: "Doctor, no me siento escuchado, déjeme decirle lo que siento". Hacer una declaración como ésta toma valor, pero seguramente ayudará a abrir las vías de comunicación entre ambos. Otra forma de obtener más atención de su médico es ser breve e ir al grano del asunto, en lugar de ofrecer muchas explicaciones. Piense en lo que va a decir mientras espera el turno de su consulta.

- **"No me siento a gusto hablando con el médico"**. Puede intimidarnos tener una conversación con el doctor. Una sugerencia para mejorar la comunicación entre los dos es buscar el momento más adecuado para hablarle. Por ejemplo, cuando usted ya está vestido y le pide unos minutos de su tiempo, o tal vez antes de irse. Si cree que su personalidad es incompatible con la de su médico, tal vez sea buena idea cambiar de médico. Recuerde que ellos no tienen esta opción, pero usted sí.

Las habilidades discutidas en este capítulo, aunque sean breves, puede ayudar a atenuar el proceso de comunicación. En resumen, el cuadro en el próximo párrafo da ejemplos de algunas palabras que pueden ayudar o impedir la comunicación.

207

PALABRAS QUE AYUDAN:	PALABRAS QUE IMPIDEN:
Ahora mismo, en este momento, ahora	Nunca, siempre, otra vez, usualmente
Yo	Tú
¿Quién, cuál, dónde, cuándo?	Es obvio...
¿Qué significa con eso?, Por favor me puede explicar un poco más, no entiendo	¿Por qué?

Trabajando con el Sistema de Cuidados de Salud

Muchas de las frustraciones con los doctores son realmente frustraciones con el nuevo sistema de cuidados de salud. Aparentemente tenemos cada vez menos tiempo con nuestros doctores y más tiempo esperando por la consulta. En muchos países el cuidado de la salud es un gran negocio, donde el doctor y el paciente desempeñan un papel de apoyo. Si usted está frustrado porque el tiempo de espera es muy largo, hay que esperar mucho tiempo para conseguir una consulta médica, no hay tiempo suficiente con el doctor, o no puede conseguir el tratamiento o la medicina que necesita, el doctor probablemente tiene estas mismas frustraciones.

Si no está satisfecho con el sistema que utiliza su proveedor de salud, no se quede enojado y paralizado. Por favor haga algo para solucionar el problema. Averigüe quienes son las personas que están coordinando el sistema de cuidados de salud y quienes hacen las decisiones que se llevan a cabo. Entonces, puede enviar una carta, correo electrónico o hablar por teléfono expresando sus sentimientos. La mayoría de los proveedores de salud no quieren perder pacientes, porque significa perder dinero; entonces cuando ellos están presionados con muchas quejas de parte de los pacientes, usualmente ellos responden y tratan de ofrecer soluciones a los problemas. El problema es que las personas encargadas de tomar decisiones en los varios sistemas de cuidados de salud tienden a aislarse lejos de los pacientes, y las personas con enfermedades crónicas comparten sus sentimientos a la recepcionista, enfermera o al doctor, pero ellos tienen poco o ningún poder en el sistema de cuidados de salud. Sin embargo, ellos si le pueden decir a donde puede llamar o escribir para expresar su desacuerdo. Lo mejor que usted puede hacer es formar una buena alianza con su doctor y juntos tratar de lograr que su sistema de cuidados de salud le dé una respuesta.

209

Capítulo
13

Sexualidad e Intimidad
de la Pareja

L A SEXUALIDAD Y LA INTIMIDAD SON UNA PARTE IMPORTANTE EN LA VIDA DEL SER HUMANO. La sexualidad para los seres humanos comprende más que sólo el acto sexual ya que involucra la sensualidad física y emocional con la persona que se ama. Idealmente, esta intimidad especial genera sentimientos de placer y satisfacción que enriquecen la vida en pareja. Sin embargo, para la persona que tiene una o varias enfermedades crónicas, y tiene que vivir con dolor, fatiga, depresión o falta de aire para respirar, disfrutar de la intimidad sexual puede parecer difícil o casi imposible. Es más, para algunos el acto sexual puede ser un reto. El temor al dolor o a lesionarse puede impedir a la persona y a su pareja experimentar el placer y satisfacción deseados. En este capítulo trataremos distintos aspectos de la sexualidad que pueden ayudar a mejorar la comunicación y fortalecer la relación con su pareja. El hecho de tener enfermedades crónicas no significa que debe renunciar a la sexualidad y sus beneficios. Por el contrario, es una invitación a ser creativo, experimentando con nuevos tipos de estimulación física y emocional que pueden mejorar algunos aspectos de su vida intima y sexual.

Para la mayoría de las personas que padecen enfermedades crónicas puede resultar físicamente difícil realizar el acto sexual. Por eso podría ser más satisfactorio pasar más tiempo en la preparación y estimulación sexual. El experimentar con la sensualidad y los "juegos sexuales" antes de realizar el mismo acto sexual puede ayudarle a encontrar nuevas formas de estimular a su pareja en una posición cómoda y relajante. Esto puede prolongar el tiempo y los momentos de intimidad en pareja. Algunas personas se sienten satisfechas al alcanzar el clímax sexual o el orgasmo de esta forma, sin consumar el acto sexual. Otros tal vez prefieran alcanzar el clímax a través del mismo acto sexual. Para algunos otros, tal vez alcanzar el clímax sexual no sea tan importante como compartir momentos de placer y juego sexual, y se puedan sentir satisfechos, a pesar de no haber alcanzado el orgasmo. De cualquier forma como se prefiera alcanzar el clímax sexual, el dolor debido a la actividad o posición se puede reducir al enfatizarse la preparación y la estimulación antes de consumar el acto sexual. Más adelante, daremos algunas sugerencias o consejos para ayudar a la preparación y estimulación sexual. Además, debemos reconocer el papel importante que juega la mente en nuestra estimulación sexual. Por ejemplo, se puede enriquecer la experiencia sexual a través de la estimulación cognoscitiva (estimulación mental) en conjunto con la estimulación física.

Diabetes y Sexualidad

Todas los síntomas de las enfermedades crónicas afectan de alguna manera el funcionamiento sexual de la persona. Pero las personas diabéticas, particularmente puede presentar complicaciones adicionales. La diabetes puede afectar seriamente el funcionamiento sexual del hombre y de la mujer. Para los hombres, pueden haber dos problemas específicos de funcionamiento sexual: la impotencia y la eyaculación retrógrada. La impotencia puede surgir de factores psicológicos (como presiones, miedo, fracaso, culpa o otros factores similares), o por los efectos físicos de la diabetes. Los efectos físicos generalmente ocurren después de que el hombre ha padecido la diabetes durante varios años, y no se ha controlado bien. Algunos expertos piensan que la principal causa de la impotencia es la neuropatía, es decir, lesiones de los nervios que controlan la erección. Los nervios que participan en la erección controlan pequeñas válvulas localizadas en los vasos sanguíneos que irrigan el pene. Cuando el hombre diabético es impotente puede deberse a que dichas válvulas no funcionan bien. Pero hay que tener en mente que las neuropatías causadas por la diabetes pueden ocurrir también en otras partes del cuerpo. Cualquiera que sea la causa, la impotencia en el hombre diabético se presenta gradualmente, no aparece de forma repentina. Otro problema de funcionamiento sexual se conoce como eyaculación retrógrada, que se refiere al flujo inverso del semen. Normalmente, durante la actividad sexual, el semen se eyacula hacia el exterior, pero algunos hombres diabéticos invierten el flujo hacia la vejiga, donde se destruye. Si esto ocurre, la fertilidad disminuye o se obstaculiza por completo. Esto puede ser un grave problema para hombres jóvenes que desean formar una familia. Los hombres diabéticos impotentes deben analizar el problema con su médico.

Para las mujeres con diabetes pueden haber varios problemas de funcionamiento sexual por el mayor contenido de azúcar en la orina que estimula el crecimiento de los microorganismos invasores. Así que las mujeres con diabetes están más predispuestas a: contraer infecciones de vías urinarias; tener infecciones genitales causadas por el tipo de hongo conocido como "levadura"; la vagina no se lubrica en forma espontánea durante el acto sexual (y esto puede provocar que las relaciones sexuales resulten molestas).

Las células del sistema inmunológico son menos eficaces para destruir las bacterias que entran al organismo cuando los niveles de azúcar sanguíneo son elevados. Entonces la mujer es más susceptible a las infecciones vaginales, que hace que las relaciones sexuales sean dolorosas.

Las infecciones genitales causadas por el tipo de hongo conocido como "levadura" pueden ser muy molestas, porque afectan a la vagina o a la punta del pene.

Algunas mujeres experimentan un aumento en los niveles de azúcar en la sangre durante los días previos al período menstrual, y deben hablar con su doctor o una enfermera instructora.

Ya que es vital para las mujeres diabéticas tener bajo control el azúcar sanguíneo antes de embarazarse, las medidas anticonceptivas cobran mayor importancia como recurso para evitar un embarazo hasta que las condiciones sean óptimas para la madre y el feto en desarrollo.

Cómo Vencer el Temor

El dolor despierta temores en las personas con enfermedades crónicas. Pensamientos como "¿empeorará mi condición?" o "no puedo hacer nada sin dolor" son difíciles de vencer. En el caso de las relaciones sexuales, el dolor, la fatiga, la falta de aire para respirar causada por las enfermedades crónicas podrían hacer que decida negarse a sí mismo y a su pareja el placer sexual. Con esta decisión, no solamente negamos un aspecto importante y saludable de la vida, sino además, sentimientos de culpabilidad y frustración pueden surgir. Por otro lado, la pareja también puede sentir temor de ser responsable de lesiones o dolor, y culpabilidad por sentir resentimientos, pues se le ha privado del placer sexual y de poder expresar su propio afecto. Esta dinámica podría ocasionar dificultades en la relación al deteriorarse la comunicación. Además, el estrés psicológico y depresión empeoran la percepción del dolor. Aprender nuevas posiciones o formas de aumentar la sensualidad no es suficiente para mantener la armonía entre la pareja. Como en toda relación humana, mantener una buena comunicación es fundamental para enfrentar los temores. Cuando usted y su pareja puedan dialogar abiertamente sobre su sexualidad, sus deseos y temores podrán encontrar soluciones satisfactorias a los problemas que imponen las enfermedades crónicas. Comience identificando el problema a través del diálogo. Por ejemplo, se puede comenzar compartiendo diferentes formas de estimulación y posiciones que se prefieren. Una vez identificado el problema, se puede empezar por elaborar una lista de posibles soluciones. Para comenzar este proceso, le sugerimos revisar el capítulo 11 sobre la comunicación y expresión de los sentimientos y la resolución de problemas en el capítulo 2. Como en toda actividad, es necesario practicar repetidamente los nuevos patrones de comunicación antes de recibir los primeros beneficios.

Sensualidad a Través del Tacto

La piel es el área más extensa y sensual del cuerpo y a través de la piel se transmiten todas las sensaciones. Una forma particular de caricia puede ser muy estimulante y gratificante. Además, puede ayudar como distracción del dolor. Cada persona es diferente en cuanto a sus preferencias. Afortunadamente, la estimulación sensorial a través del tacto puede hacerse en cualquier posición, incluyendo aquellas que resultan más cómodas para las personas con enfermedades crónicas.

Algunas personas utilizan aceites, lociones perfumadas, plumas, guantes de piel suaves que pueden enriquecer las experiencias sensoriales de la piel. ¡En este juego deje volar a su imaginación y espontaneidad!

Existen zonas erógenas más sensibles en la piel debido a que a través de la piel se transmiten todas las sensaciones. Entre las más populares se incluyen, por ejemplo, los labios (por supuesto), los lóbulos de las orejas, el cuello, los senos, el área del ombligo, las manos, la espalda, los glúteos, la parte interna de los muslos, etc. Otras personas experimentan más estimulación al ser acariciadas por los labios, la lengua u otros elementos.

Fantasía y Sensualidad

La imaginación juega un papel importante en estimular nuestro apetito sexual. La imaginación es creativa y espontánea. La imaginación se despliega en múltiples direcciones cuando se trata de crear fantasías. La fantasía sexual estimula la sensación física y proporciona momentos de placer y distracción enriquecedores de la vida sexual. La mayoría de las personas tienen fantasías sexuales en algún momento de su vida y probablemente la mayoría de éstas son saludables. Si usted y su pareja descubren alguna fantasía que les atrae, pueden decidir compartirla durante sus momentos de intimidad sexual. A veces, simplemente mencionar ciertas palabras puede ser erótico y mejorar la experiencia sexual. Igual que la distracción, las fantasías sexuales mantienen la mente ocupada, intensificando las sensaciones de placer, disminuyendo e inclusive anulando el dolor.

Cómo Vencer el Dolor Durante las Relaciones Sexuales

Algunas personas no pueden encontrar posiciones sexuales en las que el dolor desaparezca por completo o en otros casos, el dolor interfiere demasiado con la sensación de placer y la posibilidad de alcanzar el orgasmo. Si no puede disfrutar su sexualidad, es normal sentirse insatisfecho. Además, al verse privado del placer que su pareja sí puede experimentar, usted puede sentir resentimiento. Por otro lado, su pareja podría sentirse culpable al no poder compartir este placer con usted. La estima personal de ambos sufre, pues a través de la sexualidad se expresa un aspecto distinto y único del amor. La relación sufre. Ambos sufren.

215

Una solución a los problemas anteriores podría ser tomar medicina para contrarrestar el dolor en un horario que le permita estar en buen estado cuando decida tener relaciones sexuales. Esto significa planear con anticipación. El tipo de medicina también es importante. Los narcóticos, relajantes musculares y tranquilizantes reprimen la capacidad de sentir. Sería contraproducente disminuir la capacidad de los nervios de sentir, cuando uno trata de gozar del placer. La claridad de pensamiento también se ve afectada al tomar medicinas tranquilizantes, dificultando la habilidad de ser creativo y disfrutar sus fantasías. Es preferible indagar con el farmacéutico o el médico sobre otros tipos de medicinas que pueden ayudarle a aliviar el dolor sin producir efectos secundarios adversos.

Otra forma de manejar el dolor es utilizar la técnica de visualización de imágenes. Usted podría desarrollar su imaginación y creatividad aun más. Para lograrlo, es necesario practicar. Se trata de crear fantasías de tal vivacidad y detalle que puede recordarlas durante los momentos de intimidad y juego sexual. Al concentrarse en su fantasía o visualizarse a ambos haciendo el amor, por ejemplo, mantiene la mente ocupada con pensamientos eróticos lo suficientemente agradables para olvidarse del dolor. En el capítulo 5, encontrará otros ejemplos de la técnica de visualización aplicadas a la vida diaria.

Si decide abstenerse de toda actividad sexual debido al dolor o a otras razones, puede tomar esta decisión en conjunto con su pareja. Pero es importante para la relación con su pareja que el acuerdo sea mutuo. Hay profesionales entrenados específicamente en el área de las enfermedades crónicas y problemas de relación, que pueden ayudarles a comunicarse más claramente como pareja para hacer decisiones que beneficien a ambos.

Posiciones Sexuales para las Personas con Enfermedades Crónicas

Para minimizar el dolor durante las relaciones sexuales es importante disminuir el temor a lastimarse, además de disminuir el dolor. En general, las posiciones más cómodas para ambos se pueden encontrar por medio de la experimentación. Cada persona es diferente en cuanto a sus preferencias. Sin embargo, encontrar una posición más cómoda antes de involucrarse completamente en la relación sexual, le podría evitar el dolor no deseado.

Otra forma de prevenir el dolor es hacer algunos ejercicios de calentamiento por unos minutos antes de empezar la actividad sexual, por ejemplo, estiramientos suaves de la espalda y los músculos de las piernas. Esto podría hacerse de una forma juguetona y espontánea. Refiérase al capítulo 8 para obtener más información sobre ejercicios específicos. Además, un baño de agua caliente puede ayudar a relajar los músculos. Cambiar de posición periódicamente es otra forma de evitar el dolor.

Las enfermedades crónicas no debe convertirse en un impedimento para gozar de la sexualidad. A través de una buena comunicación, con un poco de planeación y más importante aun, siendo creativos, la pareja puede mantener la vida sexual activa y satisfactoria.

Capítulo
14

Entendiendo la Diabetes

EL TRATAMIENTO Y CONTROL DE LA DIABETES DEPENDE CASI ENTERAMENTE DE LA RESPONSABILIDAD DE CADA INDIVIDUO. Esto significa que la persona con diabetes debe estar dispuesta a conocer todo acerca de su enfermedad, tomar responsabilidad, hacer y llevar a cabo las decisiones necesarias para el manejo adecuado de su diabetes. Antes de mirar a todas estas opciones de manejo personal, explicaremos acerca de la diabetes y sus causas.

¿Qué Es la Diabetes?

Para entender la diabetes es necesario explicar en forma breve y simple el proceso alimenticio, la función del páncreas y de la insulina en nuestro organismo y como se relacionan con la diabetes.

El proceso alimenticio se inicia con la ingestión de alimentos. En esta primera etapa, los alimentos son masticados, triturados y preprocesados por las glándulas salivales. Luego pasan por el **esófago** (aparato digestivo) hasta el estómago y los intestinos, donde se desdoblan en nutrientes. Tanto el estómago como los intestinos actúan sobre estos nutrientes transformándolos en sustancias más sencillas que pasan al torrente sanguíneo para nutrir las células (este proceso se llama **metabolismo**). Es durante este proceso que los carbohidratos o almidones que ingerimos, así como otros alimentos se desdoblan convirtiéndose en azúcares simples llamados **glucosa.**

El **páncreas** es una glándula pequeña localizada debajo y detrás del estómago. Tiene la función de producir varias hormonas y sustancias que ayudan al proceso digestivo (metabolismo). Una de estas hormonas es la **insulina**. La insulina tiene la importante función de ayudar a que el azúcar simple (glucosa) sea absorbida por la células, para producir energía. (Vea la figura #1.)

Se puede comparar el azúcar simple o glucosa con la gasolina, que es la energía que mueve el auto. En el auto, la gasolina sola no es suficiente, se necesita la llave para encender el motor y permitir que esta se convierta en energía. **En el cuerpo, la glucosa sola no es suficiente, se necesita la llave que le permita a la glucosa entrar a las células para producir energía, esa llave es la INSULINA.**

En la diabetes, la **insulina** no es capaz de realizar su función. Tal vez porque el páncreas no está produciendo suficiente insulina, o porque la insulina que produce no puede ser utilizada en forma eficiente. Como resultado la glucosa (azúcar) se acumula en la sangre alcanzando niveles muy elevados. Cuando la sangre se filtra por los riñones el exceso de glucosa se derrama o pasa a la orina para ser eliminada. Esto causa uno de las síntomas de la diabetes que es la orina frecuente y copiosa. Por eso, la diabetes adquirió su nombre, *Diabetes Mellitus*, el nombre completo de la enfermedad, deriva del griego "diabetes" que significa "pasar a través" y el latín "mellitus" que significa "dulce o amielado".

Existen diferentes tipos de diabetes. El cuadro #1 le dará una comparación de los dos tipos más comunes. Todas las clases de diabetes tienen una cosa en común, ya sea que el cuerpo no produce suficiente insulina o no puede usar la insulina que se produce.

Como en muchas enfermedades crónicas, la causa exacta de la diabetes todavía no se conoce. La diabetes tipo 1, denominada también insulinodependiente, es la clase que usualmente empieza en la niñez, es probablemente una enfermedad autoinmune. Esto significa que por razones que no entendemos completamente, el sistema inmune del cuerpo empieza a trabajar y destruye la habilidad del páncreas de producir insulina, resultando en una falta o ausencia de insulina.

La diabetes tipo 2, conocida como no insulinodependiente, se presenta usualmente en adultos (después de los 40 años). Aunque no hay causa única, sí se ha establecido que es el resultado del trastorno de una serie de factores que al relacionarse entre si puedan dar inicio a la diabetes. Es más común entre personas con sobrepeso, porque el exceso de grasa no permite el cuerpo usar la insulina que produce. O sea que, la insulina es producida, pero el cuerpo se hace resistente a ésta. La resistencia a la insulina significa que el organismo no es muy efectivo en movilizar la glucosa de la sangre hacia las células del cuerpo. Al no poder usarse la glucosa (azúcar), se acumula en la sangre.

La diabetes tipo 2 no parece ser una enfermedad autoinmune. Por el contrario, está estrechamente ligada con el factor genético (hereditario). Esto significa que la tendencia a desarrollar diabetes se pasa a través de los genes, y puede iniciarse después de situaciones como el estrés, el sobrepeso, el tipo de dieta, estilo de vida o por alguna otra enfermedad.

219

*Figura 1: **El Proceso Alimenticio***

La diferencia más importante entre los dos tipos de diabetes es: el tipo 1 es insulino dependiente, quiere decir que la persona necesita inyectarse insulina diariamente. En el tipo 2, la mayoría de personas no necesitan un tratamiento rígido de insulina para sobrevivir.

Sin embargo hay similitud entre diabetes tipo 1 y 2, ambas pueden aparecer acompañadas de síntomas que se asemejan, por ejemplo: cansancio, aumento de apetito, pérdida de peso, visión borrosa, orina frecuente y sed excesiva, cambios en el estado de ánimo, infecciones y una pérdida de peso no intencional.

Cuadro #1: Revisión de la Diabetes Tipo 1 y Tipo 2		
CARACTERÍSTICAS	**DIABETES TIPO 1** *(debe inyectare insulina)*	**DIABETES TIPO 2** *(puede o no necesitar insulina y puede necesitar medicina oral)*
Edad	Usualmente empieza antes de los 20 años, pero puede presentarse en adultos	Usualmente empieza después de los 40 años, pero puede presentarse antes
Insulina	Produce muy poca insulina o nada en absoluto	El páncreas produce poca insulina que no es suficiente, o la que produce no puede ser usada por el cuerpo
Inicio	Aparece de súbito, o en forma repentina y se desarrola rápidamente	Aparece en forma gradual y se desarrolla lentamente
Sexo	Afecta a hombres y mujeres por igual	Afecta más a mujeres
Herencia	Alguna tendencia hereditaria	Fuerte tendencia hereditaria
Peso	La mayoría con pérdida de peso	La mayoría con el exceso de peso
Cetonas	Cetonas se encuentran en la orina	Usualmente no hay cetonas en la orina
Tratamiento	Insulina, dieta, ejercicio, responsabilidad del paciente	Dieta, ejercicio, responsabilidad del paciente y cuando es necesario, medicina oral y/o insulina.

El Manejo Personal

No importa que clase de diabetes tenga, hay dos tipos de tareas que la persona con diabetes debe tener en cuenta. La primera es mantener un nivel seguro o apropiado de glucosa en la sangre. Esto significa balancear todos los métodos de tratamiento, alimentación saludable, ejercicio, medicinas y las emociones negativas. La segunda tarea es detectar tempranamente cualquier problema causado por la diabetes. Por supuesto, estos dos están íntimamente ligados, puesto que muchos de los problemas son causados por el incremento en los niveles de glucosa. Examinaremos estas tareas de manejo en más detalle.

Manteniendo un Nivel Adecuado de Azúcar en la Sangre (Glucosa Sanguínea)

A través del proceso alimenticio sabemos que el organismo obtiene nutrientes y glucosa. La sangre transporta la glucosa hacia las células a lo largo del cuerpo donde se convierte en energía. Usted notará que es importante tener cierta cantidad de glucosa en su sangre todo el tiempo, para que su cuerpo pueda usar energía. El objetivo del manejo de la diabetes es mantener la glucosa a un nivel apropiado para su condición. La glucosa sanguínea normal es 80–120 mg/dl. Sin embargo, no toda la gente con diabetes puede tener un nivel de glucosa sanguínea "normal". Pregunte a su médico cual es el nivel de glucosa sanguínea que usted debe mantener. Los problemas aparecen cuando usted tiene demasiada glucosa en la sangre, llamada **hiperglucemia**, o cuando tiene muy poco glucosa, llamada **hipoglucemia**. Hablaremos más detalladamente de estos puntos en el tema qué hacer cuando sube o baja el nivel de azúcar en la sangre (las páginas 232 a 236).

En casos de diabetes que no reciben un tratamiento adecuado, el problema es la hiperglucemia. La insulina puede no estar presente o es inefectiva en ayudar a sus células a usar la glucosa. Por tanto, la glucosa se acumula en la sangre. Como resultado la persona con diabetes puede experimentar varios síntomas, los que se han descrito en la columna izquierda del cuadro #2 (página 222).

Otra cosa que ocurre es que el cuerpo trata de liberarse del exceso de glucosa, y lo hace eliminando glucosa a través de la orina. Cuando el nivel de glucosa en la orina sube, usted puede sentir la necesidad de orinar con mayor frecuencia. Por esto, uno de los síntomas de glucosa sanguínea elevada es el orinar frecuente y la sed insaciable. Otros síntomas se enumeran en el cuadro #2.

La mayoría de las personas con diabetes reciben tratamiento regular. Muchas personas se inyectan insulina o toman medicinas para la diabetes por vía oral. Estas medidas son muy efectivas para ayudar al cuerpo en el uso de la glucosa. El único problema es que a veces hay más insulina o medicación de la que se necesita. El resultado es que el nivel de glucosa baja (**hipoglucemia**). Los síntomas de hipoglucemia se enumeran en el cuadro #2.

Su trabajo como una persona proactiva es mantener su glucosa sanguínea en un balance apropiado, no demasiado alto ni demasiado bajo. Este balance es obtenido a través de la alimentación, ejercicio y a veces el uso de medicinas. Además, las emociones fuertes y la enfermedad pueden afectar los niveles de glucosa sanguínea.

222

Cuadro #2: Síntomas de Hiperglucemia e Hipoglucemia

HIPERGLUCEMIA	HIPOGLUCEMIA
Aparece gradualmente (en días o meses)	Aparece de súbito (en horas o minutos)
Sed insaciable	Temblor, mareo, debilidad
Orina frecuente y copiosa	Irritabilidad
Fatiga, cansancio extremo	Sudor frío
Visión borrosa	Palpitaciones cardíacas fuertes y rápidas
Infecciones frecuentes y persistentes	Hambre
Pérdida de peso no intencional	Nerviosismo
Náuseas y vómitos	Adormecimiento y hormigueo de los dedos y labios
Respiración profunda y rápida	Visión borrosa o visión doble (es más común con hiperglucemia)
Aliento a frutas	Confusión mental, desorientación
Altos niveles de cetonas en la orina	Hablar con dificultad, incoherente
	Dolor de cabeza
	Convulsiones, sudores nocturnos
	Sueño inquieto
	Desmayarse, perder el conocimiento

Obtener una Alimentación Saludable

Los hábitos alimenticios pueden afectar mucho el control de su diabetes. Para muchas personas con diabetes las dietas o cambios en su alimentación pueden parecer demasiado agobiante al inicio. Pero no necesita ser así porque aun pequeños cambios en la alimentación pueden ayudar a controlar su nivel de azúcar en la sangre y hacerle sentir mejor. También, los alimentos saludables pueden aún ser deliciosos, satisfactorios y agradables.

Usted no tiene que pasar hambre o privarse de los alimentos que más le gustan, tampoco tiene que comprar comida especial. Sólo debe cuidar la cantidad y la calidad de alimentos que ingiere, tratando de obtener un balance nutritivo en cada comida regular. Para lograr esto, tal vez necesita hacer cambios en sus hábitos alimenticios, por ejemplo, comer más de algunos alimentos y menos de otros, tratar de comer una variedad amplia de alimentos, llevar un horario regular de alimentación, y comer la misma cantidad en cada comida regular, si es posible.

Todos los alimentos contienen nutrientes que dan energía al organismo y cada uno de los nutrientes influyen en el azúcar sanguíneo de diferente manera. Para la persona con diabetes es importante vigilar tres principales nutrientes y son: los carbohidratos, las proteínas y las grasas. Los carbohidratos (complejos y simples), conocidos también como almidones, elevan el nivel de azúcar en la sangre más rápidamente que las proteínas y las grasas. Por lo tanto es importante vigilar la cantidad total de carbohidratos que ingiere en cada comida regular; es mejor obtenerlos de los productos vegetales o bajos en carbohidratos. Las proteínas sirven para reparar e integrar los tejidos, músculos, huesos y piel, también aportan energía al organismo en ausencia de los carbohidratos. Pero generalmente las proteínas se encuentra en productos animales como las carnes, pescado, leche, queso, etc. y estos pueden tener un alto contenido de grasa. Es importante aprender a elegir las proteínas de los productos bajos en grasas. La grasa es el tercer nutriente importante para el organismo; pero si se consume en exceso puede afectar al corazón, otros órganos y causar sobrepeso complicando aún más la diabetes. Encontrará más información específica sobre la nutrición y una alimentación saludable en el capítulo 6.

El objetivo básico es obtener una alimentación balanceada, limitando el consumo de carbohidratos, como pastas, pan, granos, tortillas, papas, etc.; aumentando los vegetales verdes; obteniendo las proteínas de los alimentos bajos en grasas; limitando el consumo de frutas ricas en carbohidratos y azucares; reduciendo el consumo de grasa en general. Además es recomendable disminuir los alimentos ricos en azucares agregados, como los caramelos, pasteles, dulces, bebidas y helados; estos alimentos no sólo agregan azúcar, sino también calorías y grasas.

La alimentación para las personas con diabetes es muy similar a la recomenda-da para cualquier persona, o sea que puede comer una variedad de alimentos, sólo debe cuidar la cantidad y la frecuencia. Esto tiene muchas ventajas. Además de ayudarlo a mantener un adecuado nivel de glucosa sanguínea, le ayudará a mantener un peso adecuado, disminuir la presión arterial y los niveles de colesterol.

Además de saber qué comer, es importante que usted sea más cuidadoso que otras personas acerca de cuanto y cuando puede comer. El tipo, cantidad y horario de sus alimentos afecta sus niveles de glucosa sanguínea. Para mantener su glucosa a un nivel normal para usted, debe llevar un balance entre la alimentación, el ejercicio y la insulina y/o alguna otra medicina que esté tomando.

Para aprender todo lo referente a su alimentación, le recomendamos en forma especial que pase un poco de tiempo con un educador certificado de la diabetes. Hay muchas personas que han sido específicamente entrenados para enseñar y son certificados por la Asociación Americana de Educadores en Diabetes. Un nutricionista también puede ayudarle a planear su alimentación que lo ayudará a manejar su diabetes. Los cambios alimenticios serán adecuados a su estilo de vida.

El Ejercicio

Realizar una actividad física regularmente es muy importante para controlar la diabetes y mejorar la salud en general. El ejercicio provee todos los beneficios para la persona con diabetes de la misma forma que lo hace con los demás. Mantiene sus articulaciones flexibles, fortalece el corazón, los pulmones y los vasos sanguíneos, ayuda a prevenir problemas cardíacos y a controlar y perder peso, reduce el estrés y la tensión, y ayuda a manejar la depresión. Toda persona de cualquier edad puede hacerse más activo(a), empezando con actividades o ejercicios suaves.

La persona con diabetes generalmente tiene problema de sobrepeso. Además, el ejercicio provee el beneficio de quemar calorías y disminuir el nivel de azúcar en la sangre. De hecho, esto le ayuda a reducir o mantener un peso adecuado. El ejercicio puede ayudarlo de tres formas. Primero, quema más calorías y energía cuando está ejercitando, los músculos del cuerpo usan su propia reserva de azúcar. Segundo, a medida que avanza el ejercicio ayuda a formar y mantener los músculos; el cuerpo se reabastece de azúcar sanguíneo y energía. El músculo quema calorías 24 horas al día, durante el ejercicio esto aumenta aún más, ayudando a controlar y mantener el peso. Tercero, el ejercicio aeróbico sostenido es el ejercicio un poco más intenso, que hace que aumente la frecuencia cardíaca, que respire fuertemente y que comience a transpirar. Esto aumenta el nivel en el cual el cuerpo quema calorías. Es decir, después de 30 a 40 minutos, el cuerpo empieza a quemar grasa para obtener combustible, quemando calorías a través del metabolismo, además de las calorías quemadas a través del ejercicio. Cuando usted deja de hacer ejercicio, su metabolismo no regresa inmediatamente a la normalidad, por el contrario, permanece elevado hasta 6 horas después. El ejercicio cambia el metabolismo en los músculos y ayuda a normalizar los niveles de glucosa sanguínea. Así, usted continúa quemando calorías a un nivel más elevado mucho después que termina hacer ejercicio. El ejercicio extremo puede disminuir los niveles de glucosa hasta por 36 horas. La mejor noticia es que todo lo que requiere elevar su metabolismo es 20-30 minutos de ejercicio aeróbico regular. Así, todas las personas con diabetes, deben hacer alguna actividad aeróbica, caminar, montar bicicleta, nadar o bailar, por lo menos 20-30 minutos tres a cuatro veces por semana.

225

La persona con diabetes debe tener en cuenta que la insulina no está realizando su función, por lo tanto la glucosa no llega a las células acumulándose en el torrente sanguíneo. Esto además crea un desequilibrio en el metabolismo subiendo o bajando drásticamente al nivel de azúcar en la sangre. Por eso, antes de empezar un programa de ejercicio asegúrese de controlar adecuadamente su diabetes y saber que pasos dar cuando aumenta el esfuerzo físico con el ejercicio o con cualquier otra actividad. El ejercicio le beneficia porque ayuda a bajar el nivel de azúcar pero si lo hace en exceso puede causar hipoglucemia, o sea la disminución drástica de azúcar. Si el nivel de azúcar en la sangre es muy bajo, el cuerpo comienza a quemar grasa para obtener energía, creando ácidos que pasan a la sangre. Si esta acumulación de ácidos no se controla puede causar complicaciones y provocar un estado de coma.

Encontrará más información en cómo desarrollar y mantener un programa de ejercicio y algunos consejos para las personas con diabetes en los capítulos 7 a 10.

Emociones

Para las personas con diabetes las emociones tales como el enojo, la cólera, la frustración, el estrés o la depresión pueden afectar los niveles de glucosa sanguínea. Por tanto, es importante aprender a manejar estas emociones en forma efectiva. No trate de ocultar o suprimir sus emociones. Posiblemente el trabajo más importante que usted puede hacer para controlar su diabetes es aprender técnicas que le ayudan a manejar sus emociones desagradables. Algunas de estas técnicas incluyen la relajación muscular o por imágenes guiadas, distracción, meditación, oración, y la habilidad de pensar positivamente. También, es necesario buscar ayuda profesional en la forma de consejería y/o participar en un grupo de apoyo.

Otras Enfermedades

Otra consideración son las enfermedades comunes (resfrío, gripa, diarrea, etc.) porque causan tensión y estrés en el cuerpo. Cuando la persona con diabetes se enferma, especialmente con una infección bacteriana o viral tales como el resfrío o la gripe, el nivel de azúcar en la sangre tiende a subir, y las medicinas y los alimentos le pueden afectar diferente durante estos días. Por esta razón es importante saber cual es su nivel de azúcar en la sangre. Esto le ayudará a tomar decisiones apropiadas con respecto a la alimentación, la ingesta de líquidos y las medicinas. Además le ayuda a saber cuándo debe llamar al médico o enfermero(a). Por lo tanto, si usted no se hace la prueba de azúcar en la sangre con frecuencia, es una buena idea hacerla cuando está enfermo(a) para ayudar a mantener un mejor control. Se recomienda hacerla cada 4 a 5 horas y anotar los resultados. El cuadro #3 contiene sugerencias de lo que debe hacer cuando esté enfermo(a).

Cuadro #3: *Cómo Cuidarse Cuando Está Enfermo(a)*

- **Hacerse la prueba del nivel azúcar con más frecuencia.** *(Si es posible cada 4-5 horas y anote los resultados. Esto le ayudará a tomar decisiones, sobre sus comidas, medicinas y cuándo llamar a su médico).*

- **Tomar ½ taza de líquidos cada hora, según su nivel de azúcar** *(si su nivel de azúcar es **alto** tome líquidos que no contengan azúcar. Si su nivel de azúcar es **bajo** tome de ½ taza de líquidos azúcarados hasta 1 taza y nuevamente hágase la prueba de azúcar).*

- **Seguir tomando sus medicinas** *(excepto si tiene vómitos o diarrea, en este caso llame a su médico).*

- **Dígale a un familiar o amigo como se siente, para que esté alerta de su condición y pueda ayudarlo(a).**

Tomar líquidos es importante para prevenir la deshidratación durante estos días. Los síntomas que pueden indicar que usted está deshidratado(a) son la falta de orina en 8 horas y/o mareos al realizar movimientos o cambios de posición. Si su nivel de azúcar en la sangre está elevado entonces tome líquidos que no contengan azúcar como: té, soda dietética, caldo (de pollo o carne) y agua. Si su nivel de azúcar en la sangre es normal o ha disminuido, entonces tome ½ taza de jugo de fruta, jugo de vegetales o soda regular. Si usted no puede comer, trate con alimentos suaves como gelatina, huevos o yogurt. También es importante continuar a tomar sus medicinas aunque usted no pueda comer. Si tiene vómitos y/o diarrea, pregunte a su médico si debe dejar de tomarla.

Es muy útil tener un familiar o un amigo que lo pueda ayudar durante estos días. Esa persona debe tener información para poder ayudarle con los cuidados de la casa, llamar al doctor o llevarlo a la sala de emergencia si es necesario.

Algunas veces los cuidados que hacemos en casa no funcionan y es necesario saber cuándo llamar a su doctor o enfermero(a).

Llame a su médico si:

- Todos estos pasos no le ayudan a mejorar dentro de 24–48 horas.

- Su nivel de azúcar en la sangre es mayor de 300 mg/dl por más de 2 días.

- Su temperatura es mayor de 101°F ó 38.5°C, ó 100°F (38°C) por 2 días.

- Presenta vómitos o diarrea por más de un día.

- No puede tolerar líquidos o alimentos por más de 8 horas.

- Si tiene diabetes tipo 1, llame al doctor si su glucosa es mayor de 240 mg/dl por 2 días o está a un nivel elevado que no es normal para usted. También si encuentra que tiene acetona en la orina después de hacerse la prueba de orina.

- Su nivel de azúcar en la sangre es menor de 60 mg/dl dos veces en un día.

- No se siente bien o no se siente seguro(a) de saber cómo cuidarse.

Cuando tiene que pedir ayuda médica, es importante estar preparado(a) para ofrecer la siguiente información:

- El tipo de diabetes que tiene

- Su nivel de azúcar en la sangre, si lo sabe

- Su temperatura

- Sus síntomas

- Si tiene acetona en su orina

- Las diferentes medicinas que está tomando

- Todo lo que ha realizado en casa para tratar sus síntomas

Generalmente, si usted pide una medicina fuerte para ayudar a controlar los síntomas de su resfriado, gripa o diarrea, necesitará ver a su médico antes de que pueda darle una prescripción o receta médica. A diferencia de algunos otros países, donde, sin ver al médico se puede adquirir medicinas fuertes de la farmacia, de un familiar o amigo (una práctica no recomendable porque puede complicar su condición). Si sabe esto puede evitar mayor estrés y frustración. Por eso es mejor planear con anticipación lo que debe hacer en estos días de enfermedad. Algunas sugerencias incluye:

- Buscar un amigo o un familiar que esté preparado y sea capaz de ayudarlo cuando sea necesario. Esta persona debe saber qué hacer y cuando llamar al doctor o llevarlo a la sala de emergencia.

- Asegúrese de tener al alcance líquidos azucarados y no azucarados.

- Tener un termómetro en casa y aprender a usarlo.

- Tener a su alcance información de emergencia (por ejemplo, el número de teléfono de su médico, lista de medicinas, los dosis, etc.).

La Inyección de Insulina

La inyección de insulina es usada para tratar a personas con diabetes tipo 1 y para algunas personas con diabetes tipo 2. La insulina se usa para reemplazar la insulina que no es producida y/o no utilizada adecuadamente por el cuerpo. Siempre se administra por inyecciones. Existen tres tipos de insulina, clasificadas según la

Cuadro #4: *Tipos de insulina*			
Tipo	**Inicio de acción**	**Efecto máximo**	**Duración**
Acción corta (regular)	½–1 hora	2–5 horas	6–8 horas
Acción intermedia	1–2 horas	6–12 horas	18–24 horas
Acción larga	4–8 horas	12–18 horas	24–28 horas
Acción mixta rápida e intermedia	½ hora	4–12 horas	18–24 horas
Recuerde: No todas las marcas (aun del mismo tipo) actúan exactamente igual. Este cuadro muestra guías generales. Para encontrar información específica acerca de su insulina, pregúntele a su médico o farmacéutico.			

duración de su efectividad. El cuadro #4 le da una visión breve de estos tipos de insulina. Es importante que usted sepa el tipo de insulina que está tomando, la compañía que la prepara, la dosis (número de unidades que está tomando) y que la insulina que está usando no haya pasado de fecha de vencimiento. Si usted cree que se beneficiaría con un mayor entrenamiento sobre el uso de la insulina, hable con su doctor o con un educador de la diabetes.

Medicinas (Pastillas) para la Diabetes

La mayoría de las personas con diabetes tipo 2 no necesitan insulina. Ellos pueden controlar su diabetes con dieta y ejercicio, y a veces con medicamentos (pastillas) para la diabetes. Muchas personas con diabetes tipo 2 pueden evitar tomar insulina u otros medicamentos controlando su peso. A veces sólo se necesita perder 10 a 15 libras de peso para normalizar la glucosa sanguínea. El cuadro #5 muestra los medicamentos comunes que son utilizados para el tratamiento de diabetes tipo 2 (no insulinodependiente).

Algunas personas toman pastillas que les ayudan a disminuir el nivel de glucosa sanguínea. Es importante saber que tipo de medicamentos toma y con qué frecuencia debe tomarlos. Es recomendable llevar siempre en la cartera o billetera una tarjeta con la lista de todas las medicinas que toma y la dosis que debe tomar de cada una de ellas. Los medicamentos para la diabetes pueden trabajar aumentando la secreción de insulina, disminuyendo la absorción de carbohidratos en el estomago, disminuyendo la producción de azúcar en el hígado y/o haciendo que las células del organismo sean más sensibles a la insulina (si se la recetaron). Por eso es importante que sepa cuando debe tomar sus medicamentos y no dejar de tomar la dosis que le recetó el médico. Muchas de estas medicinas se toman una o dos veces al día, generalmente antes de tomar sus alimentos. Las medicinas para la diabetes *no* reemplazan una alimentación saludable o las actividades físicas regulares. Consulte con su médico antes de dejar de tomar o de cambiar sus medicinas, aun si se siente bien de salud. Cuando viaja es importante que siempre lleve sus medicinas con usted y no en la maleta.

Otras medicinas pueden a veces interactuar con las pastillas para la diabetes. Por tanto, es importante que su doctor y el farmacéutico tengan conocimiento de todos los medicamentos que usted está tomando, tanto prescritos como los no prescritos.

En general, es una buena idea evitar el alcohol. Para la persona con diabetes el alcohol puede causar una súbita o drástica disminución de la glucosa sanguínea. Además, el alcohol aumenta las calorías que a su vez incrementan el peso. Cuando se toma alcohol y se está tomando pastillas para la diabetes, o siguiendo un

230

Cuadro #5: Medicamentos Orales para el Tratamiento de Diabetes Tipo 2 (no insulinodependiente)	
Nombre de los Medicamentos	**Como Trabajan**
Sulfonilureas (contienen sulfas): tolazamida (Tolinase), tolbutamida (Orinase), glipizida (Glucotrol), gliburida (DiaBeta, Micronase), acetohexamida (Dymelor), clorpropamida (Diabenese)	Estimulan la producción de insulina (ayudan al páncreas a producir más insulina, y al organismo a utilizar la insulina).
Inhibidores de la Alfaglucosidasa: Acarbosa (Precose)	Reduce la digestión y absorción de carbohidratos, resultando en un aumento más lento de azúcar en la sangre (bloquean las enzimas que digieren los carbohidratos).
Biguanidas: Metformina (Glucophage)	Disminuye la cantidad de azúcar que produce el hígado. También rebaja la cantidad de insulina en el organismo.
Tiazolidinedionas: Troglitazona (Rezulina)	Hacen que las células sean más sensibles a la insulina, aumentando el uso de insulina en los músculos. Disminuye la resistencia a la insulina.
Nota: Se supo que Rezulina puede afectar el hígado, por eso en marzo del 2000 fue retirado del mercado en los EEUU. Consulte con su médico, si toma esta medicina.	

tratamiento para reducir la glucosa, especialmente con Diabenese, puede causar problemas o reacciones secundarios como calor súbito, rubor, hormigueo y mareos. Por tanto, sea cuidadoso(a) y limite el consumo del alcohol. Si bebe alcohol asegúrese de haber comido algo, así evitará una disminución drástica de azúcar en la sangre que generalmente sucede cuando se ingiere alcohol con el estomago vació.

Tiempo y Balance

Hemos hablado acerca de la dieta, los ejercicios, las emociones, las enfermedades y las medicinas; y como todos estos factores se relacionan entre si para ayudarle a mantener el nivel de azúcar (glucosa). Por eso, es importante alcanzar un equilibrio entre todos estos factores; quiere decir disminuirlos o aumentarlos, cambiar o adaptar el horario, etc. Por ejemplo, incrementar el ejercicio puede disminuir los niveles de glucosa sanguínea, esto le permite aumentar la cantidad de alimentos que ingiere o reducir la dosis de medicina que toma para su diabetes.

Como mencionamos antes, el manejo personal de la diabetes depende del equilibrio o balance que pueda alcanzar en estos puntos. Esto es algo que se debe aprender y se puede lograr haciendo cambios e incorporándolos a su vida diaria. Para conseguir más información, hable a su doctor o educador en diabetes.

Vigilando la Glucosa en Casa

231

Hasta ahora hemos discutido las cosas básicas que usted puede hacer para manejar su diabetes. Otra área importante es el aprender a vigilar su nivel de azúcar en la sangre. Como hemos dicho al principio, mantener los niveles de glucosa bajo control requiere llevar un equilibrio o balance. Por supuesto que existen exámenes que su médico le hace para vigilar su condición, incluyendo las pruebas de glucosa (en ayuno y no ayuno) y la hemoglobina A_{1C}. Sin embargo, las pruebas más importantes son las que usted hace en casa diariamente.

Vigilar su glucosa le ayudará a saber si las estrategias que está usando en el manejo de su enfermedad trabajan. Solo a través de una vigilancia estricta y anotando los resultados puede usted juzgar y comparar el éxito de su programa y hacer ajustes adecuados. Es importante vigilar y verificar su nivel de azúcar en forma metódica. La frecuencia con que vigila su nivel de azúcar en la sangre depende de la estabilidad de estos niveles, las medicinas que está tomando, y cómo se siente. Usted puede hablar con su doctor o educador en diabetes para determinar con qué frecuencia usted debe vigilar su glucosa. Seguido, hablaremos de los diferentes métodos que personas con diabetes utilizan para vigilar su nivel de azúcar sanguíneo; también discutiremos las ventajas y desventajas de cada método.

Observar los Síntomas

Mientras es importante reconocer y entender cómo se siente cuando su nivel de azúcar es muy bajo o muy alto, esta no es la mejor manera de controlar su diabetes por dos razones. Primero, muchas personas no experimentan síntomas hasta que su nivel de azúcar está ya demasiado alto o bajo. Es muy difícil mantenerse dentro de un nivel de azúcar apropiado para cada persona. Esto depende del tipo de diabetes que tiene y de las medicinas que está tomando. Segundo, muchos de los síntomas que algunas personas experimentan pueden ser similares para ambos, el nivel alto o el nivel bajo de azúcar. Sin saber cual es su nivel de glucosa, será difícil determinar qué pasos debe seguir para su tratamiento.

Prueba de Orina

En el pasado el método para determinar si había azúcar en la sangre era la prueba de orina. Cuando la glucosa o azúcar en la sangre alcanza niveles muy elevados, esta se elimina a través de la orina. Por lo tanto, puede vigilar el nivel de azúcar realizando la prueba de la orina. Esta se hace por la mañana antes del desayuno sumergiendo una tira de prueba en la orina. Si la tira cambia de color significa que el nivel de azúcar está demasiado alto. Desafortunadamente, la prueba de orina sólo le indica cuando el nivel de azúcar está alto pero no le indica si el nivel de azúcar está muy bajo. Tampoco le indica si actividades específicas como la alimentación, el ejercicio, el estrés etc., influyen en alterar su nivel de azúcar en la sangre durante el día o la semana. También hay que considerar que ciertos medicamentos pueden afectar la precisión de la prueba de glucosa en la orina.

Prueba de Sangre

El principal método para vigilar la diabetes es la prueba de sangre. Esta es una prueba simple, que se puede hacer en la casa o cualquier lugar. Se necesita usar un aparato pequeño, llamado **medidor o monitor de glucosa**, y las tiras para prueba de sangre. Usted se pica la yema de un dedo con una aguja pequeña estéril para obtener una gota de sangre. Luego se coloca la gota de sangre en una tira y la pone en el medidor de glucosa. Este le indica en pocos segundos (inmediatamente) su nivel de azúcar en la sangre. La prueba de sangre le ayuda a darse cuenta de cómo está llevando el balance de su comida, ejercicio y medicina durante el día o la semana. Por eso es el método más eficiente para controlar el azúcar en su sangre y hacer correcciones cuando sea necesario.

¿Qué Hacer Cuando el Nivel de Glucosa Baja o Sube Demasiado?

Mencionamos al principio que existen dos situaciones problemáticas para la persona con diabetes, al vigilar su nivel de azúcar puede encontrar que está demasiado bajo (hipoglucemia), o que está demasiado alto (hiperglucemia). En algunos casos el nivel de glucosa sanguínea puede subir o bajar constantemente, fluctuando de un extremo a otro. El nivel de glucosa comúnmente sube o baja cuando no hay un balance adecuado entre la alimentación, el ejercicio, el estrés y las medicinas. Para la persona con diabetes es importante conseguir un equilibrio entre todos estos factores.

La Hipoglucemia

Se produce cuando el nivel de glucosa sanguínea baja a niveles peligrosos (a menos de 60 mg/dl). La persona presentará síntomas como mareos, sudor frío, cansancio, etc.; revise la lista de los síntomas en el cuadro #2 (página 222). Si no se

232

Cuadro #6: *Causas de Hiperglucemia e Hipoglucemia*	
HIPERGLUCEMIA (Demasiada glucosa en la sangre)	**HIPOGLUCEMIA** (Menor glucosa en la sangre)
Insuficiente medicina oral; horarios inadecuados.	Demasiada insulina; horarios inadecuados de la insulina o pastillas.
Comer demasiado, especialmente bebidas dulces o comidas ricas en carbohidratos.	Dejar de comer regularmente o comer menos de lo normal.
Comer en horarios irregulares, con mucha frecuencia.	Comer en horarios irregulares, dejar de comer o saltarse las comidas.
Menos ejercicio que el usual.	Más ejercicio que el usual, horarios inadecuados.
Estrés emocional.	Estrés emocional.
Medicación inadecuada (estaba congelada, demasiado caliente o esta pasada).	Tomar bebidas alcohólicas con el estomago vacío.
Enfermedades como fiebre, resfríos, gripe o cirugía.	

233

atiende inmediatamente puede originar una situación de emergencia y provocar un estado de coma. La hipoglucemia puede ocurrir por demasiada insulina o pastillas para la diabetes, por la falta de alimentos, por el exceso de ejercicio o actividad física, por la tensión o estrés, y por complicaciones con otras enfermedades comunes.

Si observa que su nivel de glucosa baja a menos de un nivel normal para usted, es importante elevarla rápidamente. Esto se puede hacer ingiriendo alimentos que son fuentes de azúcar rápida, por ejemplo, de 5-7 caramelos o salvavidas, de 4-6 onzas de jugos de naranja o manzana, una Coca-Cola ó 7-up, 10 pastillas de goma de mascar o chicles, 2 cucharadas de té al ras de miel de abeja o jarabe de arce. Después de comer esto, descanse, espere 15-20 minutos, vigile sus síntomas o hágase la prueba de sangre nuevamente; si su nivel de glucosa no ha subido repita los paso. Si después de varios intentos no mejora busque ayuda médica. Revise el cuadro #7. Se recomienda que siempre lleve consigo alguna de estas fuentes de "glucosa" o remedios de efecto rápido. También es importante que pare de realizar la actividad o ejercicio de inmediato (descanse), busque ayuda, mencione a alguien

---

Cuadro #7:
Pasos para Tratar un Bajo Nivel
de Azúcar en la Sangre
(Hipoglucemia)

234

1. **Hacerse una prueba de sangre de inmediato** *(para saber qué tan bajo es el nivel de azúcar)*

2. **Ingiera alimentos ricos en azúcar "remedios de efecto rápido"** *(por ejemplo, 5-7 salvavidas, 3-4 tabletas de glucosa, 3 cucharaditas de azúcar, un puñado de pasas, 1 tubo pequeño de betún para pastel, 1 cucharada de jarabe o miel, ½ taza de jugo de frutas, caramelos, etc.)*

3. **Descanse durante 15-20 minutos, esté atento a los síntomas, si es posible hágase otra prueba de sangre**

4. **Si después de 15-20 minutos no mejoran los síntomas, o no hay cambios en su nivel de azúcar, repita los pasos 2 y 3** *(ingiera alimentos o "remedios de efecto rápido", descanse 15 minutos, etc.)*

5. **Si después de repetir algunas veces estos pasos todavía no mejora o no hay cambios, llame a su médico, enfermera, o proveedor de salud.** *(No espere, es importante buscar ayuda médica)*

6. **Si los síntomas mejoran después de ingerir alimentos ricos en azúcar y descansar y todavía falta una hora para su comida regular, espere 1/2 hora y coma un bocadillo** *(ejemplo, una tortilla con queso, 1/2 sandwich, queso bajo en grasa, galletas, taza de leche, etc.)*

lo que está pasando (en caso que empeore). Una vez que se sienta mejor, y falta media hora o más para su siguiente alimento regular, coma un bocadillo que contenga algo sólido, como ½ sandwich o una tortilla de maíz con queso, galletas, tome líquido, una taza de leche o ½ vaso de jugo. Si los episodios de hipoglucemia se repiten hable con su médico.

Para la persona que tiene diabetes es importante usar un brazalete de emergencia o llevar siempre una tarjeta que indique que tiene diabetes, con información acerca de su condición, medicina, contactos médicos, familiares o amigos. Esto permitirá a otras personas saber cómo ayudarle en caso de emergencia.

Algunas veces, tratar de prevenir o aplicar los pasos para regular el bajo nivel azúcar en la sangre no es suficiente, por lo tanto es importante saber cuando necesitamos buscar ayuda médica. Llame al médico o la enfermera cuando:

1. El nivel de azúcar no mejora después de seguir los pasos para tratar la hipoglucemia. Es decir que no hay cambios después de ingerir alimentos ricos en azúcar y esperar 15-20 minutos.

2. Experimente síntomas de disminución rápida de azúcar en la sangre por más de 3 veces en una semana, o si su nivel de azúcar baja más de lo normal para usted y con mucha frecuencia sin saber cual es la causa.

3. Necesite ayuda de otra persona cuando su nivel de azúcar en la sangre es muy bajo.

235

La Hiperglucemia

Ocurre cuando la glucosa sanguínea sube a niveles muy elevados (más de 240 a 300 mg/dl) generalmente se presenta en forma lenta, a veces se sienten síntomas, o los que presenta son síntomas generales de diabetes, como sed insaciable, orina frecuente, cansancio, visión borrosa (revise el cuadro #2). Se puede producir por el **exceso** de alimentos ricos en grasas, carbohidratos y dulces, falta de ejercicio, mal funcionamiento del páncreas y/o falta de medicina. La hiperglucemia se puede vigilar con pruebas de sangre diariamente. Si nota un patrón donde su nivel de glucosa o azúcar sanguíneo se está elevando, es recomendable vigilar estrictamente su alimentación, incrementar su ejercicio, y hablar con su médico o enfermera acerca de cambiar o adaptar su medicina. El mantener constantemente el nivel alto de glucosa sanguínea puede crear problemas a largo plazo, como daño a otros órganos del cuerpo.

Si usted tiene diabetes tipo 2 y contrae alguna enfermedad común (como la gripa o diarrea) debe tener cuidado con el trastorno llamado *coma hiperosmoslar no cetónico*. Se presenta cuando el nivel de glucosa es extremadamente alto, esto produce un desequilibrio severo en la química del organismo, el cual puede provocar un estado de coma. Ocurre en algunas personas que presentan constantemente niveles altos de glucosa sanguínea por mucho tiempo. Si usted observa que su glucosa sube a más del nivel normal para usted, siga las siguientes recomendaciones:

- **Combata la enfermedad común para evitar que se empeore.** *(Dígale al médico que tiene diabetes. Siga bien las instrucciones para el uso de medicinas como antibióticos).*

- **Evite la deshidratación.** *(Tome líquidos cada 30 a 60 minutos, alterne líquidos salados con algunos menos salados).*

- **Si puede, coma sus alimentos regulares** *(y tome refresco o líquido sin azúcar con sus alimentos).*

- **Si NO puede comer sus alimentos porque tiene vómitos** *alterne líquidos que contienen azúcar con líquidos sin azúcar, como consomé y jugo de frutas, agua y refrescos o sodas.*

- **Tome su medicina para la diabetes aunque no pueda comer** *(a menos que su doctor indique lo contrario. Pregúntele si puede aumentar la dosis cuando contraiga una enfermedad).*

- **Hágase la prueba de sangre** *(cada 3-4 horas para vigilar su nivel de glucosa sanguínea. Si está muy enfermo pida a alguien que le ayude).*

236

- **Hágase la prueba de orina** *(si su nivel de azúcar es de 240 mg/dl o más, para detectar cetonas en la orina).*

- **Descanse para ayudar a su cuerpo a combatir la enfermedad común** *(el ejercicio o la actividad física, si está enfermo, puede hacer que su nivel de azúcar sanguíneo suba).*

- **Llame a su médico o enfermera** *(si su nivel de azúcar no baja de 240 mg/dl o si detecta cetonas en su orina).*

Complicaciones de la Diabetes

El no llevar un control adecuado de su diabetes y no vigilar su nivel de glucosa sanguínea, le puede afectar gradualmente otras partes del organismo. A veces no se presentan síntomas, estos solo aparecen cuando los órganos están muy afectados. Esto incluye daño al sistema cardiovascular y los vasos sanguíneos (enfermedad cardíaca), lesiones nerviosas o "neuropatía" (presenta síntomas como hormigueo, quemazón, adormecimiento de las manos y pies), lesión hepática (hígado), lesiones renales (riñones), problemas de la visión, y enfermedades de las encías. Es importante reconocer que la diabetes es un mal silencioso que va debilitando todo su organismo. Por eso es recomendable poner en práctica los siguientes hábitos para prevenir complicaciones más serias.

- Mantenga su nivel de azúcar en la sangre dentro de un limite adecuado o normal para usted.

- Hágase la prueba de sangre en casa con regularidad, para saber su nivel de glucosa, y lleve un diario de los resultados.

- Tenga controles regulares con su médico que incluye:
  — Un examen de sus pies durante cada visita.
  — La prueba de glucosa en la sangre (hemoglobina A_{1C}) varias veces durante el año o como le recomiende su médico.
  — Un examen ocular y de la retina cada uno o dos años. (Reporte al médico cualquier cambio en su visión).
  — Una revisión de su presión arterial, colesterol y lípidos cada año o como le recomiende su médico.
  — Un examen de la función de sus riñones cada año o como le recomiende su médico.
  — Una vacuna para la influenza cada año y la vacuna para la neumonía neumococo una vez en la vida.

- Recuerde a su médico o enfermero(a) durante cada visita que usted padece de diabetes.

- Practique un cuidado apropiado de sus pies.

- Proteja su piel (evite las quemaduras producidas por el sol y mantenga la piel limpia).

- Cepille sus dientes y use hilo dental.

- Tenga controles regulares con su dentista.

- No fume y/o evite permanecer en lugares donde fuman.

- Haga propósitos para el control de su diabetes y revíselos regularmente.

- Manténgase informado y aprenda lo más posible acerca de su enfermedad.

Enfermedad Cardíaca

Mencionamos que una complicación a largo plazo de la diabetes es el problema con el sistema cardiovascular. Debido al nivel alto de azúcar en la sangre las paredes de los vasos sanguíneos se endurecen gradualmente. Esto provoca mala circulación y obstrucción de las arterias, que son la causa principal de las enfermedades cardíacas. El mantener los niveles de glucosa sanguínea cercano al nivel normal para usted, le ayudará a detener o retrasar el endurecimiento de los vasos sanguíneos. Esto lo puede lograr poniendo atención cuidadosa a una dieta baja en grasas y una rutina regular de ejercicio aeróbico.

237

Infección

Las infecciones de la piel, vejiga, riñones, órganos genitales y encías ocurren porque las células del sistema inmunológico no son eficaces para destruir las bacterias que entran en el organismo, cuando los niveles de glucosa sanguínea son elevados. Si su sangre es rica en azúcar también habrá un mayor contenido de azúcar en su orina, lo que estimula el crecimiento de los microorganismos invasores causando infecciones. Si lleva un control deficiente de su diabetes, o sea que mantiene niveles altos de glucosa sanguínea, usted disminuirá la capacidad de su organismo de defenderse de las infecciones. Por esta razón es importante llevar un buen control de su nivel de azúcar. Debe atender inmediatamente cualquier herida o infección que note en su cuerpo. También es importante tener un cuidado muy especial con su piel, manteniéndola limpia y seca, usando crema hidratante para evitar que la piel se reseque. Esto es sumamente importante y necesario en el cuidado de los pies. A continuación hablaremos de este punto.

Pies Saludables

Las personas con diabetes tienen varias razones para preocuparse respecto a sus pies. Primero, hay problemas de infección debido a la disminución de la circulación sanguínea en las piernas y pies. Por eso los pequeños cortes o heridas no cicatrizan adecuadamente y puede producirse una infección. Luego, los pies están lejos del corazón y por tanto, a veces no reciben la suficiente irrigación sanguínea que necesitan. Esto es especialmente verdad si hay estrechamiento y endurecimiento de los vasos sanguíneos. Cuando los pies no reciben suficiente sangre, el tejido no sólo tiene demasiada azúcar, tampoco tiene suficiente oxígeno. El oxígeno es necesario para prevenir el daño al tejido y ayudar a la curación del mismo cuando ocurre.

Cuando la persona sufre de lesiones nerviosas (neuropatía) por la diabetes, frecuentemente tienen adormecimiento de los pies. Esto puede provocar que los pies sean menos sensibles al calor, frío y dolor y por tanto usted puede tolerar traumatismos en sus pies sin percibirlo o sin darse cuenta de ello. Por esta razón, es importante cuidar los pies apropiadamente y con regularidad, siguiendo los consejos en el cuadro #8. También, si tiene problemas con los pies, puede consultar con un podiatra, que es un especialista en el cuidado de los pies.

Visión

La visión borrosa es muy común con la hiperglucemia y puede ocurrir con la hipoglucemia también. Esto desaparece cuando la glucosa sanguínea está bajo control.

*Cuadro #8: **El Cuidado Apropiado de los Pies***

PARA EL CUIDADO APROPIADO DE LOS PIES RECUERDE...

- **Examine diariamente sus pies** *(asegúrese que no tiene lesiones o heridas, como cortes, llagas y ampollas en los pies, especialmente entre los dedos. Además debe observar la presencia de uñas encarnadas, callos, sequedad de la piel, enrojecimiento, inflamación, o pus. Pida la ayuda de otra persona o utilice un espejo irrompible para examinarse completamente los pies).*

- **Lave sus pies todos los días** *(use jabón suave y agua tibia, pruebe la temperatura del agua con sus codos. No remoje sus pies en agua tibia ya que esto le resecará la piel).*

- **Seque cuidadosamente sus pies especialmente entre los dedos** *(para evitar la formación de hongos o ampollas).*

- **Recorte las uñas de los pies en forma recta regularmente** *(siga la forma de sus dedos. Si usted no puede realizarlo, pida ayuda a un familiar o profesional. Además, no limpie debajo de las uñas o remueva la piel con objetos cortantes o punzantes).*

- **Aplique una loción o crema suave en sus pies antes de ir a dormir, si la piel está seca** *(excepto entre los dedos de los pies).*

- **Utilice zapatos y medías confortables** *(proteja siempre sus pies excepto cuando se esté bañando o en cama. Debe usar zapatos con soporte y cómodos. Evite las medias con tiras o elásticos. Si sus pies sudan cambie las medias frecuentemente. Examine sus zapatos antes de ponérselos. Use gradualmente los zapatos nuevos para que no lastimen sus pies).*

- **Recuerde al médico que examine sus pies durante cada visita.**

239

De mayor preocupación es una condición llamada *retinopatía diabética*. Esta es una condición donde los pequeños vasos sanguíneos del ojo se hacen rígidos y se rompen, causando así daño de la retina, la membrana sensible a la luz ubicada en la parte posterior del ojo. Este daño puede provocar problemas de visión, y a veces ceguera. Esta condición puede ser controlada con frecuencia si es detectada a tiempo.

Con un buen control de su nivel de glucosa, usted podrá reducir el riesgo a desarrollar problemas oculares serios. Por tanto, es muy importante que toda persona con diabetes, tenga un examen ocular y retinal anual con un oftalmólogo especialista en problemas de la retina. Cuando usted vaya por este examen, asegúrese de decirle a su doctor que usted tiene diabetes y que usted quiere especialmente que él o ella le haga el examen para *retinopatía diabética*. Este examen es diferente de los exámenes que hace el optometrista cuando se necesita lentes.

Lesiones Nerviosas

La lesión nerviosa o neuropatía, es también muy común en casos de diabetes. Los síntomas varían desde un dolor quemante y adormecimiento de los pies, piernas o manos hasta vahídos al ponerse de pie. Usted también puede tener problemas sexuales como impotencia o sequedad vaginal. Todo lo que es controlado por los nervios se puede afectar de una u otra forma por la diabetes. La neuropatía puede ser prevenida o controlada manteniendo los niveles de glucosa sanguínea dentro de los limites normales; por eso, es importante hablar con su médico sobre cualquier síntoma que tenga.

240

Su Papel Es Importante

Por favor, note que la mayoría de los problemas descritos anteriormente pueden ser tratados, pero usted tiene un papel muy importante. Primero, mantenga su glucosa sanguínea a un nivel adecuado para usted. Esto le ayudará a prevenir o reducir complicaciones; si los problemas ocurren, el buen control de la glucosa sanguínea puede ayudar a prevenir que estos empeoren. Segundo, esté alerta de su cuerpo y síntomas. Si usted detecta algo tempranamente, tales como una infección o problemas oculares, será más fácil de tratar.

De la misma forma que con todas las condiciones crónicas, la diabetes es una enfermedad que puede ser controlada a través de un buen manejo personal. El camino no siempre es fácil, pero puede ser muy beneficioso y gratificante para su salud.

Para convertirse en una persona proactiva en el control de su diabetes, hay mucho más que aprender de lo que está disponible en este capítulo. Lleve sus preguntas, problemas y preocupaciones a un educador de la diabetes.

Capítulo
15

Entendiendo las Enfermedades del Corazón y la Hipertensión

HOY EN DÍA, LA ENFERMEDAD CARDÍACA ESTÁ ENTRE LOS PROBLEMAS DE SALUD MÁS COMUNES EN LOS ESTADOS UNIDOS. Aunque hay varios tipos de enfermedades cardíacas, nos concentramos en la enfermedad coronaria, que es causada por bloqueo en las arterias del corazón (las arterias coronarias). Estos mismos bloqueos son el resultado de la arteriosclerosis.

La **arteriosclerosis** (endurecimiento de las arterias) se desarrolla en un periodo de varios años y probablemente es iniciado por el daño continuo causado a las paredes vasculares debido a factores tales como la presión arterial alta, el fumar cigarrillos, el colesterol alto, la acumulación de depósitos grasosos, la diabetes y el envejecimiento. (Vea el cuadro #1 para la lista de los factores de riesgo para la enfermedad cardíaca). En respuesta a este daño, las células en los vasos sanguíneos y las células en la sangre (plaquetas) empiezan a multiplicarse y agregarse. Una substancia fuerte, que contiene colesterol y células del vaso sanguíneo y de la sangre, empieza a acumularse y cubrir las paredes interiores de las arterias.

Cuando suficiente cantidad de esta substancia se acumula para reducir el diámetro del vaso sanguíneo a menos de un tercio de lo normal, se presenta una condición conocida como **isquemia**. La isquemia es la falta de suficiente flujo sanguíneo y oxígeno al músculo cardíaco. Esto es peligroso, porque la sangre que fluye a través de las arterias cardíacas provee al músculo cardíaco con los nutrientes y el oxígeno que necesita para sobrevivir (Vea la figura #1).

*Figura #1: **El Músculo Cardíaco***

242

¿Cuáles Son los Factores de Riesgo para Desarrollar la Enfermedad Cardíaca?

Numerosos estudios a través de los años han identificado diversas condiciones asociadas con un riesgo incrementado para desarrollar arteriosclerosis en las arterias coronarias. Los clásicos factores de riesgo incluyen: diabetes, hipertensión arterial (la presión arterial alta), colesterol alto, el fumar cigarrillos, historia familiar de enfermedad cardiovascular prematura (antes de la edad de 60 años), ser del sexo masculino y tener más de 60 años. Cada "factor de riesgo" por sí mismo puede promover el desarrollo de la enfermedad cardiovascular. Cuando una persona tiene más de uno de estos factores de riesgo, las posibilidades de desarrollar la enfermedad cardíaca se incrementa gradualmente.

Afortunadamente, alguno de estos factores de riesgo son corregibles: es decir, pueden ser tratados o corregidos, así los riesgos asociados de la enfermedad cardíaca se reducen. Desafortunadamente, algunos otros factores de riesgo no son corregibles. (Vea el cuadro # 1).

La hipertensión arterial, el colesterol alto, el fumar son probablemente factores corregibles. Las personas con hipertensión arterial (presión alta) o con altos niveles de colesterol pueden mejorar estas condiciones y reducir su riesgo de enfermedad cardíaca al reducir el peso (si están con sobrepeso), hacer ejercicio y seguir una alimentación saludable reduciendo el consumo de grasa y sal.

Si estas medidas no son suficientes para normalizar la presión arterial o el nivel de colesterol, existen medicamentos disponibles para ayudar a alcanzar niveles

---

Cuadro #1: *Factores de Riesgo para la Enfermedad Cardíaca*

POTENCIALMENTE CORREGIBLE	PROBABLEMENTE NO CORREGIBLE
• Hipertensión arterial (presión alta)	• Historia familiar
• Colesterol alto	• Sexo masculino
• Fumar	• Edad mayor de 60 años
• Diabetes	
• Obesidad	
• Inactividad física	

243

normales. Las personas que fuman pueden reducir su riesgo dejando de fumar. La obesidad y la inactividad física son factores de riesgo corregibles que trabajan juntos para incrementar el riesgo de enfermedad cardiovascular. La diabetes es por lo menos parcialmente corregible. Una persona con diabetes puede mejorar el control de la glucosa sanguínea con la pérdida de peso, el ejercicio, una alimentación saludable que limita los carbohidratos, y los medicamentos. Mantener un equilibrio entre estos factores es importante en el control de la diabetes.

Una historia de enfermedad cardíaca prematura de un miembro de su familia inmediata (padres, hermanos o hermanas) parecen identificar a aquellas personas con una predisposición genética para desarrollar enfermedad cardíaca. Este factor de riesgo no es corregible, al menos no con el conocimiento actual. De igual manera, el riesgo incrementado de enfermedad cardíaca que se ha asociado con el sexo masculino y con las personas mayores de 60 años tampoco son corregibles.

Para muchas personas que ya tienen enfermedad cardíaca, la reducción de estos factores de riesgo ha mostrado una reducción en el riesgo de empeorar la enfermedad. Por ejemplo, varios estudios ahora han mostrado que la disminución agresiva de los niveles de colesterol pueden en verdad *reducir* la cantidad de arteriosclerosis en algunas personas con enfermedad cardíaca. De hecho, para la mayoría de personas, nunca es tarde para reducir el riesgo de desarrollar enfermedad cardíaca o para reducir el riesgo de empeorar la enfermedad existente.

¿Qué Hace la Enfermedad Cardíaca?

Cuando ocurre isquemia, el flujo sanguíneo es menor de lo que el músculo cardíaco requiere. Las células del músculo cardíaco usualmente se debilitan y pueden morir. Su cuerpo puede hacerle saber que el corazón no recibe suficiente oxígeno, dándole la sensación de un dolor opresivo o presión en el pecho, comúnmente conocido como **angina** o **angina de pecho**. En algunas personas con enfermedad coronaria, esta sensación puede irradiarse desde el pecho a otras partes del cuerpo, incluyendo los hombros, brazos, cuello y mandíbula. La razón por la que la angina se irradia a otras partes del cuerpo es incierta. Es probable que sea debido al dolor referido a través de las fibras nerviosas que corren cerca del corazón y van a otras partes del cuerpo.

Algunas personas con enfermedades cardíacas experimentan sudor y náusea. Estos usualmente se asocian con angina, y son probablemente causados por ciertas sustancias químicas liberadas por el cuerpo en respuesta a situaciones estresantes (tales como la angina). Estas substancias químicas pueden estimular las terminaciones nerviosas que controlan el sudor y la sensación de náusea.

Otros síntomas de enfermedad coronaria incluyen dificultad para respirar y fatiga. La dificultad para respirar y la fatiga son causadas probablemente por el debilitamiento temporal del corazón durante un episodio de angina, y resulta de la falta de abastecimiento sanguíneo apropiado al mismo músculo cardíaco. Como resultado de esta disminución sanguínea, el corazón es incapaz de expulsar toda la sangre que recibe. Esto crea dos problemas:

- La sangre puede refluir (o regresar) hacia los pulmones, causando la dificultad para respirar.

- El resto del cuerpo no recibirá el flujo de sangre que necesita, conduciendo a fatiga y mayor dificultad para respirar.

Cuando este debilitamiento del corazón es severo y persistente se le llama **insuficiencia cardíaca** o **fallo cardíaco**. Afortunadamente, no todas las personas con enfermedades cardíacas experimentan fallas cardíacas. Para aquellos que tienen episodios de falla cardíaca, los tratamientos están disponibles para mejorar los síntomas y el futuro pronóstico. (Vea la sección sobre el tratamiento en la página 249).

Finalmente, las personas con enfermedad cardíaca pueden notar latidos cardíacos irregulares. Son causados por irregularidades en el sistema de conducción o el circuito eléctrico del corazón. Este sistema circulatorio está formado por una red de tuberías por los que la sangre sale (arterias) y vuelve (venas) al corazón siguiendo un ritmo cardíaco. El daño a este sistema puede resultar en latidos cardíacos irregulares, palpitaciones, latidos que se pierden o latidos acelerados. Los médicos se refieren a estos como **arritmias** o **disritmias**.

La mayoría de latidos cardíacos irregulares son menores y no son peligrosos. Sin embargo, algunas formas de arritmias pueden causar problemas. Las arritmias peligrosas frecuentemente se acompañan por episodios de desmayos o latidos cardíacos irregulares. Tales arritmias podrían ser más peligrosas para las personas con corazones debilitados severamente y aquellos con insuficiencia cardíaca. Si usted nota latidos cardíacos irregulares ocasionalmente, tome nota de cuán frecuente ocurren, cuanto duran y cómo se siente durante el episodio. Esta información ayudará a su doctor a decidir si estas arritmias son o no peligrosas. Recuerde que los episodios cortos de latidos irregulares son comunes entre muchas personas, aunque infrecuentes, con o sin enfermedad cardíaca. Estos son generalmente seguros y no requieren restricción en la actividad o tratamiento con fármacos.

La mayoría de las personas con enfermedad coronaria tienen por lo menos uno de los síntomas descritos anteriormente. Sin embargo la presencia de uno de estos síntomas no significa automáticamente que usted tiene enfermedad cardíaca.

Además, las personas con enfermedad cardíaca pueden desarrollar síntomas bajo variadas circunstancias. Por ejemplo, una persona puede desarrollar angina y dificultad para respirar al final de una caminata de 5 millas. Otra persona puede notar estos mismos síntomas en reposo. Aunque ambas personas pueden presentar los mismos síntomas de dolor de pecho y dificultad para respirar, el significado de sus síntomas probablemente no es el mismo. Por ejemplo, la primera persona podría ser capaz de hacer ejercicio con seguridad en una intensidad debajo del nivel que cause su angina. La segunda persona, por otro lado, está severamente limitada por los síntomas y está en gran riesgo para un ataque cardíaco.

Los mismos síntomas pueden representar diferentes niveles de preocupación para diferentes personas. La siguiente sección lo ayudará a identificar los síntomas peligrosos y a entender sus implicaciones para su futuro pronóstico. Recuerde, si usted está en duda acerca de la severidad de un síntoma que está experimentando, comuníquese con su médico. El o ella es su mejor fuente para discutir estos puntos.

¿Cuál es el Pronóstico para las Personas con Enfermedad Cardíaca?

Para las personas con enfermedad coronaria, los síntomas vienen y van. El ejercicio físico o un malestar emocional puede a veces traer el dolor. La mayoría de personas con tales episodios pueden predecir en qué momento les van a ocurrir. Es decir, ellos saben que una cierta cantidad de ejercicio o un cierto grado de malestar emocional causará los síntomas.

Los episodios predecibles de angina son relativamente seguros. Ellos le enseñan a evitar los niveles de ejercicio o el malestar emocional que causan la angina. Si la angina ocurre, usted puede usar medicinas para aliviar la angina y prevenir que el corazón trabaje en exceso.

Los episodios impredecibles, por otro lado, puede ocurrir sin aparente razón en cualquier momento. Debido a su naturaleza impredecible, se considera que estos episodios son más peligrosos. La causa subyacente para todas las anginas es la misma: las células cardíacas no reciben suficiente oxígeno.

La angina y otros síntomas de enfermedad coronaria son preocupantes porque pueden asociarse con uno de las más serias consecuencias de la enfermedad coronaria - el infarto de miocárdico o ataque cardíaco. Un ataque cardíaco resulta cuando el flujo sanguíneo a una área del corazón se bloquea de repente y completamente, conduciendo al daño del músculo cardíaco o incluso la muerte.

Para aquellos que sobreviven un ataque cardíaco, la severidad del daño al músculo cardíaco varia de persona a persona. Hablando en general, cuanto más severo es el ataque cardíaco, mayor es el daño al músculo cardíaco. Las personas con daño leve al corazón usualmente les va bien. Mucha gente puede no tener evidencia de la ocurrencia de isquemia (la falta de flujo sanguíneo y oxígeno al corazón). Su pronóstico es muy bueno. Menos del 1% de tales personas tienen otro ataque al año siguiente.

Las personas con daño leve al corazón que tienen episodios de isquemia luego de su primer ataque tienen un riesgo discretamente elevado de tener un futuro ataque cardíaco. Aun, sólo un número pequeño de tales personas desarrollará un ataque al corazón durante el año siguiente al ataque inicial.

Las personas con daño severo al corazón, por otro lado, tienen un riesgo más alto para ataques cardíacos subsecuentes. Aproximadamente 10 - 15% de tales personas tienen un ataque cardíaco durante el año siguiente al ataque. Además, pueden desarrollar episodios de fallo cardíaco y pueden estar físicamente limitados en lo que hacen. Los tratamientos, incluyendo las terapias médicas y quirúrgicas, han mostrado que mejoran los síntomas de la enfermedad cardíaca. En muchos casos, también mejoran el pronóstico a largo plazo. (Vea la sección de tratamiento en la página 249).

También el nivel de empeoramiento o progreso es algo variable, aun entre las personas con la misma severidad de enfermedad. Algunas personas con corazones relativamente normales después de un ataque cardíaco vivirán vidas relativamente normales. Otros pueden estar limitados por las tensiones psicológicas y emocionales que sienten al vivir con un corazón imperfecto. Pueden experimentar ansiedad o depresión. Pueden desarrollar temor de la intimidad sexual. Si bien es cierto que cada persona responderá diferente, es importante recordar que es común para la gente tener preocupaciones, ansiedad y aun depresión. Es importante recordar que estos sentimientos pueden ser ayudados con un mejor entendimiento y control de su enfermedad.

Con el tiempo, la persona con enfermedad coronaria puede empeorar de sus síntomas, tales como la angina (malestar en el pecho) dificultad para respirar o fatiga. A veces los síntomas empeoraran temporalmente debido a una simple causa fundamental o básica, tales como el fumar cigarrillos nuevamente, un cambio en la medicación, o el sufrir una mala experiencia emocional. Otras veces, el incremento de los síntomas representa el empeoramiento de la enfermedad coronaria, potencialmente necesita terapia médica o quirúrgica más vigorosa.

¿Cómo puede uno notar la diferencia? Llame a su médico cuando usted esté preocupado acerca de un síntoma nuevo. Los síntomas peligrosos incluyen:

- Algún nuevo malestar en el pecho

- Dificultad para respirar inusual

- Mareos o desmayos

- Latidos cardíacos irregulares prolongados

- Aumento repentino de peso

- Inflamación o hinchazón (edema) en los tobillos

¿Cuáles Son las Pruebas de Diagnóstico para la Enfermedad Cardíaca?

Muchas pruebas son útiles en el diagnóstico de enfermedad cardíaca, además ayudan a determinar el pronóstico de la enfermedad. *La prueba de ejercicio* (esfuerzo físico) es una de las más fáciles y más seguras que hay disponible. La persona usualmente realiza un ejercicio físico en una pista movible (treadmill) o en una bicicleta estacionaria mientras que está conectado a un equipo que vigila la actividad cardíaca, conocido como **electrocardiograma**. Conforme la intensidad de ejercicio se incrementa en forma gradual, se vigila la actividad cardíaca de la persona para determinar evidencia de isquemia.

La prueba del ejercicio (esfuerzo físico) es particularmente útil para personas con enfermedad cardíaca documentada. Es bastante útil para evaluar sus pronósticos. Después de un ataque cardíaco, por ejemplo, una persona sin ninguna evidencia de isquemia durante la prueba de ejercicio tendrá un muy buen pronóstico.

La prueba de ejercicio con talio es similar a la prueba de ejercicio con una excepción, que al final de la sesión de ejercicio vigilada, la persona que realiza la prueba recibe una inyección de talio. El talio es un químico radioactivo seguro, que pasa a través de los vasos cardíacos, permitiendo que una máquina especial tome fotos del corazón. Como resultado de esto, la prueba de ejercicio con talio es más precisa para diagnosticar la enfermedad cardíaca que el examen de ejercicio regular. Ambas pruebas son similares en su habilidad para proveer un pronóstico.

Para aquellos que no pueden hacer ejercicio debido a problemas en las piernas o en la espalda, se puede utilizar la prueba utilizando una medicina especial que afecta la circulación cardíaca tal como lo haría el ejercicio. Esta medicina se le da a la persona antes de la inyección de talio. La prueba del talio es aproximadamente dos veces más costosa que la prueba de ejercicio regular.

Una prueba de scan PET es similar a la prueba de ejercicio de talio, pero no requiere que la persona ejercite durante la prueba. La prueba de PET cuesta 2 veces más que la prueba del talio y está disponible en algunas partes del país.

Las pruebas que miden qué tan bien bombea la sangre el corazón pueden ser útiles para evaluar el pronóstico de pacientes con enfermedad cardíaca (generalmente, cuanto mejor bombea, mejor el pronóstico). *La ventriculografía* (radiografía de los ventrículos cardíacos) es una de estas pruebas. Usando una sustancia radioactiva segura que es inyectada a la vena de la persona, una máquina especial es capaz de tomar una foto del corazón conforme bombea y calcula qué tan bien trabaja la acción de bombeo del corazón. Otra prueba es *el ecocardiograma*, una figura creada por ultrasonido o imágenes "sonoras" del corazón conforme late, lo cual mide cuán bien el corazón bombea y cuán bien las válvulas cardíacas se abren y cierran. Ambas pruebas cuestan aproximadamente lo mismo que la prueba de ejercicio con el talio.

La angiografía coronaria o la cateterización cardíaca es un estudio de rayos-X de los vasos coronarios. Este procedimiento proporciona la mejor información para determinar el grado de restricción del flujo sanguíneo (coronariopatía) y el riesgo de un ataque cardíaco. Un tinte especial es inyectado a los vasos, permitiendo que se tome una imagen clara de rayos-X de los vasos. Cuando no hay presencia de enfermedad coronaria, la imagen de los vasos es normal, aparece como una serie de ríos y corrientes adyacentes. Cuando se presenta la enfermedad coronaria, sin embargo, estas imágenes lucen tortuosas (con muchos vueltas y rodeos) y a veces completamente bloqueadas (donde están los bloqueos arteriales) como una serie de represas a lo largo de un grupo de ríos y corrientes. Aunque esta prueba es la más precisa, también es la más costosa (2- 4 veces el costo de la prueba del talio) y la más insegura (aproximadamente 1 paciente en mil desarrollará complicaciones serias, por ejemplo un ataque cardíaco, o puede ser fatal durante la prueba).

¿Cuál Es el Papel del Cambio de Estilo de Vida en el Tratamiento de la Enfermedad Cardíaca?

Es claro, según los reportes de investigación de todo el mundo, que los cambios en el estilo de vida son importantes para la persona con enfermedad cardíaca. La mayoría de factores de riesgo corregibles pueden mejorarse con cambios relativamente simples de estilo de vida.

El desarrollo de un programa de ejercicio consistente y seguro es una piedra angular para desarrollar un estilo de vida saludable. El ejercicio ayuda a incrementar el vigor y la fuerza. Asociado a una alimentación saludable, el ejercicio ayuda a la persona a lograr y mantener un peso corporal saludable. No solamente puede ayudar a reducir el peso corporal de la persona, sino que la presión arterial, el colesterol, la ansiedad y la depresión puede mejorar con un programa de ejercicio regular y una alimentación apropiada.

El fumar incrementa el riesgo de enfermedad cardíaca y accidentes cerebrovasculares y la posibilidad de adquirir cáncer de pulmón o enfermedad pulmonar crónica, tales como la bronquitis crónica y el enfisema. Algunos fumadores encuentran muy difícil el dejar de fumar porque la adicción a los cigarrillos implica no sólo una adicción física a la nicotina, sino también una interacción completa de los hábitos sociales del fumador (fumar con amigos, por relajación, placer, etc.). La mayoría de los que abandonan exitosamente el cigarrillo lo hacen por su cuenta. Dejan de comprar cigarrillos y evitan estar cerca de aquellos que fuman. Ellos desarrollan nuevos hábitos saludables (caminar, cantar, masticar apio, etc.) para ayudar a aliviar la necesidad de fumar.

Para los fumadores que encuentran difícil dejar de fumar por sí solos, muchos son capaces de hacerlo con la ayuda de amigos, grupos de apoyo, o profesionales de la salud. Las gomas de mascar de nicotina o los parches de nicotina pueden ser usados en algunos casos para ayudar a las personas a dejar de fumar. La nicotina en estos parches satisface el ansia del cuerpo por la nicotina, haciendo que la persona deje de fumar sin retiro de nicotina. Una vez que la persona está lejos de los cigarrillos, puede gradualmente reducir el uso de la goma de mascar o de los parches, hasta que esté completamente libre de nicotina (y libre de cigarrillos). Métodos adicionales están disponibles para ayudar a la gente que no puede dejar de fumar por si misma. Recuerde, si usted fuma y encuentra casi imposible dejar de hacerlo, hay muchas personas y recursos disponibles.

Las técnicas de relajación y reducción del estrés también son importantes habilidades que una persona proactiva debe aprender en el cuidado de su condición crónica. La clave para vivir una vida más saludable es tomar acción y empezar a reemplazar algunos hábitos por nuevas habilidades en su estilo de vida.

250

¿Qué Medicinas Están Disponibles?

Los tratamientos principales para la enfermedad cardíaca implican medicinas o cirugía para mejorar el abastecimiento sanguíneo del corazón. Esto se puede lograr por lo menos de dos maneras:

1. Dilatando los vasos sanguíneos en el corazón, permitiendo así un mejor flujo de oxígeno y sangre al músculo del corazón.

2. Reduciendo el estrés en el corazón al disminuir la frecuencia cardíaca, o mejorar la eficiencia con la cual el músculo cardíaco se contrae.

Algunos de los medicamentos usados para mejorar la enfermedad cardíaca mejoran el flujo sanguíneo al corazón por medio de estos dos mecanismos, mientras que otros sólo trabajan por uno de ellos. Las medicinas más comúnmente usadas para la enfermedad cardíaca se mencionan a continuación. Las medicinas en general presentan riesgos y beneficios. Discuta con su médico cómo maximizar los beneficios y minimizar los riesgos para su situación en particular.

Medicamentos para la Angina

Agentes Beta Bloqueadores

Ejemplos: Metoprolol (Lopresor), atenolol (Tenormin) y propanolol (Inderal)

¿Cómo actúan? En general, ellos disminuyen el trabajo del corazón al disminuir la presión arterial, reduciendo la frecuencia cardíaca y mejorando la eficiencia con la cual el corazón se contrae y bombea sangre al resto del cuerpo.

Efectos secundarios: Cansancio o letargo, mareos y depresión son experimentados por aproximadamente 15-25 % de personas que usan beta bloqueadores. Las personas con asma o que experimentan insuficiencia cardíaca empeoran sus síntomas cuando usan beta bloqueadores. Los efectos secundarios son ahora menos comunes con alguno de los más nuevos beta bloqueadores, tales como acebutalol (Sectral), labetolol (Normodyne, Trandane), y pindolol (Visken).

Comentarios: Se ha encontrado que los agentes beta bloqueadores mejoran la expectativa de vida que sigue a un ataque cardíaco y son comúnmente usados con personas con enfermedad cardíaca. Si usted vigila la intensidad de su ejercicio midiendo la frecuencia de su pulso, los beta bloqueadores afectan la frecuencia cardíaca, disminuyendo su frecuencia cardíaca máxima en 10-20 latidos por minuto. Por ejemplo, si su frecuencia cardíaca es 90-100 latidos por minuto (23-25 latidos por 15 segundos) y toma un beta bloqueador, podrá notar que su frecuencia cardíaca en el punto máximo de ejercicio es de sólo 75 ó 80 latidos por minuto. Sin embargo, este efecto en la frecuencia cardíaca no necesariamente lo limitará en el acondicionamiento y disponibilidad para ejercicio. Para las personas usando beta bloqueadores, podría ser más fácil vigilar la intensidad de su ejercicio mediante la prueba del hablar o el método de evaluar su esfuerzo percibido durante el ejercicio. (Vea los capítulos 7 a 10 para más información).

251

Bloqueadores de los Canales de Calcio

Ejemplos: Nifedipina (Procardia, Adalat), diltiazem (Cardizem) y verapamil (Calan, Isoptin)

¿Cómo actúan? Estos mejoran la angina dilatando los vasos sanguíneos en el corazón, conduciendo a un incremento del flujo sanguíneo y el suministro de oxígeno al músculo cardíaco.

Efectos secundarios: Dolor de cabeza, hinchazón de los tobillos, mareos, rubor, y estreñimiento son experimentados por 10 - 20 % de las personas que usan bloqueadores de los canales de calcio.

Comentarios: La nifedipina puede incrementar la frecuencia cardíaca en reposo, mientras que el diltiazem y el verapamil pueden reducir el mismo. Si usted vigila la actividad física con su latido cardíaco, debe tener en cuenta que los bloqueadores de los canales de calcio pueden alterar la frecuencia de su latido cardíaco. Consulte con su doctor; puede ser más fácil vigilar su ejercicio usando la prueba de hablar o la evaluación del esfuerzo percibido.

Nitroglicerina

Ejemplos: Una forma de pastilla (Nitro-bid, Isordil, Dilatrate), una tableta o forma en spray usada debajo de la lengua (Nitrostat, spray Nitrolingual) y una pasta o parche que se usa en el área del pecho (Nitro-Dur, transderm-Nitro, Nitro Ointment)

¿Cómo actúan? La nitroglicerina ayuda a mejorar el flujo sanguíneo en el corazón al mejorar la eficiencia con la cual el corazón bombea la sangre, reduciendo así el trabajo cardíaco. La nitroglicerina parece dilatar los vasos sanguíneos en el corazón, produciendo a un incremento en el flujo sanguíneo al músculo cardíaco.

Efectos secundarios: Casi 2/3 de las personas que usan nitroglicerina reportan dolores de cabeza. Generalmente, estos son tolerables, especialmente porque tienden a ocurrir sólo dentro de los primeros días de iniciar el tratamiento con nitroglicerina. Otros efectos secundarios, como la sensación de mareos y disminución arterial (hipotensión arterial), son experimentados por menos del 5% de las personas que usan nitroglicerina.

Comentarios: Los efectos beneficiosos de la nitroglicerina pueden desaparecer después de varios días de uso continuo. Para evitar "la tolerancia" de su organismo a esta medicina, su doctor puede indicarle que deje de tomarla durante varias horas cada día. Esto permite que los tejidos del cuerpo permanezcan sensitivos a los efectos de la nitroglicerina. Además, las tabletas de nitroglicerina tienden a perder su potencia en un período de varios meses, especialmente si se exponen a la luz y al aire. Es recomendable mantener sus tabletas en un frasco a prueba de aire, oscuro y debe obtener sus prescripciones nuevas cada cierto tiempo para asegurar su potencia y efectividad.

Medicamentos para la Presión Arterial

La presión arterial alta o hipertensión es un factor de riesgo para desarrollar enfermedad cardíaca. Por eso, es común entre las personas con enfermedad cardíaca. Controlar la hipertensión es necesario en el tratamiento de las enfermedades cardíacas, existen medicamentos muy eficaces para disminuir la presión arterial. Aunque estas medicinas son efectivas, es importante mencionar que todas las medicinas pueden presentar efectos secundarios de una manera o de otra. Observe sus síntomas al inicio del tratamiento y consulte con su médico cuando note cambios o nuevos síntomas relacionados con la medicina.

Inhibidores de la Enzima Convertidora de Angiotensina (ECA)

Ejemplos: captopril (Capoten), enalapril (Vasotec) y lisinopril (Prinivil, Zestril). Varios agentes nuevos en esta categoría están siendo desarrollados actualmente.

¿Cómo actúan? Los inhibidores ECA actúan por bloqueo en la formación de angiotensina II, una enzima en el cuerpo que causa constricción de los vasos sanguíneos. El resultado es que los vasos sanguíneos se dilatan y la presión arterial se reduce.

253

Efectos secundarios: Los efectos secundarios ocasionales de estos fármacos son dolores de cabeza, mareos y tos. La gente que toma altas dosis de estos agentes puede, en raras ocasiones, experimentar una erupción en la piel y la supresión en la producción de células sanguíneas en la medula ósea. Los inhibidores ECA pueden empeorar la función renal, particularmente en las personas que presentan problemas renales.

Comentarios: Aunque son costosos los inhibidores de la enzima de angiotensina trabajan bien para disminuir la presión arterial y presentan pocos efectos secundarios. Además, se ha encontrado que ellos mejoran la expectativa de vida de las personas con insuficiencia cardíaca.

Diuréticos

Ejemplos: hidroclorotiazida (HCTZ, Esidrix), furosemida (Lasix), clortalidona (Hygroton), indapamida (Lozol) y triamtirene/hidroclorotiazida (Dyazide, Maxzide).

¿Cómo actúan? Los diuréticos, a veces llamados "pastillas para reducir el agua" porque ayudan a eliminar el líquido del cuerpo, incrementan la pérdida de flúido urinario. Esto puede conducir a una reducción en la cantidad de flúido en el sistema circulatorio del cuerpo, disminuyendo a su vez la presión en los vasos sanguíneos.

Efectos secundarios: Los diuréticos tienen la tendencia de afectar en forma negativa el metabolismo del colesterol, el ácido úrico y la glucosa sanguínea. Las reacciones más comunes son: orina frecuente, cansancio, fatiga y pérdida de peso. Algunos diuréticos pueden conducir a un nivel bajo de potasio, esto puede ser sumamente peligroso para personas con condiciones severas de arritmias.

Comentarios: Los diuréticos son efectivos para disminuir la presión arterial y son generalmente baratos. En años recientes se han hecho menos populares en el control de la presión arterial, debido, en parte, a los efectos secundarios. Probablemente son más efectivos para las personas que han tenido episodios de insuficiencia cardíaca congestiva. Puesto que ayudan a disminuir el reflujo de sangre hacia los pulmones y a los tejidos corporales de las personas que están en riesgo para ello, debido a sus corazones severamente debilitados. Las personas que usan diuréticos no deben reducir la cantidad de liquido que ingieren o toman.

254

Otros Medicamentos para la Presión Arterial

Ejemplos: Clonidina (Catapresan, en forma de pastillas y parches), metildopa (Aldomet), guanabenz (Wytesin), prazosin (Minipress) e hidralacina (Apresoline).

¿Cómo actúan? La clonidina, metildopa y el guanabenz actúan en el cerebro y en el sistema nervioso previniendo la reducción del diámetro de los vasos sanguíneos del cuerpo. El prazosin y la hidralacina actúan directamente en el vaso sanguíneo causando dilatación o incremento del diámetro del vaso, provocando una reducción en la presión arterial.

Efectos secundarios: Mareos, somnolencia, sequedad de boca, depresión, dolor de cabeza y cansancio o letargo.

Comentarios: Estos medicamentos cuestan menos que los inhibidores ECA y los bloqueadores de los canales de calcio, y son bastante efectivos en disminuir la presión arterial alta. Desafortunadamente, por la frecuencia de los efectos secundarios de éstas medicinas es necesario limitarse su uso.

Otros Medicamentos para la Enfermedad Cardíaca

Agentes Antiarritmicos

Ejemplos: Existen numerosos medicamentos antiarritmicos que le pueden prescribir, consulte con su médico las ventajas en inconvenientes de usarlos. Estos agentes o medicinas incluyen lidocaina (Xilocaina), amiodarona (Cordarone), disopiramida (Norpace), encainide (Enkaid), flecainide (Tambocor), mexiletine (Mexitil), rocainamide (Procain), quinidina (Quinaglute, Quinadex) y tocainide (Tonocard). La digoxina (lanoxin), los agentes beta bloqueadores y los bloqueadores de los canales de calcio tienen algunas propiedades antiarritmicas y son generalmente mejor tolerados que los otros agentes en esta categoría.

¿Cómo actúan? El corazón, en sí, es un conjunto de dos bombas, cada una de las cuales consiste en dos cámaras huecas formadas por músculo involuntario. Cuando dicho músculo se contrae hace que la sangre del corazón sea bombeada. El corazón tiene un elaborado sistema de nervios formado por células que se activan a un ritmo básico y regular. Una de sus cámaras, la aurícula derecha contiene un grupo de células llamadas el nódulo sinusal. Este nódulo sinusal actúa como un marcapaso, produciendo impulsos eléctricos que hacen que el músculo del corazón se contraiga y se relaje con cada ciclo cardíaco. La frecuencia cardíaca que determine dichos impulsos eléctricos depende de la actividad que se realice en un determinado momento, de 60-80 latidos por minuto en situación de descanso y 200 latidos por minutos cuando se hace ejercicio.

Ocasionalmente estas células del marcapaso se dañan, haciendo que la generación o conducción de dichos impulsos eléctricos sea defectuosa, y el corazón no puede bombear una cantidad adecuada de sangre al cuerpo. Esto altera la frecuencia cardíaca produciendo las arritmias, que pueden variar de ritmos demasiados rápidos (taquicardia) a demasiado lentos (bradicardia). Cuando esto sucede se presentan síntomas de isquemia, incomodidad en el pecho, dificultad para respirar, presión arterial alta o baja. Los agentes antiarrítmicos trabajan al promover la activación y conducción adecuada de cada latido cardíaco. El hecho de que algunos agentes, tales como la lidocaina, también son usados como anestésicos tópicos es una ilustración de su efecto estabilizador en las fibras nerviosas.

Efectos secundarios: Algunos agentes o medicinas pueden conducir a la fatiga, molestias gastrointestinales (diarrea, embotamiento), retención de líquido, daño hepático y desordenes de las células sanguíneas (trombocitopenia, o bajos niveles de plaquetas). A veces las medicinas en esta categoría pueden potencialmente empeorar las arritmias que están designados a tratar.

Comentarios: El uso de agentes antiarrítmicos generalmente se reserva para las arritmias que amenazan la vida, puesto que su efectividad y seguridad aun son controvertidos.

Medicinas Anticoagulantes

Ejemplos: Aspirina y warfarina (Cumadin).

¿Cómo actúan? La aspirina previene la coagulación de la sangre inactivando las plaquetas, las células que promueven la coagulación. La warfarina, por otro lado, inhibe la vitamina K, una substancia que es esencial en varios pasos de la coagulación sanguínea.

Efectos secundarios: Puede ocurrir el sangrado fácil y las hemorragias, pero son relativamente infrecuentes cuando estas medicinas se usan apropiadamente. La aspirina puede causar irritación estomacal (gastritis) y pueden asociarse con la formación de una úlcera estomacal. Altas dosis de aspirina pueden conducir a zumbido de oídos (tinnitus).

Comentarios: Se ha mostrado que bajas dosis de aspirina (la mitad de una tableta diaria o interdiaria) reduce el riesgo de un primer ataque cardíaco. Se ha mostrado también que reduce el riesgo de ataques cardíacos recurrentes entre aquellos que han tenido un ataque previo. Aun existe duda acerca de recomendar aspirina, debido a la tendencia de la misma a incrementar discretamente el riesgo de accidentes cerebrovasculares para las personas con enfermedad cardíaca. Irónicamente, la aspirina ha mostrado que reduce el riesgo de ataques apopléjicos o derrames en algunos estudios que incluyen personas con arteriosclerosis de las arterias del cuello (carótidas). La warfarina ha demostrado que es benéfica en algunos estudios de gente con enfermedad cardíaca, pero también puede incrementar el riesgo de accidentes cerebrovasculares o derrames.

El papel de estas medicinas anticoagulantes (adelgazantes de la sangre) es el centro de varias estudios de investigación que se llevan a cabo, de los cuales esperamos obtener más información sobre los riesgos en la salud y los beneficios.

Agentes Reductores del Colesterol

Ejemplos: Colestiramina (Questran), colestipol (Colestid), niacina, lovastatina (Mevacor), gemfibrozil (Lopid) y probucol (Lorelco).

¿Cómo actúan? La colestiramina y el colestipol son polvos, mezclados con agua o jugo, que se unen a la bilis en el intestino, limitando la degradación y la absorción de las grasas en el cuerpo. La niacina, lovastatina, el gemfibrozil y el probucol disminuyen los niveles de colesterol reduciendo la producción y/o ayudando a eliminar el colesterol del cuerpo (en el hígado, en particular, donde ocurre la mayor parte del metabolismo del colesterol).

Efectos secundarios: La colestiramina puede comúnmente causar reflujo gastroesofágico, gases, embotamiento o estreñimiento. La niacina puede ocasionalmente conducir a dolores de cabeza, rubor en la piel (calores repentinos), erupción en la piel, gota, arritmias, reflujo gastroesofágico e incluso úlcera estomacal. Las formas de liberación sostenida de la niacina se han reportado en raras ocasiones que causan daño hepático severo. La niacina también puede incrementar los niveles de glucosa sanguínea de los diabéticos y los niveles de ácido úrico de la gente predispuesta a desarrollar gota. La lovastatina en muy raras ocasiones puede causar inflamación muscular o hepática. Cuando este problema se presenta necesita descontinuar inmediata de la medicina. El gemfibrozil y el probucol son generalmente bien tolerados, con raras ocasiones de problemas gastrointestinales menores.

Comentarios: Muchas personas con enfermedades cardíacas tienen el nivel de colesterol elevado. Esto puede ser tratado con medicamentos, si una dieta baja en grasas falla para normalizar sus niveles de colesterol. La niacina, una vitamina, es barata y puede ser efectiva en normalizar los niveles de colesterol. Desafortunadamente, un alto porcentaje de personas que usan altas dosis de niacina para reducir el colesterol presentan varios efectos secundarios.

257

La colestiramina y el colestipol se usan como polvos, y son bastante efectivos para disminuir los niveles de colesterol. También hay medicinas más caras disponibles. La lovastatina, una nueva droga que disminuye el colesterol, es efectiva, pero moderadamente cara. El genfibrozil es efectiva para normalizar un cierto tipo de anormalidad lipidica sanguínea, conocida como hipertrigliceridemia. El probucol no es usado comúnmente para el control del colesterol, pero es el centro de varios estudios actuales para medir el riesgo y beneficios de las personas con niveles anormales de colesterol.

¿Qué Procedimientos Están Disponibles para Tratar la Enfermedad Cardíaca?

Para algunas personas con enfermedad cardíaca, los medicamentos sólos no son suficientes para mejorar el flujo sanguíneo al corazón. Para estas personas, es necesario usar tratamientos más invasivos para mejorar el flujo sanguíneo limitado. Estos tratamientos a veces llamados **"procedimientos de re-vascularización"** incluyen *la angioplastia con balón* (técnicamente conocida como angioplastia coronaria transluminal percutanea o ACTP) y *la cirugía de bypass (o puente) coronario*. Varios tratamientos más nuevos, similares a la angioplastia de balón, están en desarrollo, tales como *la angioplastia de laser* y *la angioplastia utilizando cánulas o mallas metálicas intracoronaria.* Este procedimiento recientemente aprobado, emplea un tubo de malla metálica expandible que se implanta en la arteria en el sitio del bloqueo y empuja contra la pared para mantener la arteria abierta.

En *la angioplastia de balón*, se introduce un catéter a través del vaso sanguíneo que contiene el bloqueo severo desde una arteria grande en el brazo o en la pierna que llegue al corazón. Luego se infla un pequeño balón o globo que rodea el catéter especial, rompiendo así el bloqueo ("placa") y ampliando la apertura del vaso sanguíneo. Este procedimiento trabaja bastante bien para las personas con bloqueos limitados a una área pequeña en uno o dos de las arterias coronarias. Sin embargo, hasta un 30 % de las personas en las que se realiza la angioplastia, puede ocurrir el cierre de los vasos dentro de los primeros seis meses del procedimiento, conduciendo a la recurrencia de los síntomas (angina, dificultad para respirar, etc.).

La cirugía del desvío de la arteria coronaria (bypass, puente coronario o injerto) es útil para personas con bloqueos amplios y severos en una o todas sus arterias coronarias. Se toma un vaso sanguíneo, sea de la pierna o del área de la pared torácica y se injerta al vaso(s) enfermo(s) del corazón, usualmente arriba y abajo de las áreas de bloqueo severo. De esta manera, el vaso sanguíneo se cose en un "puente" literal para que la sangre se mueva alrededor de la arteria bloqueada y hacia el área vulnerable del músculo cardíaco que abastece. Puesto que la cirugía involucra la apertura del pecho y poner al paciente en una máquina "pulmón corazón" (un corazón y pulmón artificial) los riesgos y complicaciones pueden ser serios. En manos expertas, sin embargo, el procedimiento no es sólo efectivo en restablecer el adecuado flujo sanguíneo al corazón, pero también es relativamente seguro y sin complicaciones. Tras la cirugía se deben incorporar normas de vida y alimentación saludables, para evitar que se obstruyan nuevamente otras arterias o las que fueron injertadas.

Vigilando Su Progreso

Conforme usted se familiariza con su patrón particular de síntomas, recuerde que puede haber pequeñas fluctuaciones en su frecuencia y severidad. En los casos donde la medicina falla para mejorar sus síntomas, deténgase y pregúntese (y a su doctor) que está pasando.

¿Pudiera ser que eventos estresantes en su vida se han incrementado recientemente? ¿Ha cambiado tipos de medicinas? ¿Ha modificado su dieta? ¿Ha empezado a fumar otra vez? ¿Está tomando una nueva medicina? ¿Está su patrón de uso de la nitroglicerina causando resistencia a sus efectos benéficos? Estas y otras preguntas pueden ayudarle a mejorar el manejo de su enfermedad. Si su médico entiende las razones de sus síntomas en este contexto, él o ella tendrán menos probabilidad de someterlo a nuevas medicinas o una cirugía de puente coronario (bypass) o una angioplastia de balón. Todo lo que podría necesitar son algunos ajustes de su tratamiento actual.

Desarrollar hábitos saludables en su estilo de vida y recibir el tratamiento médico o quirúrgico que usted y su médico decidan que es bueno para usted, puede ayudarlo a mejorar su salud, aliviar sus síntomas y evitar la recurrencia o el progreso de la enfermedad.

Resumen

La enfermedad cardíaca afecta a millones de personas cada año. Los síntomas de enfermedad cardíaca, incluyendo la angina y la dificultad para respirar, ocurren cuando el bloqueo de los vasos sanguíneos del corazón se hacen lento o previenen el flujo de sangre hacia el músculo cardíaco. Los músculos se debilitan debido a la falta de oxígeno adecuado y nutrientes.

Frecuentemente los síntomas de enfermedad cardíaca son predecibles, tales como la angina o la dificultad respiratoria, después de subir 10 peldaños de las escaleras. Muchas personas, tienen síntomas aun más peligrosos - síntomas que parecen en momentos impredecibles. Todas las personas con enfermedades cardíacas deben notificar a su médico cuando ocurren síntomas peligrosos. Estos incluyen un nuevo malestar en el pecho, dificultad para respirar inusual, mareos, desmayos, latidos cardíacos irregulares prolongados, ganancia de peso súbita e hinchazón repentina de los talones.

El pronóstico de las personas con enfermedades cardíacas es relativamente bueno para aquellas que están libres de isquemia. Para aquellos *con* isquemia, el pronóstico es de alguna manera menos favorable y puede ser estimado por el uso de varias pruebas para medir la función cardíaca. También, su pronóstico se puede mejorar por varios procedimientos y las terapias médicas actualmente disponibles a pacientes con enfermedad cardíaca. Además, el convertirse en una persona proactiva en el cuidado de su enfermedad, haciendo cambios graduales a su estilo de vida y alimentación, le ayudará en el manejo y control de su enfermedad.

259

Capítulo
16

Entendiendo las Enfermedades Pulmonares Crónicas

SI USTED TIENE ENFERMEDAD PULMONAR CRÓNICA, ESTOS SÍNTOMAS PUEDEN SER MUY FAMILIARES: la dificultad respiratoria, la sensación de opresión en el pecho, el silbido en el pecho, la tos persistente y la mucosidad pegajosa. Existen muchos tipos de enfermedades pulmonares, pero las más comunes son asma, bronquitis crónica y enfisema. En cada una de estas enfermedades hay una obstrucción del flujo de aire hacia dentro y fuera de los pulmones. La bronquitis crónica y el enfisema frecuentemente son referidos con enfermedad pulmonar obstructiva crónica (EPOC o COPD en inglés), o enfermedad obstructiva crónica del pulmón (COLD en inglés). Aunque el asma, la bronquitis crónica y el enfisema se pueden describir separadamente, la verdad es que en muchas personas se presentan dos o más de estas enfermedades al mismo tiempo. Por eso, el tratamiento y el enfoque del manejo personal de todas estas enfermedades frecuentemente coinciden.

*Figura #1: **Los pulmones normales y las vías respiratorias***

Sección Transversal de la Vía Respiratoria Pequeña

El espasmo de los músculos

El espasmo del músculo alrededor de la vía respiratoria causa estrechez.

Incremento de la mucosidad bronquial.

Inflamación de la vía respiratoria (hinchazón).

262

*Figura #2: **El asma bronquial***

Entendiendo el Asma

En años recientes se han dado considerables progresos en la comprensión y entendimiento del asma. Hasta hace poco, el foco de atención era el **broncoespasmo**, constricción de los músculos de la vía respiratoria (bronquios). En el asma, las vías respiratorias son muy sensibles y cuando se exponen a elementos irritantes, tales como el cigarrillo, el polen, polvo o aire frío, las vías respiratorias tienden a constreñirse y hacerse más angostas. Conforme esto ocurre, el flujo de aire se obstruye o se produce bloqueo causando "el ataque asmático" con dificultad respiratoria, sibilantes o silbido en el pecho y opresión en el pecho. El tratamiento se dirige a relajar los músculos de la vías respiratorias que están constreñidos temporalmente.

Las investigaciones han demostrado que no sólo los espasmos en las vías respiratorias causan el asma. También los elementos irritantes causan inflamación e hinchazón en las vías respiratorias, e incremento en la producción de mucosidad. La capa superficial de las vías respiratorias, al estar en contacto con elementos irritantes, reacciona produciendo químicos, los que inflaman aún más las vías respiratorias, haciéndolo más sensibles a los agentes irritantes. Esto se convierte en un círculo vicioso, creando más broncoespasmos y a su vez más inflamación.

En consecuencia, a veces no es suficiente tratar el ataque agudo de broncoespasmo con medicamentos broncodilatadores. El tratamiento efectivo implica evitar o eliminar los factores irritantes en el ambiente que pueden desencadenar el asma. Usar medicamentos antiinflamatorios tales como los corticoesteroides o el cromolin para reducir el edema (acumulación de líquido), la inflamación y la hiperreacción de las vías respiratorias. Las estrategias de control del ambiente y los medicamentos antiinflamatorios deben ser usados aún cuando la persona no siente ningún síntoma para ayudar a prevenir ataques agudos. Evitar fumar o exponerse al humo de segunda mano es especialmente importante para la gente con asma.

El asma varia considerablemente de persona a persona. Los síntomas pueden consistir en silbidos de pecho leves o dificultad respiratoria en las noches (los síntomas de asma tienden a ser peores durante el sueño). Los ataques pueden ser leves e infrecuentes. Los episodios agudos pueden ser severos y pueden amenazar la vida. Para la mayoría de las personas, el asma puede ser manejado efectivamente. Pero su intervención como una persona proactiva en su cuidado es esencial. Usted puede aprender a evitar los irritantes que hacen que los síntomas empeoren, vigilar la función pulmonar y tomar acción para prevenir síntomas y ataques agudos. Puede desarrollar un plan con su doctor para reconocer y tratar efectivamente los síntomas. Usted también puede aprender como respirar más efectivamente y hacer ejercicio apropiado a su condición. Aunque estas medidas no pueden curar completamente o revertir la enfermedad, pueden ayudarle a reducir sus síntomas y vivir una vida plena y activa. Convirtiéndose en una persona proactiva en el cuidado de su enfermedad, usted debe ser capaz de participar plenamente en su trabajo y en sus actividades recreativas, dormir durante la noche sin toser o sin tener silbidos y evitar visitas de emergencia al doctor y hospitalizaciones debido al asma.

Entendiendo la Bronquitis Crónica

La bronquitis crónica es una inflamación crónica y engrosamiento de la capa superficial de las vías o tubos bronquiales. La inflamación estrecha y cierra la apertura de la vía respiratoria e interfiere con el flujo de aire. La inflamación también causa que las glándulas que van a lo largo de la vía produzcan excesivas cantidades de mucosidad espesa, obstruyendo aún más la respiración. El resultado es una tos crónica que produce moco (esputo) espeso y dificultad respiratoria. Para considerarse bronquitis crónica la tos debe estar presente por lo menos 3 meses cada año durante 2 años consecutivos. Al principio, el esputo y la tos tienden a ocurrir sólo en los meses de invierno, pero pronto se produce en todo el año. Conforme la enfermedad progresa, la dificultad respiratoria puede hacerse aún más severa.

La bronquitis crónica es primariamente causada por el fumar y por otros factores como el aire contaminado, polvo y los humos tóxicos. Estos irritantes mantienen las vías continuamente inflamadas e hinchadas. La clave del manejo es dejar de fumar y evitar otros irritantes. Si esto se hace, especialmente al principio de la enfermedad, se puede prevenir que la condición se empeore. Si usted tiene bronquitis crónica, usted debe vacunarse contra la influenza anualmente (flu) y una vez con la vacuna contra la neumonía por pneumococo. También evite estar en contacto con personas con resfríos y gripes. Estas infecciones pueden agravar grandemente los síntomas de bronquitis. Su doctor puede recomendarle usar medicamentos para adelgazar y hacer que fluya la mucosidad, al igual que tratamientos ocasionales con antibióticos si los síntomas empeoran (por ejemplo, tos incrementada con esputo amarillento-marron, dificultad respiratoria incrementada y/o fiebre). Algunos de los medicamentos que se pueden prescribir se discuten con más detalle luego en este capítulo.

Las membranas inflamadas (hinchadas)

Sección Transversal de Una Vía Respiratoria Pequeña

La inflamación causa adelgazamiento de la vía respiratoria e incremento en la mucosidad bronquial.

*Figura #3: **La bronquitis crónica***

Entendiendo El Enfisema

En el enfisema, los pequeños sacos aéreos (alvéolos) en las terminaciones de las vías respiratorias se dañan. Los sacos aéreos pierden su elasticidad natural, se sobreestiran y frecuentemente se rompen. Los sacos aéreos dañados están menos aptos para traer oxígeno fresco hacia el torrente sanguíneo y liberarse del anhídrido carbónico de desecho. Las vías más pequeñas (bronquiolos) también se estrechan, pierden su elasticidad y tienden a colapsarse durante la exhalación. El aire improductivo se queda atrapado en los sacos de aire y el aire fresco no puede ser traído.

El saco alveolar destruido

Saco Alveolar

Sacos alveolares agrandados y destruidos causando espacios aéreos grandes en el tejido pulmonar.

*Figura #4: **Enfisema***

Una cantidad significativa de tejido pulmonar se puede destruir antes que los síntomas aparezcan. Esto es porque la mayoría de las personas tienen una gran reserva de capacidad pulmonar. Sin embargo, en cierto punto, la capacidad pulmonar disminuye al punto donde la persona con enfisema comienza a notar dificultad respiratoria con el ejercicio y la actividad física. Conforme la enfermedad progresa, la dificultad respiratoria empeora con menos ejercicio, aun sin estar activo, y eventualmente puede estar presente cuando está en reposo. También se presenta una tos productora de mucosidad.

El fumar es una de las causas principales de enfisema. Aun cuando el consumo de cigarrillo es la causa más común y peligrosa, el consumo de puro y el fumar con pipa también son destructivos. También existe un tipo raro de enfisema, causado por una deficiencia heredada de una enzima que normalmente protege el tejido elástico en los pulmones. El enfisema tiende a empeorar progresivamente, especialmente si el fumar continúa. La clave de todo tratamiento y prevención es evitar todo consumo de cigarrillo. Es mejor dejar de fumar pronto y no demasiado tarde, aunque dejar de fumar en cualquier etapa de la enfermedad puede ayudar a preservar la función pulmonar que todavía no está dañada. Las personas con enfisema pueden aprender una variedad de estrategias de manejo personal, desde la respiración apropiada a un ejercicio eficiente para maximizar la habilidad de conducir una vida activa. Las medicinas y el oxígeno pueden a veces ser útiles en el enfisema como se describe más adelante.

266

Frecuentemente el asma, la bronquitis crónica y el enfisema coinciden, de tal forma que usted puede tener uno o más de estas enfermedades. Aunque el tratamiento varía de alguna manera dependiendo de los síntomas específicos y la enfermedad, algunos de los principios y estrategias de manejo son similares. (Revise el cuadro #1, Tipos de enfermedades pulmonares crónicas, en las páginas 267 y 268). Además de las estrategias del manejo personal descritas a lo largo de este libro, hay algunos consejos específicos para el manejo de la enfermedad pulmonar crónica.

Evitando los Irritantes

La mejor manera de manejar la enfermedad pulmonar crónica es evitar las cosas que la empeoran. Muchos tipos de irritantes pueden activar los síntomas de asma y empeorar los síntomas de otras enfermedades pulmonares crónicas. Afortunadamente usted puede aprender a eliminar o evitar muchos de los irritantes y cuando eso no es posible, al menos controlarlos.

El Fumar

Sea que usted fume o esté cerca de gente que fuma, el cigarrillo irrita y daña los pulmones. El humo caliente seca, inflama y estrecha las vías respiratorias. Los gases venenosos paralizan **los cilios**, que son las pequeñas pestañas semejantes a pelos en la vía respiratoria que ayudan a limpiar la suciedad y la mucosidad. El monóxido de carbono en el cigarrillo roba el oxígeno de la sangre y hace que usted se sienta cansado y con dificultad para respirar. La irritación causada por el fumar hace que sea más susceptibles a las infecciones y puede destruir irreversiblemente los sacos de aire en los pulmones. *El fumar es la principal causa de bronquitis crónica y enfisema y un desencadenante principal del asma.* La buena noticia es que la mayoría de estos efectos dañinos se eliminan al dejar de fumar y evitando "el fumar pasivo" o respirar el humo del cigarrillo de otra persona.

Cuadro #1: *Tipos de Enfermedades Pulmonares Crónicas*

	Asma	Bronquitis Crónica	Enfisema
CARACTERÍSTICAS			
Sensibilidad a los irritantes	Común	A veces	No
Espasmo de las vías	Común	A veces	A veces
Inflamación (edema de las vías)	Común	Común	Raro
Exceso de mucosidad	A veces	Común	A veces
Sacos aéreos dañados	No	No	Común
SÍNTOMAS			
Tos	Común	Común	A veces
Dificultad para respirar	A veces	A veces	Común
Silbido o ruidos al respirar	Común	A veces	A veces
Mucosidad	A veces	Común	A veces
PRONÓSTICO (PERSPECTIVA)			
	Síntomas casi siempre controlables con tratamiento	Enfermedad temprana puede ser reversible, pero enfermedad avanzada puede progresar	El daño es permanente, pero la progresión puede hacerse lenta
PREVENCIÓN			
Evitar irritantes	Importante, especialmente el fumar	Importante, especialmente el fumar	Importante, especialmente el fumar
Vacuna	Influenza (anual)	Influenza (anual)	Influenza (anual)
	Neumonía (una vez)	Neumonía (una vez)	Neumonía (una vez)

Cuadro #1: *Tipos de Enfermedades Pulmonares Crónicas* (continuación)			
	Asma	**Bronquitis Crónica**	**Enfisema**
TRATAMIENTO			
Broncodilatadores:			
Similares a la adrenalina	Común	A veces	A veces
Teofilina	A veces	A veces	A veces
Ipratropium	A veces	Común	Común
Antiinflamatorios			
Esteroides	Común	A veces	A veces
Cromolin Sódico	Común	Nunca	Nunca
Expectorantes/Mucolíticos	Raro	A veces	A veces
Antibióticos	Raro	Común	A veces
Oxígeno	Raro	A veces	Común
Ejercicios para respirar	A veces	Común	Común

Contaminación Ambiental

La suciedad y el polvo que se agregan al aire, sea de los automóviles viejos, de los desechos industriales, de los productos caseros o del humo de las chimeneas, pueden irritar vías respiratorias sensibles. Escuche la radio o televisión para informarse de los días particularmente cargados de contaminación y trate de estar dentro de casa tanto como sea posible durante estos días.

Tiempo Frío

Para algunas personas, el aire muy frío puede irritarle las vías respiratorias. Si usted no puede evitar el tiempo frío, trate de respirar a través de una máscara para el clima frío (disponible en la mayoría de farmacias) o protéjase con una bufanda, antes de salir al aire frío.

Alérgenos

Un alérgeno es cualquier factor que desencadena una reacción alérgica. Si usted tiene asma, se puede desencadenar un ataque por alergenos que se encuentran dentro o fuera de casa. Evitar los alérgenos completamente puede ser un trabajo de tiempo completo. Sin embargo, unas pocas medidas sensatas reducen significativamente el estar expuestos a estos factores. Cuando el polen y la cuenta de los mohos de hongos son altas, es mejor permanecer dentro de casa en un ambiente con aire acondicionado.

Para algunas personas, sin embargo, la mayoría de alérgenos desencadenantes se encuentran dentro de los ambientes en la forma de polvos de casa. El polvo casero puede estar formado de alérgenos animales (pelo, pelusa), moho (baños, cocina y áreas húmedas) y cucarachas. Frecuentemente los perros y gatos mascotas tienen que desaparecer de la casa o por los menos de los dormitorios si una persona reacciona a los alérgenos de estos. Los ácaros del polvo casero tienden a habitar en los colchones, almohadas, alfombras, muebles tapizados y ropa. Por lo menos, una persona alérgica debe cubrir los colchones y las almohadas con cubiertas ajustadas, lavar las sábanas y colchas semanalmente, evitar dormir o recostarse en muebles tapizados, remover alfombras de los dormitorios, y si es posible, evitar el polvo y la aspiradora. Se recomienda el trapeado húmedo en vez de sacudir el polvo o pasar la aspiradora, que puede expandir los alérgenos en el aire. Puede tomar algún tiempo y la limpieza repetida para dejar el ambiente con niveles no dañinos de alérgenos de mascotas, criaturas y polvo.

Los productos de casa como los perfumes, desodorantes de ambiente, pintura fresca y ciertos productos de limpieza también pueden desencadenar síntomas de asma en personas susceptibles. Para algunas personas, los limpiadores de aire de las casas pueden ser beneficiosos para reducir los alergenos en el aire.

Para algunas personas con asma, las pruebas de alergia pueden ayudar a identificar desencadenantes alérgicos específicos. Un tratamiento de "inyecciones para la alergia" (inmunoterapia) puede ayudar a hacer menos sensible a la persona en tanto que reaccione en forma exagerada a ciertos alérgenos.

Medicamentos

Ciertos medicamentos pueden causar en algunas personas respiración sibilante, dificultad para respirar y tos. Estos incluyen medicamentos antiinflamatorios como la aspirina, el ibuprofen y el naproxen, al igual que los beta bloqueadores (tales como el propanolol) usado para tratar la hipertensión arterial y la enfermedad cardíaca.

Infecciones

Los resfríos, la influenza, las infecciones de los senos paranasales y las infecciones de las vías y pulmonares pueden hacer que la respiración se haga mas difícil para la persona con enfermedad pulmonar crónica. Usted tal vez no pueda prevenir todas las infecciones, pero sí usted puede reducir sus riesgos. Asegúrese de obtener una vacuna para la influenza (inyección para el flu) cada año al principio del otoño y una vacuna por los menos una vez en su vida para la neumonía neumocócica. Trate de evitar a la gente con resfríos, para disminuir la diseminación de los virus, lave sus manos con frecuencia y no sobe su nariz y ojos. También pregúntele a su médico, cómo ajustar la dosis de sus medicamentos si adquiere una infección. El tratamiento temprano puede con frecuencia evitar enfermedades serias y hospitalizaciones.

Ejercicio

El ejercicio puede ser un problema y un beneficio para las personas con enfermedad pulmonar crónica. Por un lado, la actividad física puede mejorar la fuerza y aumentar la capacidad del corazón y los pulmones. Por otro lado, en personas con enfermedad pulmonar crónica, el ejercicio vigoroso extremo puede provocar síntomas de asma y causar la desagradable sensación de falta de aire para respirar. Existen formas de elegir rutinas de ejercicio y ajustar su medicación antes del ejercicio, para prevenir el asma inducida por el ejercicio. (Vea los capítulos 7 a 10). Si es un problema para usted el poder realizar ejercicio confortablemente, infórmele a su médico.

Estrés Emocional

El estrés o tensión emocional no causa enfermedad crónica pulmonar. Sin embargo puede hacer que los síntomas empeoren al hacer que las vías respiratorias se constriñan y haciendo que la respiración se haga rápida y superficial. Muchos de los ejercicios de respiración y relajación de este libro pueden ayudar a prevenir el empeoramiento de los síntomas. También, el aprender como manejar su enfermedad lo ayuda a sentirse más en control y menos estresado en general.

La combinación de los factores alérgicos desencadenantes se pueden acumular. Por ejemplo, su gato sólo no hará que se desencadene una reacción alérgica o un ataque agudo, pero si usted agrega el frío o las sustancias químicas usadas en la limpieza, entonces puede ocurrir un ataque.

Vigilando la Función Pulmonar

Para los pacientes con asma y aun en los pacientes con enfisema o COPD, la medida de la función pulmonar en casa puede salvarle la vida. Los síntomas de respiración sibilante, dificultad respiratoria y tos, no son siempre buenos indicadores de la severidad del asma o de la respuesta a los medicamentos. Sin embargo, usted puede aprender una simple técnica casera para medir apropiadamente su función pulmonar. Usted necesita un *medidor de flujo espiratorio máximo (flujómetro)* que es un instrumento sencillo y barato, del tamaño de un bolsillo que cuesta aproximadamente $15-30. Con la ayuda de este aparato, usted puede medir con precisión cuan rápidamente elimina el aire de sus pulmones. Los valores del medidor de flujo espiratorio máximo son como un sistema de alarma que lo alerta de problemas que se están generando incluso horas o días antes que los síntomas del asma empeoren. Los rangos bajos de flujo espiratorio puede significar que las vías respiratorias están constreñidas, inflamadas y obstruidas. Entonces usted puede tomar acción para revertir el problema y prevenir que se empeore. Generalmente, se puede predecir *el flujo espiratorio máximo* "normal" de una persona saludable según su edad, altura y sexo. Pero es preferible que la persona establezca su valor "normal" de *flujo espiratorio máximo* llevando un registro de las lecturas de esta prueba, el nivel más alto alcanzado será su "mejor marca". El mantener esa marca o un nivel cercano a ella le ayudará a manejar mejor su asma.

Si usted tiene asma severa o moderada, un medidor de flujo espiratorio máximo puede ser su mejor compañero. Puede ser una medida muy efectiva para estar alerta del problema antes de que se empeore. Además es una herramienta muy útil en el manejo personal de su enfermedad. Puede ayudarle a usted y a su doctor a saber cuando necesita incrementar o disminuir las medicinas. Puede ayudarle a identificar posibles alergenos o desencadenantes al vigilar su nivel de flujo espiratorio máximo antes y después de estar expuesto a agentes sospechosos, a alguna actividad o al medio ambiente. Puede ayudarle a distinguir entre un ataque severo de asma o el jadeo causado por ansiedad o hiperventilación.

El medidor de *flujo espiratorio máximo (flujómetro)* es para una persona con asma como un termómetro para una persona con fiebre. Estos medidores pueden ser utilizados como herramientas importantes para lo siguiente:

- Determinar la gravedad del asma (de gran ayuda para el paciente y el médico).

- Verificar la respuesta al tratamiento durante un episodio agudo de asma.

- Vigilar el progreso en el tratamiento y obtener información objetiva para posibles ajustes en el tratamiento.

271

- Detectar con anticipación problemas en la función pulmonar y poder actuar pronto para prevenir serias complicaciones en el asma.

- Diagnosticar el asma inducida por ejercicio.

Pasos para Usar un Medidor de Flujo Espiratorio Máximo

A continuación ofreceremos instrucciones generales del uso del medidor, pero es importante que siga las instrucciones específicas que vienen con su medidor o las que le da su doctor, terapeuta respiratorio o enfermera.

1. Asegúrese que el aparato marque cero o se encuentre en su nivel base.

2. Póngase de pie y tome una inspiración profunda (si no puede pararse, hágalo sentado).

3. Coloque el medidor en su boca y cierre sus labios fuertemente alrededor de la boquilla del medidor.

4. Sople tan fuerte y rápido como le sea posible (uno o dos segundos). Es muy importante que usted deje salir el aire con toda sus fuerza.

5. No tosa ni deje que la lengua obstruya la boquilla.

6. Escriba el número indicado en la escala numerada.

7. Repita el proceso dos veces más.

8. Observe el mayor de los tres números obtenidos y anótelos en su diario.

Mantenga un diario o registro de su flujo espiratorio máximo. Mida éste varias veces al día, incluyendo uno en la mañana al levantarse antes de usar alguna medicina. Conozca las medidas de su flujo espiratorio máximo "normal" cuando está libre de síntomas y cuando se siente mejor durante el día.

Mencionamos antes, que usted puede establecer su flujo espiratorio máximo "normal para usted" comparando los valores de las lecturas de su registro de *flujo espiratorio máximo*, e identificando su "mejor marca" o su mejor valor obtenido. Su "mejor marca" se define como la medida más alta que usted puede alcanzar a la mitad de un buen día, después de usar su broncodilatador inhalado. Su médico también puede ayudarle a determinar su "mejor marca" ayudándole a normalizar su función pulmonar y usando pruebas de función respiratorias (espirometría) mediante un espirómetro. Una vez que se ha establecido la mejor marca de flujo espiratorio máximo debe esforzarse por mantenerlo dentro de un 80% de este número. Para ayudarle a mantener esta marca se ha diseñado una guía general llamada "sistema de semáforo":

- **Zona Verde:** cuando su *flujo espiratorio máximo* está dentro de 80-100% de su mejor marca. Significa "SIN PROBLEMA", deberá estar relativamente sin síntomas y puede continuar su tratamiento médico actual. Si se mantiene constantemente en esta *zona verde* con una mínima variación, su médico debe considerar la disminución gradual de sus medicamentos diarios.

- **Zona Amarilla:** cuando su *flujo espiratorio máximo* está dentro de 50-80% de su mejor marca. Significa "PRECAUCIÓN" el asma está empeorando. Si se encuentra con medicamentos de uso crónico tal vez necesite incrementar su tratamiento de mantenimiento. Contacte a su médico para regular su tratamiento.

- **Zona Roja:** cuando su *flujo espiratorio máximo* está debajo del 50% de su mejor marca. Significa "PELIGRO" está fracasando el control del asma. Utilice su broncodilatador inhalado. Si su flujo espiratorio regresa a la *zona amarilla* contacte a su médico inmediatamente, debe emplearse un tratamiento agresivo bajo dirección médica, como el uso de medicina esteroidea. En cualquier caso deberá incrementar su tratamiento.

Aprenda a reconocer el patrón de alteración. Establezca un plan individual de acción con su doctor acerca de los pasos específicos que usted debe seguir basado en las medidas de su flujo espiratorio máximo. Si usted espera hasta que sus síntomas empeoren, estos serán más difíciles de tratar. La acción temprana y el ajuste de su medicación pueden hacer una diferencia crítica.

Medicamentos

El manejo efectivo de la enfermedad pulmonar crónica frecuentemente implica una combinación de medicamentos. Las medicinas broncodilatadoras están designadas a relajar los músculos que rodean las vías respiratorias y que abren estas aún más. Los broncodilatadores inhalados trabajan en minutos para aliviar el silbido del pecho y la dificultad para respirar. Los fármacos antiinflamatorios también se pueden prescribir para reducir la inflamación, el edema y la hiperreactividad de las vías respiratorias. Para aquellos con bronquitis crónica y enfisema, también pueden usarse los medicamentos que fluidifican (que dejan pasar fácilmente) la mucosidad (mucolíticos y expectorantes) al igual que los antibióticos.

Algunos medicamentos pueden usarse para tratar síntomas como la respiración sibilante, mientras que otros pueden ser usados para prevenir los síntomas. Algunas medicinas se usan para tratar o para prevenir síntomas. Cuando las medicinas se usan para prevenir síntomas, deben tomarse regularmente, aun cuando no hayan síntomas presentes. Con frecuencia las personas dejan la medicina porque se sienten mejor. Es importante preguntar a su doctor qué medicinas continuar y cuales puede dejar cuando los síntomas mejoran.

Algunos personas se preocupan de que pueden hacerse adictos a las medicinas o que pueden hacerse "inmunes" y no responder más a las medicinas. Ninguna de las medicinas usadas para tratar la enfermedad pulmonar crónica son adictivas. Tampoco las personas se vuelven inmunes a ellas. Si sus medicinas no trabajan bien para controlar sus síntomas, infórmele a su doctor para que se puedan hacer algunos ajustes.

Broncodilatadores

Medicamentos Similares a la Adrenalina
(Agonistas Beta-Adrenergicos)

Ejemplos: Albuterol (Proventil, Ventolin), pirbuterol (Maxair), metaproterenol (Alupent, Metaprel), terbutaline (Brethine, Brycanyl).

¿Cómo actúan? Estos medicamentos son similares a la adrenalina (epinefrina) una substancia producida en el cuerpo. Ellos estimulan los receptores nerviosos pequeños en el músculo liso que rodea las vías respiratorias y hacen que el músculo se relaje, abriendo la vía respiratoria, revirtiendo el broncoespasmo y haciendo la respiración más fácil. Estos medicamentos usualmente son inhalados, pero algunos se pueden tomar por vía oral (pastillas o líquidos). En la sala de emergencia o en el hospital, pueden suministrarse por vía endovenosa o por inyección.

Posibles efectos secundarios: Temblor, nerviosismo, incapacidad para descansar, irregularidad o incremento en la frecuencia cardíaca, insomnio, náusea, dolor de cabeza. Los efectos secundarios tienden a disminuir con los medicamentos inhalados que con los administrados por vía oral.

Comentarios: La forma inhalada toma solamente uno o dos minutos para empezar a trabajar mientras que la forma oral puede requerir más de 30 minutos para empezar a aliviar los síntomas (vea las indicaciones en "inhaladores con dosis medida", páginas 279 a 281). Estos medicamentos pueden ser usados regularmente para ayudar a prevenir los síntomas de asma o "según se necesite" para tratar el súbito empeoramiento de los síntomas. Usualmente es más fácil y requiere menos medicina prevenir los síntomas o detener un episodio en su fase temprana que tardía. Siempre lleve con usted un broncodilatador inhalador de tal forma que lo tenga disponible al primer signo de incremento de los síntomas. Los inhaladores pueden ser usados 5 a 15 minutos antes del ejercicio por las personas que tienden a desarrollar una respiración sibilante o ruidos asociados durante o después del ejercicio. Los medicamentos broncodilatadores pueden ayudar a aliviar rápidamente el broncoespasmo y el estrechamiento asociado de las vías respiratorias, pero no tratan o detienen el proceso inflamatorio. Por tanto, si usted tiene que usar los inhaladores broncodilatadores con frecuencia, discuta esto con su doctor. Puede necesitar una medicina antiinflamatoria adicional.

275

Teofilina

Ejemplos: Aminofilina, Slophylin, Somophylin, Slobid, Theo-Dur, Resbid, Theolair-SR, etc.

¿Cómo actúan? Este medicamento relaja los músculos alrededor de las vías respiratorias para reducir la respiración sibilante y la dificultad para respirar. Puede ser usado para tratar un ataque de asma o en tratamiento regular para prevenir la constricción o cierre de la vía respiratoria. La medicina puede ser dada por vía endovenosa (IV) en el hospital o tomada oralmente como pastilla o jarabe. Las formas orales de esta medicación toman 45 minutos o más para empezar a trabajar.

Posibles efectos secundarios: Malestar estomacal (ardor, acidez estomacal o náuseas), diarrea, irritabilidad, dolor de cabeza, mareo, temblor, insomnio, nerviosismo, micción frecuente, dificultad para orinar (especialmente en hombres que tienen agrandamiento de la próstata), latidos cardíacos irregulares y rápidos, y raramente convulsiones. Tomar la medicina con alimentos puede ayudar a reducir la irritación estomacal.

Comentarios: Su doctor puede ordenar pruebas de sangre para medir los niveles de teofilina en su sangre. Si es demasiado bajo, puede no ser efectiva. Si es muy alto, puede ser tóxico. El rango terapéutico usual es 5-20 mcg/ml. La teofilina se prescribe ahora con menos frecuencia por el mayor uso de los broncodilatadores beta-adrenergicos y la medicación corticoesteróidea. La teofilina puede ser usada en combinación con estas otras medicaciones. Las formas de teofilina de larga acción son convenientes (tomadas solamente 2 veces al día) y pueden ser útiles en controlar la respiración ruidosa de algunas personas durante la noche.

Bromuro de Ipratropium

Ejemplos: Atrovent.

¿Cómo actúa? Esta medicación es más nueva, bloquea la constricción de las vías respiratorias. Es usada más comúnmente para tratar el enfisema y la bronquitis crónica que el asma. Está disponible en formas inhalatorias.

Efectos secundarios posibles: Sequedad de boca y garganta, tos, dolor de cabeza, náusea y visión borrosa.

Comentarios: Este fármaco, a diferencia de los broncodilatadores similares a la adrenalina que trabajan en minutos, tarda más en abrir las vías respiratorias. Por lo tanto necesita ser usado regularmente para poder obtener un máximo beneficio.

Medicamentos Antiinflamatorios

Cromolin Sódico (Cromoglicato de Sodio)

Ejemplos: Intal

¿Cómo actúa? Ayuda a prevenir o detener la inflamación de los pulmones. Esta medicina inhalatoria previene los ataques de asma al inhibir la salida de sustancias químicas en las vías respiratorias que causan inflamación, reacciones alérgicas y estrechamiento de las vías. Por su efecto antiinflamatorio, es usado para prevenir los ataques de asma, debe ser usado regularmente y no sólo cuando los síntomas empeoran. También se usa para prevenir síntomas que ocurren por el ejercicio o por alérgenos (tales como las mascotas o el polen); se debe usar de 5 a 60 minutos antes del contacto.

Posibles efectos secundarios: Tos. (Generalmente presenta pocos efectos secundarios.)

Comentarios: Es difícil predecir qué pacientes se beneficiarán con el cromolin. Usted puede necesitar usar la medicina por 4 a 6 semanas completas antes de poder determinar si trabaja para usted. Si está tomando un broncodilatador inhalado al igual que el cromolin inhalado, use el broncodilatador primero y espere 5 minutos antes de usar el cromolin. Esto incrementa la cantidad de cromolin que llega a las vías respiratorias más pequeñas.

Inhalador de Corticoesteroide

Ejemplos: Beclametasona (Beclovent, Vanceril), triamcinolona (Azmacort) y flunisolide (Aerobid).

¿Cómo actúan? Estos medicamentos disminuyen gradualmente la inflamación, el edema y el espasmo de las vías respiratorias y previenen la hiperreactividad de las vías a los elementos desencadenantes del asma, como los alérgenos. Usted puede tomar los esteroides inhalados por 1 a 4 semanas para ver su beneficio total. Los esteroides inhalados ahora se recomiendan para uso más frecuente en personas con síntomas recurrentes o moderadamente severos. Debido a que los esteroides inhalados no son de acción rápida, no son efectivos en el tratamiento inmediato de un ataque severo de asma.

Posibles efectos secundarios: Tos, ronquera e infecciones por hongos (cándida) en la boca. El riesgo de irritación e infección puede reducirse grandemente usando un espaciador o cámara mantenedora (vea la página 281) y enjuagando el exceso de medicación fuera de su boca después de inhalarla. Sólo pequeñas cantidades de esteroides inhalados alcanzan el torrente sanguíneo, por eso se presentan menos efectos secundarios serios que con el uso de esteroides orales por períodos más largos (vea más detalles abajo).

Nota: Las medicaciones cortocosteroideas usadas para tratar el asma son completamente diferentes de los anabólicos esteroides que a veces son tomados ilegalmente por los atletas.

Comentarios: Si usted está tomando un broncodilatador inhalado al igual que un inhalador esteroideo, use el broncodilatador primero y espere 5 minutos antes de usar la medicación esteróidea inhalada. Esto incrementa la cantidad de medicación esteróidea que llega a las vías respiratorias más pequeñas.

Corticoesteroides Sistémicos

Ejemplos: Prednisona, dexametasona (Decadron), metilprednisolona (Medrol), triamcinolona (Aristocort).

¿Cómo actúan? Los corticoesteroides o medicamentos esteroideos trabajan gradualmente tanto para prevenir y reducir la inflamación, el edema y el espasmo de las vías respiratorias y la hiperreactividad de las vías a los detonantes del asma como los alérgenos. Se pueden dar oralmente, intravenosamente (IV) o inhalados. La medicina esteróidea generalmente toma varias horas para empezar a reducir la inflamación de la vía respiratoria.

Posibles efectos secundarios: Con tratamientos cortos (menos de 2 semanas) no parece existir efectos serios a largo plazo. Pero usted puede experimentar un ligero aumento de peso, incremento del apetito, cambios en el estado de ánimo, retención de flúidos y molestias gástricas. Sin embargo, el tratamiento esteróideo de larga duración con dosis mayores de 10 mg por día pueden resultar en efectos secundarios más serios, incluyendo úlceras gástricas, irregularidades menstruales, calambres musculares, acné, adelgazamiento de los huesos (osteoporosis), cataratas, contusiones fáciles de la piel y vasos sanguíneos y alteración en la función de las glándulas adrenales. Las molestias gástricas se pueden aliviar tomando la medicina esteróidea oral junto con los alimentos. Las medicinas esteróideas inhalatorias presentan menos efectos secundarios (vea más detalle abajo).

Nota: Los tipos de medicamentos corticoesteroides usados para tratar el asma son diferentes a los esteroides anabólicos tomados ilegalmente por algunos atletas, los que pueden tener efectos devastadores en el hígado, corazón y músculos.

Comentarios: Si usted está tomando medicina esteróidea por vía oral, no deje de tomarla en forma repentina. Estas medicinas necesitan disminuirse gradualmente en días a semanas en un horario establecido con su doctor.

Expectorantes y Mucolíticos

Ejemplos: Agua, guaifenesin, yoduro de potasio, acetylcisteina, glicerol, yodinado (Organidin).

¿Cómo actúan? Estos agentes atraen más líquido a las secreciones mucosas y facilitan su expectoración. Pueden ayudar a disolver la mucosidad (hacen que se hagan más líquido) y más fácil de eliminar. Asegúrese de beber adecuadas cantidades de agua para ayudar a la licuefacción de la mucosidad y suavizar el área irritada.

Posibles efectos secundarios: Varía con el producto. A veces los efectos surgen de la combinación con otros fármacos. El efecto más frecuente en algunas de estas medicinas es la somnolencia.

Antibióticos

Ejemplos: Ampicilina, amoxicilina, azitromicina, penicilina, eritromicina, tetraciclina, antibióticos tipo sulfa (Septra, Bactrim), cefalosporinas, quinolonas.

¿Cómo actúan? Los antibióticos ayudan al cuerpo a combatir las infecciones. Las personas con enfermedad crónica pulmonar están propensos a desarrollar infecciones bacterianas de las vías respiratorias superiores (bronquitis) o de los pulmones (neumonía).

Posibles efectos secundarios: Estos varían según el antibiótico específico, pero a veces incluyen náuseas, vómitos y diarrea. Las erupciones o ronchas en la piel, dificultad para respirar incrementada o fiebre, puede indicar una reacción alérgica más seria y el antibiótico debe retirarse hasta que se consulte al doctor.

Comentarios: Siempre tome su antibiótico hasta que los termine, o sea que por el tiempo completo que fue prescrito (usualmente 5–10 días o más) aun cuando se sienta mejor. Si usted deja de tomar la medicina antes de completar el tratamiento, la infección puede recurrir. Siga las instrucciones con cada antibiótico. Por ejemplo, la tetraciclina no debe ser tomada con ningún producto lácteo o antiácido, puesto que interfieren con la absorción del fármaco y reduce su efectividad.

Tratamientos Inhalatorios

Inhaladores con Dosis Medidas

Ciertos medicamentos pulmonares, como los broncodilatadores, los corticoesteroides, y el cromoglicato de sodio pueden ser administrados en forma inhalada. Vienen en un recipiente especial llamado inhalador de dosis medida (MDI en inglés). Es una simple cajita metálica apresión con una boquita. Cuando se usa apropiadamente, los inhaladores son seguros y pueden ser una manera efectiva de administrar medicamentos rápidamente a los pulmones. Al respirar la medicina directamente hacia los pulmones en vez de ingerirlos en forma de una pastilla, menos medicina es absorbida en el torrente sanguíneo. Esto causa menos efectos secundarios, mientras se alcanza una mayor concentración de medicina en los pulmones.

Sin embargo, aprender a usar un inhalador apropiadamente es más difícil que ingerir una pastilla. Requiere instrucciones adecuadas y algo de práctica. Las instrucciones que se dan a continuación son buenas como información de referencia, pero es **esencial tener un terapeuta respiratorio o un otro profesional de la** salud conocedor del uso de los inhaladores que lo observe periódicamente para que revise su técnica. El uso inapropiado de los inhaladores es una de las razones más importantes de no poder controlar los síntomas. Por tanto, si se le prescribe un inhalador, asegúrese de conseguir ayuda para usarlo apropiadamente.

Como verificar si su inhalador está lleno o casi vacío.

- Ponga el recipiente (sin la pieza bucal) en una taza o depósito con agua.

- Observe la posición del recipiente en el agua. Si se hunde hasta el fondo, está lleno. Si flota hacia los lados en la superficie, está vacío. Un inhalador parcialmente lleno flotará parcialmente sumergido (vea la figura #5).

- Cuando esté casi vacío, asegúrese de conseguir su reemplazo.

*Figura #5: **Revisando su inhalador***

Pasos para usar un inhalador:

1. Agite el inhalador hacia arriba y abajo varias veces (aproximadamente 5 segundos), en forma vigorosa para mezclar el medicamento.

2. Remueva la tapa de la pieza bucal y ponga el recipiente o cartucho hacia arriba con su dedo pulgar apoyando la base y el dedo medio e índice en la parte superior. Coloque la pieza bucal 1-2 centímetros entre los labios (o vea las instrucciones en la siguiente página para usar el aparato espaciador o una cámera retenedora).

3. Abra su boca ampliamente, incline su cabeza hacia atrás discretamente, y exhale completamente, para dejar salir todo el aire de sus pulmones.

4. Ahora empiece a aspirar o absorver **lentamente** conforme usted presiona el recipiente o cartucho para liberar el rocío de medicina hacia la parte posterior de su garganta, antes de finalizar la expiración total.

5. Respire **lenta y profundamente** por 3-5 segundos.

6. Detenga la respiración por 5 – 10 segundos, si es posible, para permitir que la medicina alcance profundamente sus pulmones. Luego exhale.

7. Repita esta acción según la prescripción de su médico. Con los broncodilatadores, es recomendable esperar por lo menos 1–2 minutos (5-10 minutos es mucho mejor) antes de la segunda inhalación. Esto puede permitir que la medicina alcance aún mejor los pulmones.

8. Enjuague su boca con agua y elimine este residuo, especialmente si usted está inhalando medicamentos esteróideos.

Espaciadores o Cámaras Retenedoras

Para hacer el uso de un inhalador más fácil, más seguro y más efectivo, es recomendable usar un aparato espaciador o una cámara retenedora. Esta es una cámara (usualmente un tubo o bolsa especialmente diseñada) al cual se rocía la medicina del inhalador. Luego usted inhala la medicina del espaciador. El espaciador hace más probable o ayuda a que usted inhale las gotas más pequeñas y livianas de la medicina en la vía respiratoria más profunda. El aparato espaciador también colecciona en sus paredes algunas de las gotas más pesadas y más grandes de la medicina que de otra manera se hubieran quedado en su boca o garganta. Esto puede reducir los efectos secundarios tales como las infecciones por hongos en el caso de los esteroides inhalados. Algunos aparatos espaciadores tienen un pito que suena si usted está inhalando demasiado rápido. Esto también le recuerdará no respirar en forma rápida. Una respiración rápida depositará más medicina en la boca y menos en sus pulmones.

Los inhaladores de dosis medidas son más fáciles de usar con los aparatos espaciadores que solos. Usted no tiene que preocuparse acerca de colocar el rocío en la dirección correcta y su inhalación no tiene que ser tan cuidadosa y coordinada al mismo tiempo que el rocío. Puesto que, con el espaciador, la mayor parte de la medicina alcanza sus pulmones y no se queda en su boca, la medicina tiende a ser más segura y efectiva. Esto es especialmente importante si usted está usando un inhalador esteróideo.

Nebulizadores

Un nebulizador es un aparato diseñado para liberar partículas muy finas (vaporizadas) de medicina que usted pueda respirar profundamente hacia sus pulmones. Con algunos aparatos, usted agrega la medicina y exprime la bombilla para hacer el roceador más fuerte. Los nebulizadores conducidos por compresores tienen un compresor de aire activado eléctricamente el cual impulsa una corriente de aire para que pase una solución con el medicamento disuelto. El vapor de medicina es inhalada a través de una pieza bucal o máscara. La técnica para inhalar la medicina es similar a la de los inhaladores de dosis medida.

282

Terapia de Oxígeno

Para algunas personas con enfermedad pulmonar crónica, sus pulmones no pueden abastecer al cuerpo con el suficiente oxígeno del aire común. Si usted está cansado y con dificultad respiratoria porque hay muy poco oxígeno en su sangre, su doctor puede ordenar un equipo de oxígeno para que usted lo use en casa. El oxígeno es una medicina. No es adictivo. Sin embargo mucha gente trata de no usarlo por el miedo de hacerse dependiente de él. El oxígeno suplementario puede proveerle ese empuje o apoyo que su cuerpo necesita para permanecer cómodo y llevar a cabo las actividades diarias sin dificultad respiratoria extrema. Algunas personas pueden requerir el uso continuo de oxígeno, mientras otras pueden sólo necesitar oxígeno para ayudarlos con ciertas actividades tales como el ejercicio.

El oxígeno viene en tanques grandes de gas comprimido o tanques pequeños portátiles de oxígeno líquido o gaseoso. Si usted usa oxígeno, asegúrese de saber la dosis apropiada (la porción correcta de oxígeno, cuando usarlo y por cuanto tiempo), como usar el equipo y saber cuando ordenar más. El tanque de oxígeno no explotará ni se quemará, sin embargo, el oxígeno ayuda a que otras cosas se quemen más rápidamente. Por tanto, mantenga su tanque por lo menos 10 pies lejos de cualquier llama, incluyendo los cigarrillos.

¿Cómo Respirar más Efectivamente?

Ejercicios para Respirar

No es sorprendente saber que la respiración es la preocupación principal de las personas con enfermedad pulmonar. Sin embargo, muchas personas encuentran aún más sorprendente saber que la respiración efectiva y adecuada es una habilidad que necesita ser aprendida. No es necesariamente algo que la persona hace en forma natural o normal. Esto es especialmente importante para las personas con enfermedad pulmonar. Usted puede aprender varias maneras de respirar lo cual aumentará el funcionamiento de su sistema respiratorio.

Existe un ejercicio de respiración muy importante: la respiración *diafragmática o abdominal.* Esta forma de respirar ayuda a fortalecer los músculos respiratorios (especialmente el diafragma) y ayuda a los pulmones a eliminar las impuresas o el aire atrapado. Uno de los principales problemas de las personas con enfermedades pulmonares es la dificultad de eliminar el aire contaminado. Por lo tanto el aire fresco no puede entrar a los pulmones. El aprender a respirar usando la técnica diafragmática puede ayudarlo a vaciar más sus pulmones y sacar provecho de su capacidad pulmonar total.

283

Pasos para Respirar Mejor

1. De pie o sentado póngase en una posición cómoda con los hombros relajados. Coloque una palma de su mano en la zona abdominal, arriba del ombligo y debajo de la caja torácica o costillas, y la otra palma de su mano en el pecho.

2. Cierre los ojos y enfóquese en su respiración. Con los labios forme un pequeño orificio como si fuera para silbar, a soplar una vela, o a besar a alguien.

3. Comience respirando profundamente por la nariz y sienta como la mano que está en el abdomen se mueve más que la mano que está en el pecho. La mano en el pecho debe moverse en forma muy leve.

4. Ahora exhale por la boca dejando salir el aire en forma lenta y suave, pero forzando hacia fuera todo el aire que pueda. Debe tomar el doble de tiempo en exhalar que lo que toma en respirar profundamente. Imagine a su abdomen como un globo que se desinfla lentamente.

Postura

Si usted está es una postura encorvada, puede ser muy difícil inhalar y exhalar. Ciertas posturas corporales hacen más fácil exhalar e inhalar completamente. Por ejemplo, si usted está sentado, trate de inclinarse hacia adelante desde las caderas con la espalda recta. Luego usted puede reposar sus brazos en sus muslos o reposar su cabeza, hombros y brazos en una almohada colocada en una mesa. O use varias almohadas al acostarse para hacer más fácil su respiración.

Clarificando Sus Pulmones

A veces el exceso de mucosidad bloquea las vías respiratorias, haciendo difícil el respirar. Su doctor o su terapeuta respiratorio pueden recomendar ciertas posiciones específicas para el "drenaje postural" Por ejemplo, al acostarse en su lado izquierdo en una inclinación con los pies más altos que la cabeza, usted puede ayudar que la mucosidad de ciertas áreas del pulmón drene más efectivamente. Pregunte a su doctor, enfermera o terapeuta respiratoria cuál de las posturas sería de utilidad para usted. También, recuerde que beber por lo menos 6 vasos de agua por día (a menos que tenga edema de los tobillos). Esto puede ayudar a fluidificar y adelgazar la mucosidad.

Tos Controlada

Una tos bien ejecutada, que produce una gran salida de aire, es una manera efectiva de clarificar las vías de la mucosidad. Por otro lado, una tos seca, débil e irritativa de la garganta puede ser extenuante, irritante y frustrante. Usted puede aprender a toser de lo profundo de sus pulmones y poner fuerza de aire en la tos para clarificar la mucosidad. Empiece sentándose en una silla o en el borde de la cama con los pies firmes en el piso. Coloque una almohada presionando firmemente hacia su abdomen con los antebrazos. Tome varias respiraciones lentas a través de su nariz y conforme exhale totalmente con los labios apretados inclínese hacia adelante y presione la almohada hacia su estómago. En la cuarta o quinta respiración, lentamente dóblese hacia adelante mientras produce dos o tres episodios de tos fuerte sin tomar respiraciones rápidas entre la tos. Repita la secuencia varias veces para clarificar la mucosidad.

Entrenamiento Físico

El ejercicio es una de las maneras más simples y más efectivas de incrementar su habilidad para vivir una vida plena con la enfermedad pulmonar crónica. La actividad física refuerza los músculos, mejora el humor, incrementa los niveles de energía y aumenta la eficiencia de los pulmones y el corazón. Aún cuando el ejercicio, no revierte el daño a los pulmones, puede mejorar su habilidad para funcionar dentro de ciertos limites que usted tiene debido a su enfermedad pulmonar.

El asma, la bronquitis crónica y el enfisema son por definición enfermedades incurables. Pero usted puede, en conjunto con su doctor, trabajar para reducir los síntomas e incrementar su habilidad para vivir una vida activa y saludable.

Capítulo
17

Entendiendo la Artritis

¿QUÉ ES LA ARTRITIS? LA PALABRA ARTRITIS SIGNIFICA INFLAMACIÓN DE LA ARTICULACIÓN. Sin embargo, de la forma cómo la palabra se usa, artritis comúnmente se refiere a cualquier problema crónico que se presente en la articulación. La forma más común de artritis es la *osteoartritis*. Es la artritis que generalmente nos afecta conforme avanzamos en edad o sea con la vejez, y causa deformaciones en los nudillos de los dedos, rodillas inflamadas, dolor en la espalda o en otras articulaciones.

La osteoartritis no es causada por la inflamación, aunque a veces puede resultar en la inflamación de la articulación. No se conoce la causa específica de la osteoartritis pero involucra la degeneración o desgaste de las terminaciones cartilaginosas del hueso. Por la degeneración, las superficies óseas se hacen ásperas y no se deslizan suavemente. Al desgastarse el cartílago que protege el terminal óseo, el hueso crece en forma de espuelas (llamadas osteofitos) lo que genera un abultamiento en los dedos de las manos, o los espolones en el pie. Al rozar estas espuelas óseas o superficies ásperas, la superficie celular de la articulación se irrita produciendo una mayor cantidad de flúido sinovial. Este flúido extra resulta en edema o hinchazón.

Hay muchas clases de artritis debido a la inflamación. Las formas más comunes son aquellas causadas por enfermedades reumáticas, tales como la *artritis reumatoide,* y enfermedades metabólicas como la *gota.* Con estas enfermedades, la superficie que cubre o protege la articulación se inflama e hincha, y también secreta flúido extra. Como resultado, la articulación se hincha, se siente caliente, se enrojece y se pone más sensible. Si la inflamación de la artritis no se controla y dura un período largo, puede resultar en la destrucción del cartílago y el hueso. Tal destrucción puede finalmente conducir a deformidad.

La causa de la inflamación asociada a estas enfermedades no se conoce precisamente, pero con respecto a la gota se relaciona claramente a la formación de cristales de ácido úrico en el flúido articular. Se piensa que las enfermedades reumáticas se deben a una forma de autoinmunidad (una reacción alérgica o inmune del cuerpo en contra de si mismo).

La mayoría de enfermedades artríticas no sólo afectan la articulación sino también todos los tejidos que la rodean. Las articulaciones están cruzadas por tendones de los músculos adyacentes los cuales mueven las articulaciones, y por ligamentos que estabilizan las articulaciones. Cuando la superficie articular se inflama o la articulación se hincha o deforma, estos tendones, ligamentos y músculos se afectan. Pueden inflamarse, hincharse, estirarse, desplazarse, adelgazarse o aún romperse. También, en muchos lugares donde los tendones o músculos se deslizan entre si o entre huesos, existen superficies lubricadas para hacer el movimiento mas fácil. Estas superficies se llaman bursas; con la artritis también se inflaman o se hinchan causando *bursitis*. Cualquiera que sea el tipo de artritis no sólo afecta la articulación, sino también puede afectar todos los elementos o tejidos que rodean a la articulación.

¿Cómo Me Afecta la Artritis?

De la discusión anterior, usted puede determinar los efectos de la artritis en su organismo. Como resultado de la irritación, inflamación, hinchazón y deformidad de la articulación, se produce *dolor*. El dolor puede estar presente todo el tiempo o a veces en forma esporádica o sólo cuando mueve la articulación. De todos los síntomas de la artritis, el dolor es el más común.

La artritis también puede *limitar el movimiento*. La limitación también puede ser debida a dolor, a la hinchazón que impide el movimiento normal y provoca la deformidad de la articulación, de los tendones o debilidad en los músculos adyacentes.

Además, la artritis también puede causar problemas en áreas distintas y alejadas de la zona de artritis. Por ejemplo, si las articulaciones en una pierna tienen artritis, evitaremos usar esa pierna cuando caminamos o hacemos algún otro movimiento. Cuando esto ocurre, la postura general se ve afectada, porque se coloca el peso extra en otros músculos y articulaciones. *Estas posturas anormales o las cargas extras* pueden crear dolor en otras articulaciones y puede afectar otras áreas.

La *rigidez* es otro resultado dramático de la artritis haciendo difícil el movimiento. La rigidez de las articulaciones y músculos es particularmente aparente luego de períodos de descanso tales como el dormir o el estar sentado. La inactividad causa rigidez, sin embargo usted puede salir de la rigidez, si calienta el área muscular y la articulación afectada (paños calientes o baños calientes). Para la mayoría de gente la rigidez dura sólo poco tiempo. Para otros menos afortunados, puede durar todo el día. La causa de esta rigidez no se conoce claramente pero si sabemos que se puede evitar.

Otra consecuencia común de la artritis es la *fatiga*. Aquí, otra vez la causa precisa no se conoce. La inflamación por si misma causa fatiga. Así también el dolor crónico y el esfuerzo del movimiento cuando los músculos y las articulaciones no trabajan bien. Además, la fatiga es causada por las preocupaciones y temores que frecuentemente acompañan a la artritis. Cualquiera que sean los factores causantes, la fatiga es un problema común en la mayoría de pacientes con artritis.

Una consecuencia final de la artritis es la *depresión*. Con frecuencia las personas con artritis tienen problemas de hacer lo que quieren o necesitan hacer. Esto puede hacerles sentirse inútiles, sin ayuda y aislados. Esto crea un sentimiento de incertidumbre, y frustración lo que puede conducirlos a la depresión. La depresión puede hacer que otros síntomas tales como el dolor, la fatiga y la incapacidad se empeoren. Esto puede limitar la habilidad de realizar trabajos y de realizar sus actividades sociales. Además puede afectar las relaciones familiares lo mismo que la capacidad para vivir independiente.

Es obvio que la artritis puede traerle muchos efectos negativos. Tal vez podríamos pensar que el pronóstico de una persona con artritis puede ser incierto. Sin embargo, no lo es. Se puede hacer mucho para compensar o eliminar los efectos negativos de la artritis. Este y otros libros que están dirigidos a las personas con enfermedades crónicas como la artritis se han escrito para ayudar a las personas afectadas con esta enfermedad a manejar mejor los síntomas y evitar complicaciones. Más adelante en este capítulo vamos a ofrecer consejos para el manejo de la artritis. Las técnicas para el manejo de la artritis se han detallado en casi todos los capítulos de este libro (desde el capítulo 1 a 13).

Pronóstico, o ¿Qué Nos Presenta el Futuro?

La mayoría de enfermedades artríticas, si se dejan sin tratar, tendrán diferentes resultados para diferentes personas. Algunos progresan rápidamente o lentamente hacia la deformidad. Otros experimentan la enfermedad que viene y va en un período de años, posiblemente empeorando lentamente o tal vez no. En unos cuantos afortunados la enfermedad desaparecerá espontáneamente. Con los tratamientos modernos, la mayoría de pacientes pueden controlar los síntomas y detener el proceso de la enfermedad. Ahora, a diferencia de años anteriores hay menos pacientes con artritis en los que la deformidad progresa en forma severa.

287

Sin embargo, conforme la gente vive más sin la deformidad, vive más tiempo con síntomas variados y problemas creados por la artritis. Es decir, vive una vida que ha sido cambiada de alguna manera por la artritis y posiblemente, por los efectos indeseables del tratamiento.

A la fecha no se conoce una cura real para ninguna de las formas de artritis crónica. Con suerte, la artritis puede disminuir parcialmente o completamente por sí misma. El tratamiento médico usualmente ayuda a disminuir los síntomas y la inflamación, pero también debe ser continuado indefinidamente. Un adecuado autocontrol puede ayudar mucho al mejoramiento y la prevención de incapacidades. Esto depende en gran parte de la participación de la persona con artritis y la familia. Por tanto, el pronóstico, o lo que trae el futuro, no se puede predecir con precisión para cualquier individuo. Depende en parte del tratamiento médico y del programa de manejo personal de la enfermedad que el paciente desee seguir. Aunque el futuro es algo incierto, si sabemos que las personas con artritis pueden mejorar su calidad de vida, retrasando el proceso de incapacidad. Esto depende en parte de la ayuda que los profesionales en el campo de la salud le puedan brindar, así como la participación activa del paciente en el tratamiento y control de su artritis.

¿Cómo Se Trata la Artritis Crónica?

Tratamiento con Medicinas

No hay cura para la mayoría de enfermedades artríticas. Como resultado, el tratamiento médico, está dirigido a prevenir o controlar los síntomas como la inflamación y el dolor. Las medicinas que usualmente se usan para la artritis ayudan a reducir el dolor o la inflamación, o hacen ambas cosas. Cuando se reduce la inflamación, como resultado, el dolor generalmente se reduce.

La mayoría de artritis crónica fluctúa en severidad. Es decir, se mejora o em-peora por sí misma. Las medicinas pueden acelerar el mejoramiento, pero no curan. Por tanto, deben ser usadas usualmente por largos períodos de tiempo. Las medicinas comúnmente usadas para la artritis se pueden colocar en cuatro categorías:

1. **Antiinflamatorias no esteroides (NSAIDS o AINES).** Estas medicinas tienen efecto reductor del dolor como antiinflamatorio. De todos los medicamentos antiinflamatorios los NSAIDS o AINES son los menos fuertes. Usualmente son las primeras medicinas que se usan para tratar la artritis porque son útiles y los efectos secundarios son mínimos. Representantes de este grupo incluyen: la aspirina, Motrin, Indocid, Clinoril, Naprosyn y Voltaren. De alguna manera acetaminofen (Tylenol) está también en este grupo; reduce el dolor pero no

288

tiene efecto antiinflamatorio. Comúnmente la osteoartritis no involucra inflamación, la actividad antiinflamatoria de la droga no es de importancia conocida; el beneficio se deriva del efecto reductor del dolor y por tanto la aspirina o el Tylenol deben ser tan efectivos como los otros AINES.

2. **"Modificadoras de la enfermedad".** Las medicinas en estas categoría son todas drogas antiinflamatorias, que son más poderosas que los AINES pero son potencialmente más tóxicas. El termino "modificadora de la enfermedad" se refiere o implica la curación de la artritis inflamatoria, pero la curación con estos medicamentos no se ha comprobado. Miembros de este grupo de medicinas son el oro, la penicilamina, el metrotexate, la Azulfidina, el Plaquenil y una nueva droga leflunomida (Arava). Son usualmente usados en artritis inflamatoria si fallan los AINES. No se usan para la osteoartritis.

3. **Corticosteroides.** Los corticosteroides son medicamentos antiinflamatorios poderosas que también suprimen la función inmunológica. Ambos efectos son útiles con la artritis inflamatoria, especialmente con las enfermedades reumáticas donde las anormalidades auto-inmunes parecen jugar un papel en la causa de artritis. La mayoría de corticosteroides en uso son versiones sintéticas de una hormona humana normal, el cortisol, que está presente en todo el mundo y ejerce un leve efecto masculino en las mujeres. Los corticosteroides son las drogas antiinflamatorias de acción más rápida y efectiva de las drogas antiartríticas, pero pueden causar efectos secundarios adversos cuando se usan por largos períodos de tiempo. La Prednisona es el corticosteroide que se usa mas comúnmente. **Una última nota:** Los coricosteroides nunca deben dejar de usarse repentinamente. Hable con su médico si usted está pensando dejar de usarlos.

4. **Drogas citotóxicas:** Estos medicamentos, desarrollados para tratar el cáncer, también tienen efectos antiinflamatorios e inmunosupresores. Ejemplos incluyen Cytoxan, Imuran y Leukeran. Estas medicinas pueden ser bastante tóxicas y sólo algunas veces tienen ventajas claras sobre otros medicamentos antiartríticos. Estos son usados sólo después que otras drogas han fallado para controlar el problema. Nunca se usan para manejar la osteoartritis.

A veces se usan otras medicinas. Un ejemplo es la colchicina, que junto con muchos de los medicamentos arriba mencionados es efectiva en el tratamiento de la gota. Los antibióticos se usan cuando la artritis se debe a infección. La Ciclosporina, una droga experimental, ha sido de beneficio limitado en la artritis inflamatoria y es bastante tóxica. *Sólo ocasionalmente las medicinas usadas para tratar la artritis proveen un beneficio inmediato.* Usualmente se requiere muchos días o aun semanas antes que los efectos totales de la medicina se sientan.

289

Los corticosteroides y la colchicina son las excepciones; pueden con frecuencia producir beneficios a pocas horas de su uso.

Es casi imposible predecir de antemano si una medicina será útil. Por tanto, el tratamiento de la artritis crónica con medicamentos es un proceso de prueba y evaluación, en el cual el médico usualmente empieza con una medicina más leve y luego, si la forma más simple no beneficia al paciente, el médico procederá a prescribir medicinas más fuertes.

Los efectos secundarios pueden ser causados por los efectos tóxicos de los fármacos. Todas las medicinas pueden causar daño, al mismo tiempo que causan beneficio. A veces un tipo de medicina puede ser muy útil pero también puede causar tanto daño que el paciente no pueda usarlas. Otra vez, es imposible predecir con anticipación qué medicinas pueden ser útiles o dañinas. A veces, los efectos tóxicos no pueden ser reconocidos por los pacientes. En este caso será necesario que el paciente sea vigilado con pruebas sanguíneas, estudio de las funciones hepáticas y/o análisis de orina. Los pacientes que empiezan cualquier clase de tratamiento con medicinas para la artritis deben estar seguros que entienden los síntomas o signos de efectos secundarios que estas puedan producir, como erupciones en la piel o salpullido, malestar gástrico o pensamientos inusuales. Es necesario notificar al médico si tales síntomas aparecen.

A veces, a pesar del tratamiento farmacológico, las articulaciones se dañan al punto donde no puedan ser efectivamente usadas. Afortunadamente, hoy, *las técnicas quirúrgicas* permiten el reemplazo de muchos tipos de articulaciones, y algunas de las articulaciones de reemplazo funcionan casi tan bien como las articulaciones naturales.

Hace algunos años, cada tipo de artritis inflamatoria era tratada con un tipo particular de medicina. Ahora, casi todas las medicinas arriba descritas se usan para cualquier tipo de artritis inflamatoria. Se elige una medicina según la condición del paciente y sus necesidades. Comúnmente las medicinas más suaves se usan primero y las más fuertes se usan cuando las otras no trabajan.

El tratamiento de la artritis con medicinas es usualmente útil. Sin embargo, esta no es la única forma de tratamiento. Otras formas de manejar la artritis es mediante métodos de manejo personal de la enfermedad donde se involucra la participación activa del paciente.

Manejo de la Artritis Crónica

Además del tratamiento con medicinas o cirugía, hay otras maneras de manejar bien la artritis crónica. Para cualquier enfermedad, el manejo propio de la artritis sigue los principios generales señalados en los primeros dos capítulos de este libro.

Recordar las muchas consecuencias de la artritis previamente mencionadas, nos ayudará a entender lo que significa un programa completo de manejo de la artritis.

El objetivo del manejo apropiado de la artritis no es sólo evitar el dolor y reducir la inflamación; es mantener el máximo uso posible de las articulaciones afectadas y la mayor función posible. Esto involucra mantener el movimiento más completo de la articulación y la fuerza más grande en los músculos, tendones y ligamentos que rodean la articulación. *La clave de este objetivo es el ejercicio.* El ejercicio, discutido en detalle en los capítulos 7 a 10, es una parte esencial de cualquier buen programa de manejo personal de artritis. El ejercicio debe ser regular, consistente y tan vigoroso como sea posible. A veces el ejercicio puede incrementar el dolor, pero no hará que la artritis se empeore. Sin embargo, el dejar de hacer ejercicio puede hacer que la artritis empeore, limitando el movimiento de las articulaciones.

El calor es una parte importante del manejo de la artritis. Reduce la rigidez y hace el movimiento mas fácil. Mucha gente encuentra que calentando las articulaciones antes del ejercicio hace que el ejercicio sea más fácil y más vigoroso. El calor asociado con el reposo puede ser muy relajante. Ocasionalmente, la gente encuentra que enfriar la articulación con *hielo* es confortable. El enfriamiento, sin embargo, no incrementa la movilidad.

El control de la fatiga es importante. Los períodos de descanso entre actividades y un adecuado sueño durante la noche son esenciales para el control. Cuando el dolor dificulta el sueño en la noche, diferentes tipos de camas (camas de agua, camas de espuma) y el uso de sedantes leves puede ser de gran ayuda.

A veces, cuando la función de la articulación se limita, puede ser de beneficio el uso de aparatos de ayuda. Muchos tipos de aparatos están disponibles y se pueden encontrar a través de diferentes organizaciones o servicios comunitarios, como la Fundación de la Artritis.

Alterar la *dieta* tiene poco valor con la mayoría de artritis crónica, particularmente la osteoartritis y la artritis reumatoide. (La dieta, sin embargo, es importante para la gota donde el uso de alcohol y comer ciertas carnes rojas pueden provocar ataques de gota. La dieta para las personas con gota debe ser discutida con su médico.) En casos raros, las alergias alimenticias pueden causar ataques de artritis. Existe evidencia que comer aceites de pescado de aguas frías puede ayudar a los pacientes con artritis reumatoide; sin embargo, el beneficio es pequeño. Por supuesto, el sobrepeso no ayuda a la artritis porque causa un esfuerzo o presión adicional a las articulaciones. Por eso, es recomendable que las personas con artritis crónica mantengan una alimentación balanceada, dietas placenteras y un peso normal. Sugerencias para hacer esto se discuten en el capítulo 6.

El convivir con la artritis puede ser frustrante y desalentador, por eso no es de sorprender que la persona con artritis se deprima. Es importante *reconocer la*

291

depresión y buscar consejo de profesionales de la salud mental. La depresión se puede combatir de muchas formas; lo importante es saber que está presente y tomar pasos para superarla.

La mayoría de pacientes con artritis crónica son capaces de llevar vidas productivas, satisfactorias e independientes. El paso más importante en lograr esto es tomar una parte activa en el manejo de su artritis. Manejar la artritis requiere la participación principal del paciente, por eso la persona debe convertirse en una persona proactiva en el manejo de su enfermedad. Este libro le ofrece técnicas, sugerencias y consejos para lograrlo.

292

Capítulo
18

Manejando Sus
Medicinas

Tener una enfermedad crónica usualmente significa tomar uno o más medicinas. Por eso, entender todo acerca de su medicina y saber usarlas apropiadamente es una tarea muy importante en el manejo de su enfermedad. Este capítulo le ayudará a realizar esta tarea.

Información General Acerca
de las Medicinas

Casi nada recibe tanta propaganda como las medicinas. Si leemos una revista, escuchamos la radio o vemos televisión, vemos una corriente constante de anuncios, todos destinados a convencernos que si usamos esta píldora o este remedio nuestros síntomas se curarán. Mensajes como estos son muy comunes: "Recomendado por 90 % de los doctores a quienes se les preguntó". "Tome una aspirina para su dolor de cabeza". Casi como una respuesta a estos mensajes y a los anuncios en general, hemos aprendido a evitar el exceso de medicina. El aprender acerca de las medicinas que tomamos para nuestra enfermedad puede ser un proceso difícil. Todos hemos oído o experimentado alguno de los efectos secundarios de los medicamentos. Todo es muy confuso.

Su cuerpo es su propio remedio y si se le da tiempo de trabajar, la mayoría de los síntomas más comunes y desórdenes mejorarán. Las prescripciones dadas por la farmacia interna del cuerpo frecuentemente son el tratamiento más seguro y efectivo. Por tanto, la paciencia, el observarse uno mismo cuidadosamente y el vigilar del uso de las medicinas son excelentes alternativas terapéuticas.

También es verdad que las medicinas pueden ser una parte muy importante en el manejo de las enfermedades crónicas, aunque no curan la enfermedad, ayudan a aliviar los síntomas. Generalmente las medicinas tienen una o más de las siguientes funciones:

1. *Disminuyen los síntomas a través de sus acciones químicas.* Por ejemplo, un inhalador libera medicamentos que ayudan a expandir las vías respiratorias (los tubos bronquiales) y hacen que se puede respirar con facilidad. Esto es de gran ayuda para personas con asma y otros problemas respiratorios. Para personas con problemos cardíacos una tableta de nitroglicerina expande los vasos sanguíneos permitiendo que más sangre llegue al corazón, aliviando la angina de pecho (dolor o malestar en el pecho).

2. Otros medicamentos tienen la función de *prevenir problemas mayores.* Por ejemplo, las medicinas anticoagulantes fluidifican la sangre y ayudan a prevenir la formación de los coágulos sanguíneos que pueden bloquear arterias y venas, causando accidentes vasculares o problemas cardíacos.

3. Un tercer tipo de medicamentos *ayuda a mejorar o detener el proceso de la enfermedad.* Por ejemplo, las drogas anti inflamatorias no esteroides pueden ayudar en la artritis aliviando el proceso inflamatorio. De igual forma, las medicinas digitales, se usan en el tratamiento de la insuficiencia cardíaca, pueden ayudar a regular y fortalecer el latido cardíaco.

4. Finalmente, hay medicinas que *reemplazan sustancias que el organismo ya no produce adecuadamente.* Por ejemplo, la inyección de insulina que utiliza la persona con diabetes, reemplaza a la hormona "insulina" que el cuerpo no produce.

En todos los casos, el propósito de las medicinas es aliviar los síntomas, mejorar y/o detener el proceso de la enfermedad. Puede que usted no se de cuenta que los medicamentos hagan algo. Por ejemplo, si la medicina detiene el curso de la enfermedad puede que usted no sienta nada, y puede conducirle a pensar que el medicamento no es efectivo. Es importante que continúe tomando sus medicinas, aun si usted no ve como ayudan. Si esto le preocupa, pregunte a su médico.

Las medicinas son herramientas importantes en el manejo de su enfermedad, pero es muy común sentir ciertos malestares al tomarlas. Debemos reconocer que además de ser útiles, todos los medicamentos pueden presentar efectos secundarios. Algunos son predecibles y menores, y otros son inesperados y afectan a otros órganos del cuerpo. También las alergias a las medicinas pueden ser peligrosas. Estas reacciones son la causa del 5 al 10% de las hospitalizaciones.

¿Qué es un Efecto Secundario?

Un efecto secundario es *cualquier* otro efecto además del que la medicina debe realizar. Usualmente, es un efecto indeseable. Algunos efectos secundarios son problemas gástricos, estreñimiento o diarrea, somnolencia o mareo. Es importante conocer los efectos secundarios comunes de la medicina que toma. A veces las personas no quieren tomar su medicina para evitar sus efectos secundarios. Esta es una respuesta razonable. Sin embargo, antes de tomar la decisión de dejar de tomar su medicina o rehusarse a tomarla hay algunas preguntas que debería hacerle a su doctor.

¿Son los Beneficios de Esta Medicina Más Importantes que Sus Efectos Secundarios?

El uso de quimioterapia para una persona con cáncer es un buen ejemplo. Aun cuando estas medicinas tienen efectos secundarios, muchas personas eligen usarlas por sus cualidades para salvar la vida. Tomar o no tomar una medicina es su decisión. Sin embargo, debe observarse: "¿Estaré mejor sin la medicina a pesar de sus efectos secundarios?"

¿Existen Formas de Evitar los Efectos Secundarios o Hacerlos Menos Severos?

Muchas veces la forma como usted toma la medicina, por ejemplo, con alimentos, o sin ellos, puede hacer la diferencia. Pídale consejos a su doctor o al farmacéutico respecto a esta pregunta.

¿Existen Otras Medicinas con los Mismos Beneficios pero Menores Efectos Secundarios?

Con frecuencia hay muchas medicinas que hacen lo mismo pero que reaccionan diferente en cada persona. Desafortunadamente, nadie sabe como una medicina reaccionará en usted hasta que la haya tomado.

Su doctor tal vez necesite tratarlo con diferentes medicinas antes de encontrar la que es mejor para usted. Por esta razón, cuando reciba una nueva medicina, es mejor pedir una prescripción por sólo una semana o dos con suplemento para un mes. De esta manera, si la medicina no funciona, no tendrá que pagar por lo que no usa.

Tomando Múltiples Medicamentos

Es común para las personas con diversas enfermedades crónicas estar tomando una gran variedad de medicamentos: un fármaco para bajar la presión, una medicina anti inflamatoria para la artritis, una pastilla para la angina, un broncodilatador para el asma, unos antiácidos para el reflujo, un tranquilizante para la ansiedad, más un manojo de remedios comprados sin prescripción médica o remedios caseros. *Recuerde, cuanto más medicamentos esté tomando, mayor es el riesgo de reacciones adversas.* Afortunadamente, con frecuencia es posible reducir el número de medicamentos y los riesgos asociados. Para ello se requiere forjar una buena relación y comunicación efectiva con su doctor. Esto requiere su participación activa en determinar la necesidad de cada medicamento que va a tomar, seleccionar su medicina, usarla adecuadamente y reportar a su doctor el efecto del medicamento.

La respuesta individual a una medicina en particular varia dependiendo de la edad, el metabolismo, el nivel de actividad y las características ondulantes de los síntomas de las enfermedades crónicas. Muchos medicamentos son prescritos en función de la necesidad, de tal forma que usted necesita saber cuando empezar y terminar el tratamiento y cuanta medicina tomar. Usted necesita establecer un plan con su doctor para que se ajuste a sus necesidades individuales.

En la mayoría de las medicinas que se le prescribe, *su médico depende de usted* para saber si la medicina tuvo o no algún efecto en sus síntomas y qué efectos secundarios podría experimentar. Basado en esa información crítica, sus medicinas pueden ser continuadas, incrementadas, discontinuadas o cambiadas. En una buena relación médico-paciente hay una continua comunicación e información. Hay cosas importantes que usted necesita decirle a su doctor e información muy importante que usted necesita recibir.

Desafortunadamente, este intercambio de información tan importante no se realiza con la frecuencia necesaria. Estudios indican que menos del 5% de personas hacen preguntas a sus medicos o farmaceuticos acerca de las nuevas prescripciones que reciben. Los doctores tienden a interpretar el silencio de la persona como entendimiento y satisfacción con la información recibida. Los problemas con los medicamentos frecuentemente ocurren porque los pacientes no entienden como tomarlos o se equivocan al seguir las instrucciones que se les da. El uso efectivo y seguro de las medicinas depende de su entendimiento del uso apropiado, los riesgos, y las precauciones necesarias asociadas con cada medicina que usted toma. *Usted debe hacer preguntas e informarse de todo lo referente a sus medicinas.*

Muchos personas tienen temor de hacer preguntas a su doctor; no quieren parecer ignorantes o ser desafiantes a la autoridad del doctor. Pero hacer preguntas es una parte necesaria en una buena y saludable relación médico-paciente.

El objetivo del tratamiento es obtener el mayor beneficio y disminuir los riesgos. Esto significa tomar el menor número de medicamentos, en las dosis más bajas pero efectivas, por el período más corto de tiempo. Si los medicamentos que toma son útiles o dañinos frecuentemente depende de cuánto usted sabe sobre sus medicinas y lo bien que se comunica con su doctor.

Lo que Necesita Decirle a Su Doctor

Aun cuando su doctor no le pregunte, hay cierta información vital que usted debería decirle a su doctor.

¿Está Tomando Algún Medicamento?

Infórmele a su médico o dentista de todas las medicinas prescritas y no prescritas que está tomando, incluyendo píldoras anticonceptivas, vitaminas, aspirinas, antiácidos y laxantes. Esto es especialmente importante si usted está consultando con más de un médico, y cada uno de ellos puede no saber lo que el otro le está prescribiendo. Conocer todos los medicamentos que está tomando es esencial para corregir el diagnóstico y el tratamiento. Por ejemplo, si usted tiene síntomas como náusea o diarrea, insomnio o somnolencia, mareos o pérdida de la memoria, impotencia o fatiga, pueden ser debidos al efecto secundario de la medicina en vez de la enfermedad. Es sumamente importante para su doctor saber que medicamentos está tomando para evitar tener problemas con interacciones de medicinas. Es útil tener una lista actualizada consigo o por lo menos saber los nombres y dosis de las medicaciones que toma. Dar la descripción de lo que está tomando, por ejemplo "pastillas verdes pequeñas" no ayuda a identificar la medicina. A veces es una buena idea traer todas las medicinas (incluyendo las medicinas compradas sin prescripción) en una bolsa de manera que su doctor pueda revisarlas y aconsejarle cuales continuar y cuales dejar de tomar o descartar.

¿Ha Tenido Usted Reacciones Alérgicas o Reacciones Inusuales con Algunos Medicamentos?

Describa cualquier síntoma o reacción que haya tenido con algunos medicamentos tomados en el pasado. Sea específico: qué medicamentos y exactamente qué tipo de reacción. Un salpullido o ronchas en su piel, fiebre, o respiración sibilante que se desarrollan después de tomar un medicamento es frecuentemente una verdadera reacción alérgica. Si cualquiera de estas se desarrolla, llame a su doctor de inmediato. Algunos otros síntomas como las náuseas, zumbido de oídos, vértigos, agitación, etc., probablemente son efectos secundarios y no alergias a las medicinas.

¿Tiene Usted Alguna Enfermedad Crónica Principal u Otra Condición Médica?

Muchas enfermedades pueden interferir con la acción de una medicina o incrementar el riesgo de usar ciertas medicinas. Es importante mencionar las enfermedades que involucran a los riñones o al hígado son especialmente importantes al mencionar, puesto que estas enfermedades pueden disminuir el metabolismo de muchas medicinas e incrementar sus efectos tóxicos. Su doctor puede también evitar prescribirle muchas medicinas si usted tiene o ha tenido enfermedades como hipertensión, enfermedad ulcerosa péptica, asma, enfermedad cardíaca, diabetes o enfermedades prostáticas. También asegúrese de decirle a su doctor si usted está embarazada o está dando de lactar, puesto que muchas medicinas no pueden usarse con seguridad en estas situaciones.

¿Qué Tipo de Medicina Ha Usado en el Pasado para Tratar Su Enfermedad?

Si usted tiene una enfermedad crónica, es buena idea llevar una lista de los medicamentos que usó en el pasado para manejar la condición y cuales fueron los efectos que experimentó. El saber la respuesta de su organismo y enfermedad a varios medicamentos ayudará a guiar las recomendaciones del doctor en nuevos medicamentos. Sin embargo, sólo porque un medicamento no funcionó exitosamente en el pasado no necesariamente significa que no pueda ser tratado de nuevo. Las enfermedades cambian y pueden responder mejor al tratamiento.

Lo que Necesita Preguntarle a Su Doctor

¿Es Verdad que Necesito Ese Medicamento?

Algunos médicos deciden prescribir medicamentos no porque sean realmente necesarios, sino porque creen que los pacientes quieren y esperan recibir medicinas. Los médicos frecuentemente sienten la presión de hacer algo por el paciente, entonces le recetan algo. No presione a su médico por medicinas. Si su doctor no le prescribe un medicamento, considere eso como buenas noticias en vez de un signo de rechazo o desinterés. Pregunte sobre alternativas no farmacológicas. Muchas condiciones pueden ser tratadas de diferentes maneras y su médico puede explicarle las opciones y alternativas. En algunos casos los cambios en el estilo de vida como el ejercicio, una alimentación saludable y el manejo del estrés deben considerarse antes de elegir medicinas. Cuando se recomienda cualquier tratamiento, también pregunte cuáles son las posibles consecuencias si se pospone el tratamiento. A veces la mejor medicina es ninguna.

¿Cuál Es el Nombre de la Medicina?

Cuando le prescriben un medicamento, es importante que usted sepa el nombre de la medicina. Escriba tanto el nombre genérico (o químico) como el nombre comercial. Si el medicamento que obtiene de la farmacia no tiene el mismo nombre que su doctor le indicó, pídale al farmacéutico que le explique la diferencia.

¿Cómo Se Supone que Actúa la Medicina?

Su médico debe decirle el por qué se le prescribe esa medicina y cómo podría esperarse que le ayude. ¿Está la medicina dirigida a prolongarle la vida, aliviar sus síntomas parcial o totalmente o mejorar su habilidad para funcionar? Por ejemplo, si se le da un diurético que elimina líquido para ayudar a la presión arterial alta, el medicamento se le administra principalmente para prevenir complicaciones (por ejemplo, accidentes cerebrovasculares o enfermedad cardíaca) más que para detener el dolor de cabeza. Por otro lado, si se le da una aspirina, el propósito es ayudarle a aliviar el dolor de cabeza. También debe saber qué tan pronto debe esperar resultados de los medicamentos. Los fármacos que tratan infecciones o inflamación pueden tomar varios días a una semana para mostrar sus efectos o mejoría, mientras que los medicamentos antidepresivos típicamente toman varias semanas para empezar a actuar.

¿Cuánto y Cuándo Debo Tomar las Medicinas y por Cuánto Tiempo?

El entender cuanta medicina tomar y qué tan frecuente es muy importante para el uso efectivo y seguro de su medicina. ¿Cada 6 horas significa "cada 6 horas mientras se está despierto"? ¿Los medicamentos deben tomarse antes de los alimentos, con los alimentos o entre comidas? ¿Qué se debe hacer si accidentalmente usted olvida una dosis? ¿Debe saltarla, tomar una dosis doble la próxima vez o tomarla tan pronto como recuerde? ¿Debe continuar tomando su medicina hasta que los síntomas subsistan o hasta que la medicina se termine?

Las respuestas a estas preguntas son muy importantes. Por ejemplo, si usted está tomando una medicina anti inflamatoria no esteroides para la artritis, puede sentirse mejor dentro de pocos días, pero debe tomar la medicina como se le prescribió para mantener el efecto anti inflamatorio. Pero si usted repentinamente deja de tomar las medicinas esteroides usadas para el asma severa, tan pronto como mejoran la respiración sibilante, es probable que usted recaiga. Si está usando un medicamento **inhalatorio** para el tratamiento del asma, la forma como usa el inhalador es sumamente importante porque eso determina cuánta medicina realmente llega a sus pulmones. Tomar las medicinas apropiadamente es vital. Sin embargo cuando los pacientes son entrevistados, cerca del 40% reportan que sus médicos no les dijeron cómo tomar la medicina o cuánto tomar. Si usted no está seguro acerca de su prescripción, llame a su doctor. Tales llamadas nunca se consideran una molestia.

¿Qué Medicamentos, Bebidas, Otras Medicinas u Otras Actividades Debo Evitar Mientras Tomo Esta Medicina?

La presencia de alimentos en el estomago puede ayudar a proteger al estómago de los efectos de algunas medicinas. También la presencia de alimentos en su estómago podría hacer otras medicinas no efectivas. Por ejemplo, los productos lácteos o los antiácidos bloquean la absorción del antibiótico tetraciclina, de tal forma que esta medicina funciona mejor si se toma con el estómago vacío. Algunas medicinas pueden hacerlo más sensible al sol, poniéndolo en riesgo de quemaduras de primer grado. Pregunte si la medicina prescrita interferirá con el manejo seguro de su automóvil. Otras medicinas que podría estar tomando, aún las que no son prescritas o los remedios caseros y el alcohol, pueden aumentar o disminuir los efectos de la medicación prescrita. El tomar aspirina junto con medicación anticoagulante puede hacer que la sangre fluya más y pueda causar un sangrado. Cuanto más medicamentos tome, mayor es el riesgo de una interacción **medicamentosa** no deseada. Por tanto pregunte acerca de posibles interacciones de fármacos entre sí y de fármacos con alimentos.

¿Cuáles Son los Efectos Secundarios Más Comunes y Qué Debo Hacer Si Ocurren?

Todos los medicamentos tienen efectos secundarios. Usted necesita saber qué síntomas esperar y qué acción tomar si estos se presentan. ¿Debe buscar cuidado médico inmediato, descontinuar la medicina o llamar a su doctor? Puesto que no se puede esperar que su doctor le diga cada reacción adversa posible, se deben discutir las más importantes y comunes. Desafortunadamente, una encuesta reciente mostró que 70% de pacientes que empezaron una nueva medicina no recordaban que su médico o farmacéutico les hubiera explicado acerca de las precauciones y posibles efectos secundarios. Por tanto, depende de usted el preguntar.

¿Existen Algunas Pruebas Necesarias para Vigilar el Uso de Esta Medicina?

El efecto de la mayoría de medicinas se puede vigilar por la mejoría o empeoramiento de los síntomas. Sin embargo, algunas medicinas pueden alterar la química del cuerpo antes de que cualquier síntoma se desarrolle. A veces, estas reacciones adversas pueden detectarse por pruebas de laboratorio como la cuenta sanguínea o las pruebas de función hepática. Además, los niveles de algunos medicamentos en la sangre necesitan medirse periódicamente para asegurar que usted está recibiendo las cantidades adecuadas. Pregunte a su doctor si la medicina que se le está prescribiendo tiene alguno de estos requerimientos especiales.

¿Puede Prescribirse una Medicina Alternativa o Genérica que Es Más Barata?

Cada medicina tiene por lo menos dos nombres, un nombre genérico y un nombre comercial. El nombre genérico es el nombre usado para referirse al medicamento en la literatura científica. El nombre comercial es el nombre único de la compañía para esa medicina. Una compañía farmacéutica que descubre una nueva medicina tiene derechos exclusivos para producirla por 17 años, luego otras compañías pueden mercadear los equivalentes químicos de dicha medicina. Generalmente a estas medicinas genéricas se les considera tan seguras y efectivas como la medicina comercial original, pero frecuentemente el precio de la medicina baja a la mitad. Pregúntele a su doctor si hay una medicina disponible, menos cara pero igualmente efectiva. A veces puede ahorrar dinero al comprar su medicina por correo. Muchas organizaciones de mantenimiento de la salud (HMO en inglés) y la Asociación Americana de Personas Retiradas en los E.E.U.U. ofrecen servicios de prescripción por correspondencia.

¿Hay Alguna Información Escrita Sobre la Medicina?

Realmente, su doctor podría no tener tiempo para responder todas sus preguntas en gran detalle. Aun si su médico responde cuidadosamente todas sus preguntas, es difícil para alguien recordar toda esta información. Afortunadamente, hay

301

muchas otras fuentes valiosas de información a los cuales usted puede recurrir: farmacéuticos, enfermeras, los folletos adjuntos a la medicación, panfletos y libros.

Una Palabra Especial Acerca de los Farmacéuticos

Los farmacéuticos son los especialistas y conocedores de las medicinas, pero son una fuente poco utilizada. Ellos han estudiado en la universidad por muchos años para aprender acerca de los medicamentos, cómo actúan en su cuerpo y cómo interactúan con otros medicamentos. Su farmacéutico es un experto en medicinas. Con frecuencia puede llamarlo o llamarla por teléfono. Además, muchos hospitales, escuelas de medicina y escuelas de farmacia tienen servicios de información sobre medicamentos donde usted puede llamar y hacer sus preguntas. Es importante aclarar que los farmacéuticos no pueden prescribir o recetarle medicinas sin autorización de su médico. Como persona proactiva, no olvide a los farmacéuticos. Ellos son consultores importantes y útiles.

Recordando Tomar Su Medicina

No importa qué medicina se le ha prescrito, no le hará ningún bien si no la toma. Casi la mitad de las medicinas no se toman regularmente como se prescriben. Hay muchas razones por lo cual esto ocurre: olvido, falta de instrucciones claras, horarios complicados de dosificación, efectos secundarios problemáticos, costo de los medicamentos y otros. Cualquiera sea la razón, si usted tiene problemas al tomar sus medicinas como se prescribe, mencione esto con su doctor. Con frecuencia hacer algunos cambios por muy simple que sean puede hacer más fácil el uso de las medicinas. Por ejemplo, si usted está tomando cinco medicamentos diferentes, a veces uno o más pueden ser eliminados. Si toma un medicamento tres veces al día y otro cuatro veces al día, su doctor puede simplificar el régimen, quizás solo prescribiendo medicamentos que sólo necesita tomar una vez o dos veces al día. Entender y conocer todo lo necesario acerca de sus medicinas, incluyendo cómo pueden ayudarle con su enfermedad, también le motivarán a tomarlas regularmente.

Si el problema principal es que se olvida de tomar sus medicamentos, aquí tiene algunas sugerencias:

- *Coloque la medicina o un recordatorio cerca a su cepillo de dientes*, en la mesa del comedor, en la lonchera o en algún otro lugar donde es probable que usted pueda verlo. (Pero tenga cuidado donde deja su medicina si hay niños a su alrededor). También puede poner una nota recordatoria en el espejo del baño, la puerta del refrigerador, la cafetera, la televisión o algún otro lugar fácilmente visible. Si usted relaciona el tomar la medicación con algún hábito bien establecido como las horas de la comida o ver su programa de televisión favorito, es más probable que usted lo recuerde.

- *Haga una lista de las medicinas* conteniendo cada medicamento que usted toma y cuando lo toma; o marque cada medicamento en su calendario conforme lo toma.

- Usted también puede *comprar "un organizador de medicinas"* en la farmacia. Es una cajita que separa las pastillas de acuerdo a la hora del día en que deben ser tomadas. Usted puede llenar el organizador una vez a la semana de tal forma que todas sus pastillas están listas para ser tomadas en el momento apropiado. Una vista rápida al organizador le permite saber si se ha olvidado de alguna dosis, y también puede prevenir una doble dosis.

- *Consiga un reloj (con alarma) que se pueda adaptar para sonar a la hora que debe tomar su pastilla.* Existen también organizadores de medicinas con alarma que pueden sonar a una hora pre-programada para recordarle tomar su medicina.

- *Pida a su familia o miembros de la casa que le ayuden* a recordar tomar su medicina.

- *No deje que sus medicamentos se le acaben.* Cuando reciba una nueva prescripción, marque la fecha en su calendario una semana antes de que su medicamento se termine. Esto le servirá como un recordatorio para obtener su próximo suplemento. No espere hasta la última pastilla.

- Si planea viajar, *ponga una nota en su equipaje* recordándole empacar sus pastillas. También *lleve consigo una prescripción extra* en su equipaje de mano en caso de que usted pierda sus pastillas en su equipaje.

Recetarse a Sí Mismo (Automedicación)

Además de las medicinas prescritas por su médico, usted, como la mayoría de personas puede tomar medicinas no prescritas vendidas en el mostrador (over-the-counter, OTC). Muchas medicinas vendidas en el mostrador son altamente efectivas y pueden incluso ser recomendados por su médico. Pero si usted va a recetarse a si mismo es importante que sepa lo que toma, porqué lo toma, cómo trabaja y cómo usar la medicina correctamente.

303

En los Estados Unidos se ofrecen de venta al público más de 200,000 productos farmacológicos no prescritos, representando aproximadamente 500 ingredientes activos. Casi el 75% del público recibe información sobre productos no prescritos solamente a través de la televisión, la radio, el periódico y los anuncios publicitarios. Es importante tener en cuenta que muchos de las afirmaciones en estos anuncios publicitarios no reflejan la verdad de estos productos o están sutilmente equivocadas.

Usted necesita estar consciente de la propaganda sobre las medicinas sin prescripciones que puedan ser adecuadas para usted. El mensaje implícito de tales propagandas es que hay un "producto solución" para cada síntoma, cada dolor o molestia, cada problema, y esto no es necesariamente correcto. Muchos de los productos vendidos en el mostrador son efectivos, pero también muchos son simplemente un desperdicio de su dinero y una distracción de otras maneras de manejar su enfermedad que podrían ser mejor.

Si usted se receta a sí mismo, aquí tiene algunas sugerencias:

- *Siempre lea las etiquetas de la medicina y siga las instrucciones cuidadosamente.* La etiqueta debe incluir por ley nombres y cantidades de los ingredientes activos, precauciones e instrucciones adecuadas para el uso seguro del mismo. Lea cuidadosamente las etiquetas, especialmente los ingredientes activos. Esto le ayudará a prevenir el uso de medicinas que le hayan causado problemas en el pasado. Si no entiende la información en la etiqueta, pregunte al farmacéutico o al doctor antes de comprarla.

- *No exceda la dosis recomendada o la duración del tratamiento,* a menos que su doctor se lo indique.

- *Sea precavido si usted está tomando otros medicamentos.* Los medicamentos prescritos y no prescritos pueden interaccionar entre sí, quiere decir que pueden cancelar o exagerar el efecto químico de la medicina. Por eso, es importante preguntar a su doctor o farmacéutico acerca de las interacciones de las medicinas, antes de mezclarlas.

- *Trate de escoger medicamentos con ingredientes activos únicos,* en vez de productos combinados (todo en uno). Al usar un producto con ingredientes múltiples, es probable que reciba un medicamento para síntomas que ni siquiera tiene. Entonces ¿por qué arriesgarse a los efectos secundarios de las medicinas que usted no necesita? Los productos con ingredientes únicos también le permiten ajustar la dosis de cada medicina separadamente, para lograr en forma más optima el alivio de síntomas y reducir los efectos secundarios.

- Cuando escoja medicinas, *aprenda los nombres de los ingredientes y trate de comprar productos genéricos.* Los productos genéricos contienen el mismo ingrediente activo como los productos comerciales, usualmente a un costo más bajo.

- *Nunca tome una medicina de un frasco sin etiqueta* o que tenga una etiqueta que no se pueda leer. Mantenga sus medicinas en sus recipientes originales, si los transfiere a un organizador de medicinas o un dispensario de pastillas, asegúrese de ponerle etiquetas. No es recomendable mezclar diferentes medicamentos en el mismo frasco.

- *No tome medicinas que hayan sobrado del tratamiento de otra enfermedad.* Es muy importante no tomar medicinas que fueron prescritas para otra persona, aun cuando sus síntomas sean similares. Recuerde que cada persona reacciona diferente a los efectos de la medicina, por eso debe tomar sólo lo que le han prescrito a usted. Siempre consulte con su doctor sobre medicamentos.

- Las pastillas pueden a veces quedarse atoradas en el esófago (el tubo digestivo). Para ayudar a prevenir esto, asegúrese de *beber por lo menos la mitad de un vaso de líquido* con sus pastillas y permanezca de pie o sentado verticalmente por unos minutos después de tragarlas.

- Si usted está embarazada, dando de lactar, tiene una enfermedad crónica o está tomando medicinas múltiples, *consulte a su médico* antes de recetarse a si mismo.

- *Coloque sus medicamentos en un lugar seguro* lejos del alcance de los niños. El envenenamiento con medicinas es un problema común cuando hay niños, pero se puede prevenir. El botiquín en el baño no es un lugar seguro o seco para guardar sus medicinas. Considere un botiquín que pueda cerrarse con llave o una caja que no se pueda abrir fácilmente.

- Muchos medicinas tienen una fecha de expiración de aproximadamente dos a tres años. *Deseche todos los medicamentos que tengan la fecha de expiración vencida.* Estos tal vez ya no produzcan el efecto adecuado o pueden crear complicaciones.

Las medicinas son una parte importante en el manejo de su enfermedad, pueden ayudarle o complicar su salud. Generalmente, son de mucho beneficio cuando la persona participa activamente en el entendimiento y control de sus medicamentos. También es importante la buena comunicación y relación que desarrolle con su doctor y farmacéutico.

Capítulo
19

Evaluando Tratamientos Alternativos

ATODOS NOS GUSTARÍA ENCONTRAR UNA CURA PARA NUESTRA ENFERMEDAD. Aunque las enfermedades crónicas no desaparecen completamente, hoy sabemos que sí se pueden controlar sus síntomas. Por ejemplo, se puede controlar el dolor, la falta de respiración, la fatiga, etc. Pero es natural probar tratamientos o remedios para controlar su enfermedad. Unas veces aprendemos de nuevos tratamientos por experiencias de familiares y amigos. Otras veces, artistas famosos los anuncian en radio, televisión, periódicos y revistas. Se habla de dietas especiales, vitaminas, remedios caseros o naturistas, quiroprácticos, la acupuntura, pomadas, aparatos eléctricos y magnéticos y muchos otros.

No descartamos que estas alternativas pueden ayudar en el tratamiento de su enfermedad. Pero es muy importante el saber evaluar los beneficios reales de estos remedios caseros. Así puede tomar decisiones más acertadas en el manejo y control de su enfermedad. Es necesario preguntarse: *"¿realmente funcionará el tratamiento o remedio en mi caso particular?"*

Si está considerando emplear algún tratamiento o remedio que le han recomendado o ha visto anunciado, es recomendable primero buscar información del producto o servicio con profesionales en el campo de la salud como de los mencionados en el capítulo 3. También, puede seguir los siguientes pasos para evaluar si es adecuado para usted:

Paso 1: Busque información por escrito acerca del remedio o tratamiento que explique cómo funciona y qué pruebas existen de su efectividad.

Paso 2: Lea la información para conocer el tipo de evidencia (pruebas) que presenta el autor. Pregúntese a sí mismo: *"Se presenta la evidencia en forma de historias o como resultado de pruebas científicas (intervenciones clínicas)?"*

Paso 3: Si la evidencia viene de historias, pregúntese a sí mismo:

¿Fueron personas como usted las que utilizan el tratamiento o remedio?

¿Pudo ser otro factor el causante de los resultados?

¿Se les cambió el tipo de ejercicio o medicinas junto con el trata-miento?

¿Contribuyó la manera positiva de pensar de los participantes al cambio o a los resultados?

¿Pudo haber sido una coincidencia, ya que es un hecho que los síntomas de su enfermedad aparecen y desaparecen?

Paso 4: Si la evidencia está basada en estudios clínicos, pregúntese a sí mismo(a) lo siguiente:

¿Fueron personas como usted las que participaron en el estudio u otras personas con diferentes enfermedades crónicas?

¿Fue un estudio controlado donde hay un "grupo control" el cual no recibió el tratamiento? (La función del "grupo control" es ayudar a distinguir las coincidencias mencionadas anteriormente de los resultados verdaderos.)

¿Comparan los dos grupos?

¿Fueron estos grupos similares en edad, sexo, peso, cantidad de ejercicio, patrones de actividad y severidad del tipo de enfermedad que usted tiene?

¿Buscaban los investigadores un resultado específico que pudo haber traído prejuicios en la forma cómo interpretaron los resultados?

¿Fue publicado el estudio en un periódico científico o revista de renombre en donde pudo haber sido revisado por otros científicos? (Los medios de publicidad como la televisión o la radio son menos selectivos al reportar la información y al editarla.)

Paso 5: Si no está seguro del tratamiento o remedio, hable con su médico, nutricionista o otro profesional de la salud para pedir más información y/o su opinión. Pregunte si los beneficios que atribuye al tratamiento alternativo pudiesen ser causados por otro factor, por ejemplo, cambio en su estilo de vida, o como empezar a hacer ejercicio. No asuma rápidamente que el nuevo tratamiento es el responsable de su mejoría. También pregunte si hay posibles daños a su salud si utiliza este tratamiento.

Paso 6:   Si no puede hablar con ninguno de estos profesionales de la salud, pregúntese a sí mismo(a) lo siguiente:

¿Puede pensar en posibles daños a su salud? ¿Pone énfasis sólo en comer algunos alimentos y excluye otros, eliminando de su dieta cualquier alimento o nutriente básico para su salud?

¿Implica mucho tiempo y/o sacrificio? ¿Requiere un trabajo muy intenso que no es saludable para usted?

¿Está dispuesto(a) a hacer los gastos pertinentes? ¿Son gastos muy grandes que tal vez no están a su alcance? ¿Los beneficios sólo son temporales mientras está en tratamiento? ¿Podría obtener los mismos beneficios del ejercicio, de una buena alimentación, de una medicina menos cara o de otras técnicas descritas en este libro?

Es recomendable ser minucioso en la evaluación de otras alternativas o tratamientos para su enfermedad. Usted quiere saber si le están prometiendo "curas milagrosas" o si le están dando sólo parte de la información sobre el tratamiento o remedio. Por eso, es buena idea mencionar a su médico los otros tratamientos que está realizando. Consultar con su médico u otro profesional en el campo de salud puede orientarle y ayudarle a evaluar los tratamientos alternativos para su condición. También le va a informar si puede complicar su tratamiento regular. Al final la decisión es sólo suya. Por eso, es importante hacerse preguntas y evaluar si nuestra decisión es la más adecuada.

Capítulo
20

Dejar de Fumar

DEJAR DE FUMAR O EVITAR A LAS PERSONAS QUE FUMAN (SER FUMADOR PASIVO) ES IMPORTANTE PARA LA SALUD DE TODOS, pero en especial para las personas con enfermedades crónicas. Numerosos estudios científicos han demostrado el efecto dañino que produce el humo del cigarrillo, no sólo en los fumadores sino también en las personas que están cerca de ellos, especialmente sus seres queridos. El humo del cigarrillo contiene más de 4,000 sustancias químicas, y 50 de estas sustancias son tóxicas. Las más comunes son:

- *Nicotina* — una droga que causa adicción

- *Brea o alquitrán* — utilizada para pavimentar las calles

- *Monóxido de carbono* — un humo tóxico como el que produce el automóvil

- *Amonia* — usada como un desinfectante muy fuerte

- *Cianuro* — una sal venenosa

- *Formol* — utilizado para embalsamar cadáveres

- *Acetona* — usada para remover pintura

- *Plomo* — un metal que cuando entra al organismo puede ser venenoso

Todas estas sustancias químicas son peligrosas y pueden causar problemas de salud serios en los fumadores y las personas que están expuestas al humo del cigarrillo (especialmente los niños y las mujeres embarazadas). Los siguientes son algunos de los problemas de salud comunes en los fumadores:

- **Cáncer del pulmón y de otras partes del cuerpo**, como la boca, la garganta, el esófago, el hígado, el páncreas, la vejiga y el cuello uterino.

- **Ataques cardíacos.** La nicotina provoca la obstrucción de las arterias y hace trabajar más rápido al corazón lo que puede causar un ataque cardíaco.

- **Derrame cerebral.** Las sustancias químicas y tóxicas del cigarrillo también obstruyen las arterias y pueden causar un derrame cerebral.

- **Enfisema, bronquitis crónica y otros problemas respiratorios.** No sólo el fumar, sino también al respirar el humo del cigarrillo puede causar estas enfermedades respiratorias, especialmente en los niños. Además, los niños pueden sufrir más resfriados y infecciones del oído.

- **Ulceras estomacales.** La nicotina dificulta la digestión, produciendo un exceso de acidez y causando úlceras.

- **Osteoporosis o debilidad de los huesos.** Los químicos del cigarrillo evitan que el cuerpo utilice el calcio, aumentando la debilidad de los huesos y el riesgo de fracturas.

- **Adicción.** La nicotina en el cigarrillo es una droga que produce una dependencia tan fuerte como la cocaína o heroína.

- **Aborto espontáneo.** El fumar, en la mujer embarazada podría causar un aborto espontáneo o su bebé podría nacer muerto.

- **Bajo peso al nacer.** El fumar durante el embarazo, aumenta el riesgo de que el bebé nazca con defectos físicos. También el bebé podría nacer prematuramente o demasiado pequeño (con un peso más bajo de lo normal). Los bebés que son demasiado pequeños al nacer se pueden enfermar más frecuentemente y tienen más problemas respiratorios. Además, podrían tener problemas de comportamiento y de aprendizaje más tarde en su niñez.

- **Baja fertilidad y bajo deseo sexual** en los hombres y mujeres.

- **Cansancio y dolores de cabeza**, producidos por el monóxido de carbono del cigarrillo que disminuye el oxígeno que llega al cerebro.

- **Manchas y caries en los dientes, mal aliento y problemas con las encías**, causados por la brea (el alquitrán) en los cigarrillos.

- **Arrugas en la piel**, producidas por el monóxido de carbono del cigarrillo y la disminución del oxígeno en el sangre.

312

Desafortunadamente, el uso del tabaco ha quedado bien establecido como una práctica social y cultural, mucho antes de conocerse los efectos peligrosos provenientes del tabaco (cigarrillo, pipa, puro, habano). En América Latina y otros países, tanto el tabaco como el fumar representan histórica y económicamente un estilo de vida. En los Estados Unidos la industria del tabaco trabajó arduamente y por mucho tiempo para promover el consumo de tabaco en la sociedad. Recientemente las compañías de tabaco deliberadamente han dirigido sus esfuerzos publicitarios hacia la comunidad latina, especialmente a la gente joven. Esto se debe a que la población adulta está dejando de fumar, por tanto, la industria tabacalera ha visto la necesidad de encontrar nuevos mercados para suplir sus ganancias. Este mercado lo han encontrado en la gente joven y en los grupos étnicos minoritarios. Estos factores sociales y culturales, además de la capacidad de la nicotina para crear adicción (5 veces más que la heroína) hacen difícil que la persona pueda dejar el cigarrillo.

Muchos de los fumadores conocen los beneficios de dejar el tabaco y tienen las buenas intenciones de hacerlo, pero necesitan ayuda, no sólo para superar la dependencia física a la nicotina, sino también la dependencia psicológica y social que implica el fumar. Aun más difícil de superar puede ser el hábito creado por la acción de fumar, o sea los movimientos físicos repetitivos como encender el cigarrillo, sostenerlo entre los dedos, calar el humo, etc. Estos movimientos automáticos son parte de los hábitos arraigados en el fumador.

Para dejar de fumar es necesario tener motivación y hacer la decisión y el compromiso consigo mismo de dejar el cigarrillo. Sin embargo, sólo entre un 5 a un 8% de fumadores, que utilizan únicamente la fuerza de voluntad, logran con éxito dejar el tabaco. Así como las personas adictas a las drogas necesitan tratamiento para romper la adicción o dependencia, también los fumadores necesitan ayuda o alguna forma de tratamiento para dejar de fumar. Este tratamiento generalmente incluye:

* *Algún tipo de programa educativo o apoyo psicológico*, los que son ofrecidos en los programas para cesación del tabaco. Estos programas le ayudan a superar los obstáculos psicológicos asociados con el tabaco y los hábitos de fumar. También le proporcionan ayuda y apoyo moral durante el tiempo difícil cuando está tratando de dejar el cigarrillo. (Al final de este capítulo ofrecemos una lista de lugares donde usted puede obtener información acerca de estos programas en su comunidad.)

* *El uso de sustitutos de la nicotina*, como la goma de mascar con nicotina (ahora disponible con prescripción médica), los parches de nicotina y otras medicinas. Los sustitutos de la nicotina ayudan al cuerpo a combatir el deseo y la necesidad por la nicotina, y son usados especialmente durante las primeras semanas que deja de fumar.

El fumar es un hábito que se ha formado a través de los años, así como los otros hábitos en el estilo de vida que hemos discutido en este libro. Por tanto, requiere tiempo y determinación para erradicarlo. Los expertos recomiendan que cuando usted esté listo a dejar el cigarrillo, ya sea por sí mismo, con la ayuda de un médico, o a través de un programa especial es importante estar preparado y tener un plan si desea tener éxito. Típicamente un plan incluye los siguientes pasos:

1. Identifique la razón más importante por la que usted quiere dejar de fumar.

2. Planee y prepare diferentes formas en que tratará de superar la adicción física a la nicotina, así como la dependencia psicológica y social al tabaco.

3. Establezca el día en que dejará de fumar completamente.

Ahora observemos cada uno de estos pasos más de cerca.

¿Por qué Quiero Dejar de Fumar?

Cada fumador es diferente y no todos van a tener las mismas razones para querer dejar el tabaco. Por eso, usted busque la razón más importante que le pueda motivar a dejar de fumar. A continuación ofrecemos algunas razones para dejar de fumar:

Mejorar la Salud

- Evitar problemas graves de salud en el futuro, como el cáncer, enfermedades cardíacas y pulmonares

- Respirar mejor

- Sentirse con más energía

- Tener menos tos y resfriados

- Tener menos problemas con la digestión

- Recuperar el gusto y el olfato

Cuidar la Salud y el Bienestar de la Familia

- Prevenir las enfermedades en mis hijos

- Ahorrar el dinero gastado en cigarrillos y en médicos por culpa del cigarrillos

314

- Dar un mejor ejemplo a su familia, especialmente sus niños

- Mejorar las relaciones familiares

Mejorar la Apariencia Física

- Quitarle el color amarillo de los dientes y de los dedos

- Tener menos arrugas en la cara

- No tener mal aliento

- Tener un sabor más agradable en la boca

315

Empiece buscando las razones más importante para usted, luego haga una lista en orden de importancia. Mantenga la lista en un lugar accesible, para que pueda revisarla y leerla con frecuencia. Repítase a sí mismo estas razones una y otra vez. Esta práctica es similar a la técnica llamada pensamiento positivo, de la que hablamos en el capítulo 5. Pensar y hablarse uno mismo en forma positiva lo motivará y le ayudará a resistir la tentación que todos sienten cuando tratan de dejar de fumar. Le ayudará a combatir o vencer esa vocecita interna que le dice mentiras e inventa excusas para seguir fumando. A veces oímos a esa pequeña voz interior que trata de vencernos cuando queremos lograr algo difícil. Por ejemplo, esa vocecita nos dice: "Hay peores cosas que el cigarro, entonces porqué voy a dejar de fumar". "Conozco a alguien que fumó por años y nunca se enfermó, ni siquiera un día en su vida" o "ahora es demasiado tarde, ya estoy enfermo para qué cuidarme", etc. Todos estos son pensamientos negativos y dudas que pueden ser vencidos desarrollando una actitud positiva y usando la técnica del pensamiento positivo.

Usted puede ayudarse a sí mismo hablando con algún profesional en el campo de salud o leyendo información de fuente respetable acerca de los efectos del cigarrillo. Esto le puede ayudar a disipar o aclarar cualquier mal entendido o duda que tenga acerca del cigarrillo o de por qué debería dejar de fumar. Al final de este capítulo se ha enlistado algunos lugares en su comunidad donde puede obtener esta información.

¿Cómo Puede Usted Dejar de Fumar?

Hay una variedad de cosas que usted puede hacer para abandonar el hábito de fumar. Algunas estrategias están orientadas a ayudar al organismo a combatir la adicción a la nicotina y manejar los síntomas desagradables, pero temporales, que usted puede experimentar durante la etapa de supresión repentina del tabaco. Algunos de estos síntomas incluyen:

- Nerviosismo

- Insomnio

- Mal genio

- Dolor de cabeza

- Mareos

- Malestar estomacal

- Tos

Estos problemas son normales, especialmente durante los primeros días que se trata de dejar de fumar. Para evitar estas incomodidades físicas trate lo siguiente:

- **Informe a su médico de que quiere abandonar el hábito de fumar y pídale una receta que le ayude a combatir su adicción a la nicotina.** Asegúrese de seguir las indicaciones de cómo usar la medicina. También pídale a su doctor otras sugerencias que le puedan ayudar.

- **Busque un grupo de apoyo que le ayude a dejar de fumar.** Por ejemplo, La Asociación Americana del Pulmón y el Departamento de Salud del Condado ofrecen programas para dejar de fumar; estos grupos son guiados por personas que tienen experiencia en diferentes métodos para dejar de fumar.

- **Beba abundante agua y jugos durante todo el día,** (incluya té de menta, manzanilla y agua de tilo). Esto ayuda a limpiar su sistema, y acelera la eliminación de la nicotina de su organismo. El agua además de ser saludable no engorda y le ayudará a sentirse lleno reduciendo su deseo de fumar. Finalmente, el tomar agua con frecuencia mantiene ocupada sus manos y boca haciendo que no extrañe tanto el hábito de fumar.

- **Coma alimentos saludables** como vegetales, frutas y cereales. Encontrará algunas guías en el capítulo 6.

- **Limite su consumo de cafeína,** especialmente en bebidas como café, té, sodas o bebidas gaseosas. La cafeína puede estimular su deseo de fumar.

- **Aprenda y practique algunas técnicas sencillas de relajación.** Estas pueden ayudarle a controlar la ansiedad que se genera por la falta de nicotina. Además, ayudan a distraerle del deseo de fumar. Hay varias técnicas descritas en el capítulo 5 que puede poner en práctica para relajarse.

Además de enfrentarse con la adicción a la nicotina, usted también debe encontrar formas que le ayuden a romper el hábito de fumar. El fumar generalmente está asociado con una variedad de diferentes situaciones o sentimientos, como beber, hablar con amigos, leer el periódico, el final de una comida, después del sexo, o con sentirse nervioso o aburrido, etc. Esto significa que cuando una de estas situaciones o sentimientos ocurren, usted siente la necesidad de fumar y está acostumbrado a hacerlo. Por lo tanto, para dejar de fumar, usted tendría que encontrar otras maneras de manejar estas situaciones. Las siguientes son algunas sugerencias:

317

- **Aparte de su alrededor las cosas que le recuerden el fumar.** Tire a la basura los cigarrillos o cajetillas de cigarro que tenga en casa. Desaparezca los ceniceros.

- **Dígale a sus familiares y amigos que usted quiere dejar de fumar.** Pídales que le ayuden, que no le ofrezcan cigarros. Además, que eviten fumar cerca de usted o cuando usted esté presente.

- **Cambie sus hábitos asociados con fumar.** Por ejemplo, deje de tomar café o bebidas alcohólicas. Cambie a café o té descafeinado y bebidas sin alcohol. No vaya a lugares donde se encuentre fumadores. Busque un nuevo club, grupo o lugar para sus actividades sociales.

- **Manténgase ocupado(a).** Por ejemplo, camine, escuche música, lea, llame a un amigo, vaya de compras o a ver una película para distraerse de la tentación de querer fumar. Si usted comienza a sentir el deseo de fumar, cambie de actividad.

- **Mantenga algo en la boca y en las manos.** Por ejemplo, coma pedazos de zanahoria o apio, chupe un palillo de canela, un pirulí (caramelos con palillo), mastique chicle (goma de mascar), etc. Mantenga sus manos ocupadas, agarre un lápiz o lapicero, juegue con palillos que pueden reemplazar al cigarrillo. Adopte un pasatiempo, como tejer, resolver crucigramas, etc. Trate de hacer ejercicios con las manos para mantenerlas ocupadas.

- **Mantenga una alimentación saludable y comience un programa regular de ejercicios.** No sólo para distraerse de las ganas de fumar, sino también para evitar ganar peso cuando deje de fumar.

¿Qué Día Debería Dejar de Fumar?

De acuerdo con los expertos, no existe realmente el día perfecto para dejar de fumar. Pero ellos recomiendan que no trate de dejar el cigarrillo si está pasando por un período estresante en su vida, (fuera de normal). Por ejemplo, si tiene problemas en el trabajo o está trabajado horas extras, si está pasando por un divorcio o una pérdida grande en su vida. Los expertos también recomiendan que elija el fin de semana o el tiempo en el que estará fuera del trabajo. Esto le dará tiempo en casa para combatir y adaptarse a algunos malestares físicos y síntomas que produce el alejarse de la nicotina. También, le dará la libertad de empezar a hacer ajustes en sus hábitos de fumador, que mencionamos anteriormente.

Una vez que usted haya decidido que quiere dejar de fumar, es mejor que no espere más de 2 semanas para empezar a dejar de fumar. Mientras más espere, menos probable es que deje de fumar. También si usted vuelve a fumar después de que ha parado por varios días, no se rinda. Este es el momento para tratar otra vez. Revise sus motivos para abandonar el hábito de fumar, lea estos consejos nuevamente y póngalos en práctica. Busque a familiares y amigos que estén dispuestos a apoyarle. Llame a algunos de las organizaciones en su comunidad que ofrecen recursos para dejar de fumar, a continuación ofrecemos una lista que les puede ayudar. ¡Usted puede lograrlo!

RECURSOS EN SU COMUNIDAD PARA
DEJAR EL HÁBITO DE FUMAR

Sociedad Americana del Cáncer
Asociación Americana del Corazón
Asociación Americana de los Pulmones
El Departamento de Salud en su condado
Los centros médicos comunitarios
Hospitales y clínicas (su proveedor de salud)
Programas de salud que son ofrecidos por algunos planes de seguro médico

Capítulo
21

Haciendo Conocer Sus Deseos: Poder Duradero para la Atención Médica

CADA PERSONA TIENE UN CONCEPTO PARTICULAR DE COMO VE SUS ÚLTIMOS DÍAS DE VIDA. Tanto la vida como la salud son muy frágiles. Cuando tenemos buena salud no pensamos que nuestra vida pueda cambiar drásticamente. Sin embargo, cuando tenemos enfermedades crónicas, los cambios drásticos parecen más reales. Pensar en la muerte nos trae sentimientos de temor, miedo, la aceptamos, le damos la bienvenida o la ignoramos. Con frecuencia nos dejamos absorber por nuestras preocupaciones diarias, y guardamos en el fondo de nuestros pensamientos la idea de como quisiéramos que fuera la muerte. Esto simplemente pasa a un segundo plano, la dejamos para después. Para unos la vida es tan importante que quisieran hacer todo lo posible por postergar la llegada final. Para otros la vida es sólo importante si pueden participar activamente. Sin embargo, para la mayoría, el problema no es la muerte en sí, sino el proceso o trayecto de como van a llegar hacia ella. Escuchamos de personas que murieron mientras practicaban sus actividades favoritas, jardinería, deporte, esquiar, etc. Y pensamos, ¡qué suerte!, a mí me gustaría que mi vida terminara así. Sin embargo, también escuchamos de personas que han tenido que pasar años postradas a una cama de un hospital o centro de cuidados, sujetas a máquinas para sobrevivir, en estado vegetal, sin entender lo que sucede a su alrededor. Y pensamos, esa manera de morir es algo que yo no quisiera nunca.

Es cierto que nadie puede predecir lo que sucederá, ni tampoco podemos tener control absoluto sobre como nos llegará la muerte. Por eso, la habilidad de ser proactivos también la podemos usar para planear los pasos a seguir para el proceso de nuestros últimos días de vida. Quiere decir, que podemos realizar decisiones y actividades, por anticipado, que nos permitan tener un control en el proceso de nuestra muerte. Estar preparado puede ayudar a disminuir el impacto negativo que este proceso puede tener en nosotros mismos, así como en nuestros familiares y sobrevivientes.

En este capítulo ofrecemos información para hacer conocer sus decisiones por anticipado de los posibles tratamientos médicos que desea o no recibir. Especialmente, hablaremos acerca del *"poder duradero para la atención médica"*. Cada estado en los Estados Unidos, puede tener diferentes regulaciones. Sin embargo, esta es información general que le puede servir en cualquier parte donde vivan. Para obtener información y formularios especiales para el estado donde vive (dentro de los Estados Unidos), pueden enviar una carta a: Choice In Dying (Decisiones para el proceso de muerte), 475 Riverside Drive, New York, NY 10015, teléfono 1-800-989-9455. También puede encontrar información en las siguientes páginas del Internet: www.choices.org, o para información acerca de este tema en otros países: www.growthhouse.org. Para las personas que lean esta información en otros países, a pesar que las leyes corresponden a los Estados Unidos, el concepto también pueden ser aplicado a cualquier país del mundo ya que es algo universal. Mientras lee estas páginas puede descartar lo que no es aplicable para usted y utilizar lo que considera apropiado. Comencemos con algunas definiciones.

Un "poder duradero para la atención médica" es un documento que *establece que otra persona puede actuar por usted cuando por alguna razón usted no sea capaz de hacerlo*. Este poder duradero es diferente al testamento en dos formas. Un testamento es sólo si usted tiene una enfermedad mortal, el poder duradero puede usarse para cualquier tipo de enfermedad. También debemos observar que el poder duradero permite que usted puede nombrar a una persona que responda por usted. Un testamento no permite esa condición especial. Por ejemplo, cuando los padres de familia van a viaje largo, y deben dejar a sus hijos encargados a un otro miembro de la familia, o amigos; ellos tienen este poder duradero para la atención médica, en caso de alguna emergencia. En este documento nombran a una persona como su representante, o agente para hacer decisiones en el tratamiento médico que recibirán los hijos. Naturalmente, este poder duradero no permite tomar decisiones referente a los aspectos financieros. El poder duradero para la atención médica sólo puede usarse si usted no puede tomar alguna decisión por sí mismo (por ejemplo, si entra en estado de coma, o mentalmente es incapaz de tomar alguna decisión).

Además, de poder nombrar a una persona como su *"agente"* en aspectos de atención médica, este documento también *guía o deja conocer* a su agente sobre la *decisión que usted ha tomado acerca del tipo de tratamiento que desea recibir*. No es obligación de su parte dar este tipo de indicaciones a su agente, pero hay personas que prefieren hacerlo. Este poder puede contener todos sus deseos relacionados con su tratamiento médico. Usted puede indicar en este documento si quieren que usen o no máquinas o equipo para mantenerle con vida.

Para completar un poder duradero para la atención médica es necesario tomar varias decisiones. Primero, debe decidir quien será su agente o representante. Esta persona puede ser un amigo o un miembro de la familia. No es permitido que sea su propio médico. Es recomendable tomar varias consideraciones al seleccionar su agente. Esta persona debe vivir en la misma área geográfica en la que usted vive, quiere decir a una distancia razonable de su casa. Si su agente no puede llegar con usted cuando usted lo necesite, no le será de mucha ayuda. Para que usted se sienta más seguro, puede nombrar a *un segundo agente, alguien que reemplace al primero*, en caso que éste no pueda estar presente. En segundo lugar, debe asegurarse que su agente piense como usted, o por lo menos que esté de acuerdo de realizar sus deseos. En tercer lugar, su agente debe ser la persona que usted esté seguro que será capaz de realizar sus deseos. No es recomendable nombrar como su agente a un familiar cercano, como su esposa o a su hijo, porque ellos están muy cerca a usted emocionalmente. Por ejemplo, si usted decidió que no tomen medidas para resucitarle después de tener un fuerte ataque al corazón, su "agente" debe estar capacitado para expresar tal deseo al médico que le dará el tratamiento. Esto pudiera ser muy difícil o imposible para un miembro de la familia. Asegúrese que su agente esté consciente de esta obligación, y que no se vaya a dejar llevar por las emociones y diga simplemente "haga todo lo que sea necesario" en este momento crítico. Finalmente, asegúrese que su agente no sienta que esta tarea es una carga emocional. De tal manera, esta persona debe sentirse más o menos confortable con su cargo de agente, y también de acuerdo y capaz de realizar sus deseos.

Eligiendo a un Agente para el Cuidado Médico

Es recomendable seleccionar un *agente* con las siguientes características:

- Alguien que viva cerca y que esté disponible para actuar en su lugar cuando sea necesario.

- Alguien que comprenda sus deseos y que sea capaz de cumplirlos.

- Alguien que esté preparado emocionalmente y sea capaz de llevar a cabo sus deseos.

- Alguien que no sienta que ser su agente es una carga emocional; o que se vaya a sentir afligido porque debe hacer cumplir sus deseos.

Como podemos ver, encontrar un representante o agente adecuado es una tarea muy importante. Esto puede requerir que usted tenga que hablar con varias personas. Es posible que estas conversaciones sean las más importantes que usted haya realizado. Más adelante, hablaremos más acerca de cómo comunicarle sus deseos del tratamiento que desea recibir en el futuro a sus familiares, amigos y a su médico.

Decisión o Deseo Concernientes al Tratamiento Médico

Otra de las grandes decisiones que usted necesita hacer es acerca del tipo de tratamiento o atención médica que desea recibir en ciertas circunstancias. En otras palabras, ¿cuáles serían las indicaciones para su agente? En algunos formularios se ofrecen ideas de cómo hacerlo o dejan un espacio en blanco en donde usted puede escribir su propio enunciado. Aquí le ofrecemos algunos ejemplos.

Yo no deseo que mi vida sea prolongada, ni tampoco quiero tratamientos artificiales que ayuden a prolongar mi vida:

(1) si estoy en un coma irreversible o en un estado vegetal.

(2) si tengo una enfermedad terminal y la aplicación de tratamientos artificiales ayuden a prolongar el momento de mi muerte;

(3) bajo ninguna circunstancia donde el sufrimiento sea más importante que los beneficios del tratamiento. Yo quiero que mi agente considere el aliviar mi sufrimiento y la calidad de vida que tendría si ésta es extendida por medio de tratamientos artificiales.

Yo sí deseo que mi vida sea prolongada, mediante equipo y tratamientos de vida artificial, a menos que este en coma o en estado vegetal (descerebrado) y el doctor después de un estudio razonable diga que es irreversible. Una vez que el doctor tiene la seguridad que permaneceré inconsciente por el resto de mi vida, no quiero tratamientos artificiales que prolonguen mi existencia.

Yo quiero que mi vida sea prolongada todo el tiempo posible, sin importar mi condición, las posibilidades de recuperarme, ni el costo de los tratamientos.

Si usa una forma conteniendo tales sugerencias con declaraciones generalizadas, todo lo que necesita hacer es adaptarla a sus deseos, incluyendo lo que es aplicable para usted.

Otras formas son las de "declaraciones generales de autoridad concedida o poder absoluto", en las cuales usted da a su agente o representante el poder absoluto de hacer las decisiones. Este documento no contiene detalles de las decisiones que se deben tomar. En este caso, usted confía en su agente para que siga sus deseos. Puesto que estos deseos no se han escrito explícitamente, es muy importante que discuta los detalles con su agente.

Otros Modelos de Deseos, Disposiciones Especiales

Todas las formas tienen un espacio en el cual puede redactar cualquier deseo específico. Usted no necesita completar esos detalles específicos, puede dejar esa parte en blanco, puede ser que después usted desee hacerlo.

Aun conociendo qué detalles quisiera escribir, es un poco complicado porque nadie sabe exactamente las circunstancias en las cuales su agente tendrá que hacer frente. Sin embargo, pudiera conseguir alguna idea de su médico, es más probable que él/ella tengan una idea de que desenlace pueda tener su enfermedad. Esto le ayudará a dirigir a su agente sobre como actuar cuando llegue el momento. Puede discutir con éxito ciertas y específicas circunstancias. Si discute los resultados, las declaraciones se enfocarán en cuales serían aceptables y en cuales no. Por ejemplo, "resucitación, sólo si puede continuar con sus funciones mentales". Las siguientes son algunas circunstancias específicas más comunes con las que nos encontramos en la mayoría de las enfermedades crónicas.

* La enfermedad de Alzheimer, y otros problemas neurológicos, son enfermedades que pueden dejarlo sin o muy poca facultad o función mental. Como lo mencionamos antes, estas no son enfermedades fatales. Es más, estos pacientes pueden vivir muchos años. Sin embargo, otras enfermedades pueden amenazar la vida del paciente, por ejemplo una neumonía, o un ataque al corazón. Todo lo que necesita hacer es decidir qué y cuanto tratamiento desea recibir. Por ejemplo, ¿desea antibióticos si tiene neumonía? ¿Desea ser resucitado si su corazón deja de funcionar? ¿Desea ser alimentado por tubos si está incapacitado para alimentarse por sí mismo? Recuerde, es su decisión el cómo va a contestar cada una de esas preguntas. Si desea un tratamiento agresivo, o más conservativo, si desea usar todos los medios posibles para mantenerse con vida, o no desea ningún medio especial que lo mantenga con vida. Por ejemplo, usted puede desear que se le alimente en forma artificial pero tal vez no desea estar sujeto a un equipo que le extienda la vida.

324

- Usted tiene los pulmones muy afectados y no funcionan bien, usted no mejora. Es incapaz de respirar por sí mismo, ¿desea estar en cuidados intensivos con un ventilador mecánico o máquina para respirar? Recuerde, en este caso usted no mejorará. El decir que usted no desea un equipo de respiración artificial es muy diferente a decir que no desea que lo usen cuando es para prolongarle la vida sin que consiga ninguna mejoría. Obviamente, el equipo de respiración artificial puede salvarle la vida en un ataque severo de asma. Y después de la emergencia o de un corto tiempo el cuerpo recobra su función normal. Aquí, el problema no es si nunca se usa el equipo de respiración artificial, la decisión realmente es o bajo qué circunstancias desea usar este equipo.

- Si tiene una enfermedad cardíaca la cual no puede mejorar con angioplastia (limpieza de las arterias) o cirugía. Usted está en la unidad cardíaca de cuidados intensivos. Si su corazón deja de funcionar, ¿desea ser resucitado? Con el equipo de respiración artificial, la pregunta no es si "usted desea siempre ser resucitado", en todo caso la pregunta sería "¿bajo qué circunstancias usted no desea ser resucitado?"

Estos ejemplos pueden darle a usted algunas ideas acerca de las decisiones dadas en el poder duradero permanente para el cuidado de la salud. De nuevo, lo más importante es entender y adaptar estas situaciones a su caso en particular. Usted puede preguntar a su médico cuales son los problemas y las decisiones más comunes para las personas como usted.

En resumen, existen muchas decisiones que usted necesita hacer para poder dar indicaciones a su agente de cómo actuar en el momento preciso:

- Generalmente, **¿cuánto tratamiento desea?** Esto puede variar desde muy agresivo que incluye hacer todo lo posible por mantenerlo con vida, hasta o el más conservador que seria no hacer nada, excepto el mantenerlo limpio y confortable.

- Conociendo los tratamientos artificiales que existen para mantener a las personas con vida y lo que estos implican **¿Qué tipo de tratamiento desearía usted, y bajo qué condiciones?**

- En caso que usted quedara mentalmente incapacitado (en estado vegetal) **¿qué tratamiento desearía recibir, si al estar así, usted adquiere una infección, una neumonía o alguna otra enfermedad?**

Muchas personas llegan a esta situación. Sin embargo, a la mayoría de ellos se les hace difícil escribir un *poder duradero para la atención médica*. Es importante recordar que para que sus deseos sean cumplidos, como persona proactiva, usted debería preparar un poder duradero para la atención médica, y compartirlo con su agente o representante, con su familia y con su médico. Este es un excelente comienzo pero no el final del trabajo. Si lo comparamos con el trabajo de un gerente de empresa, éste no sólo debe preparar su correspondencia sino también asegurarse que será enviada a su destinatario. Preparar un poder duradero para la atención médica puede ser un tema difícil, por eso en la siguiente sección, vamos a ofrecer sugerencias y ejemplos para hacer más fácil este tema.

Conversando con tu Familia, Amigos y Agente

325

Antes de empezar a discutir sus deseos con su familia, amigos y agente, todos deberían tener copias de su poder duradero permanente del cuidado de salud. Cuando termine de escribir su documento, lo haya firmado tanto usted como los testigos, saque varias copias y entregue una a cada persona interesada: su familia, su agente y su médico. También, puede entregarle una copia a su abogado.

Ahora ya está listo para hablar acerca de sus deseos. A nadie le gusta hablar sobre su propia muerte y menos aun a sus seres queridos. Cuando usted reúne a su familia, y amigos para hablar de este tema, las primeras respuestas serán de:

"Oh, no pienses en eso ahora" o
"Falta mucho tiempo para ese momento"
"No seas exagerado, tu no estás muy enfermo".

Lamentablemente, esto es suficiente para terminar la conversación. El trabajo como persona proactiva es mantener la conversación abierta. Hay varias formas de hacerlo. Primero, programe como va a comenzar la discusión acerca de este tema. Aquí ofrecemos sugerencias de cómo hacerlo:

- *Prepare su poder duradero permanente* y *entregue copias* a los miembros de su familia, amigos. *Invítelos a leer el* documento y déles un tiempo para empezar la discusión. Si alguno de ellos le da respuestas iguales a las mencionadas en el párrafo anterior, usted debe decirle lo siguiente: *"Yo e*ntiendo que este es un tema difícil para ustedes, pero para mí es muy importante que ustedes conozcan mis deseos", o "Entiendo que el tema de la muerte es un tema difícil para todos, pero es importante discutirlo en este momento".

- Usted puede *conseguir copias en blanco de los formularios del poder duradero para la atención medica,* la puede distribuir a sus familiares *y sugerir que completen y compartan la información.* Este tema es para los miembros adultos en su familia. Si se hace una junta o reunión familiar, con todas las personas involucrados en el tema, va a lograr que la discusión sea más fácil. También esto podría ayudar a clarificar los valores que cada uno tiene del tema de la muerte.

- Si estas dos sugerencias son difíciles de poner en práctica, entonces usted puede *escribir una carta o preparar un vídeo* y enviarla a sus familiares. En la carta o en el vídeo usted puede explicar las razones del porqué es importante discutir el tema de la muerte y dejarle saber sus deseos del tratamiento que quiere recibir. También explique las razones de su decisión. Y envíe una copia de su poder duradero a sus familiares. Pídales que respondan de la manera más conveniente para ellos. También, usted puede arreglar su tiempo para conversar con cada uno de ellos personalmente o por teléfono.

Por supuesto, en su decisión, es importante que busque a una persona con quien pueda hablar libremente e intercambiar ideas. Si su representante no está dispuesto, o se siente incapaz de hablar a cerca de sus deseos, probablemente no será la persona indicada para ser su agente. No se deje engañar. El hecho que una persona sea muy cercana a usted emocionalmente no significa que va a entender sus deseos y que será capaz de llevarlos a cabo. Este es un tema que no se debe ignorar. A no ser que a usted no le importe, si sus familiares deciden por usted el tratamiento que va a recibir. Por esta razón, es mejor seleccionar a una persona que no esté tan cercana de usted emocionalmente. Hablar con su agente o representante es muy importante, especialmente, si él/ella no tiene por escrito los detalles del tratamiento que desea recibir y prefiere que esta persona lo sepa verbalmente.

Conversando con Su Doctor

En nuestros estudios de investigación hemos aprendido que a las personas se les hace más difícil hablar con sus doctores del poder duradero para la atención medica, que con sus familiares. De hecho, solamente un bajo porcentaje de personas que han hecho el poder duradero permanente lo han compartido con sus médicos. Hay razones muy importante para hablar con el médico acerca de este tema. Primero, usted necesita asegurarse que su doctor entiende y respeta sus deseos. Si él/ella no está de acuerdo en la importancia de sus deseos, es posible que no los pueda realizar. Segundo, su doctor necesita saber cuales son sus deseos acerca de los tratamientos que usted quiere recibir en el futuro. Esto le permite a su médico dar las indicaciones adecuadas como: escribir ordenes para usar o no usar máquinas de respiración artificial, en caso que necesite. Tercero, su doctor necesita saber quien es su agente y como localizarlo.

Es muy importante darle a su doctor una copia de su "Poder Duradero para la Atención Medica", para que sea parte permanente de su expediente médico. Nuevamente, el problema es como iniciar la conversación con su médico.

Es sorprendente encontrar que algunos médicos tienen dificultad para discutir el tema de la muerte con sus pacientes. Ellos trabajan para aliviar y mantener con vida a sus pacientes, y no les gusta pensar en la muerte. Por otro lado, la mayoría de los doctores si quieren que sus pacientes tengan un "Poder Duradero para la Atención Medica".

Si usted desea, pídale a su doctor un tiempo para hablar acerca de este tema. Pero no lo haga al final de una visita regular. Usted puede empezar la visita diciéndole al médico: "necesito unos minutos para hablar con usted acerca de mis deseos en caso que se presenten complicaciones graves o probabilidad de morir". Si lo presenta de esa manera, su médico hará un tiempo para hablar con usted. Si su doctor no tiene el tiempo suficiente para hacerlo, haga otra cita solamente para hablar de ese tema con más tranquilidad. Algunas veces el doctor, igual que tu familia o amigos, puede expresarse de la siguiente manera:

"Oh, no tienes que preocuparte de eso por ahora" o
"No te preocupes, cuando eso ocurra, ya veremos que hacer".

Nuevamente, usted tiene que tomar la iniciativa, utilizando los mensajes en "Yo". Usted tiene que decirle a su médico que este tema es importante para usted y no quiere posponer hablarle de sus deseos.

Algunas veces los doctores piensan que les hacen un favor a sus pacientes al no decirles las cosas desagradables que le pueden suceder en caso de estar en una situación grave. Usted puede ayudar a su médico informándole que va a tener más control de la situación si hace ahora las decisiones acerca de su futuro. Esto ayudará a su médico a sentirse tranquilo. No conocer y no tener claro de lo que sucederá en caso de una situación grave es más preocupante que saber la verdad y hacerle frente. Por muy desagradables que ésta sea.

Aun sabiendo todo lo mencionado antes, todavía puede ser muy difícil hablar con su médico sobre este tema. Otra alternativa que le puede ayudar, es pedirle a su agente que lo acompañe para hablar con su doctor. Esto dará la oportunidad a su médico y a su agente de conocerse. De esta manera todos podrán aclarar algún malentendido acerca de su "Poder Duradero para la Atención Medica". Esto abre las vías de comunicación, así que su representante y su médico podrán realizar sus deseos con menos problemas. Si a pesar de todo, todavía "no puede" hablar con su médico, por lo menos envíele una copia del documento, para que sea parte de su archivo médico.

Ahora usted ya hizo todas las cosas importantes, ya se puede quedar tranquilo, lo peor ya pasó. Sin embargo, recuerde que usted puede cambiar de pensamiento en el momento que quiera, a lo mejor su agente ya no está disponible o sus deseos cambiaron, son otros. Asegúrese de mantener su poder duradero para atención médica, actualizado. Igual que un documento legal, este puede ser anulado o cambiado en cualquier momento. En todo caso debe ser actualizado cada siete años. Sin embargo, si está incapacitado cuando la fecha de su poder duradero se vence, este quedará en vigor hasta que pueda renovarlo. Las decisiones hechas hoy no son para siempre.

328

Ultima nota: En muchos estados del país (los Estados Unidos) se reconoce el poder duradero para la atención médica, aunque hayan sido hechos en otros estados. Sin embargo no siempre es así. Si usted se va a vivir a otro estado por un período largo, lo mejor es asegurarse con un abogado si en ese lugar su documento es válido o aceptado. Tambien puede escribir a Choice In Dying para aclarar cualquier duda.

RECURSOS COMUNITARIOS
(nota sólo en inglés)
Poder Duradero para la Atención Medica

Choice In Dying — (Elegir en la Muerte)
Senior Center — (Centros para personas mayores)
Hospital — (Hospitales)
Health Care Organization — (Organizaciones de Cuidado para la Salud)
Growth House — (La Casa del Crecimiento)

Dar a conocer sus deseos acerca de cómo quiere que se le trate en el momento en que su vida corre peligro de muerte es uno de los temas más importante en el manejo personal de las enfermedades crónicas. La mejor manera de hacerlo es preparar un poder duradero para atención médica y compartirlo con su familia, amigos cercanos y con su doctor. Asegúrese de revisar los formularios en su estado de residencia por medio de su doctor o un abogado.

Si estas dos sugerencias le parecen también difíciles, o, por alguna razón, son imposibles de llevarlas a cabo, puede escribir una carta o preparar un casete con su voz y enviarlo a los miembros de su familia. En la carta o casete, hable que desea que ellos conozcan y discutan lo que sienten con relación a este tema. Luego exprese sus deseos, proporcionando las razones que ha elegido. Al mismo tiempo, envíeles una copia de su poder duradero para la atención médica.

El tener preparado un poder duradero para la atención médica, le dará seguridad y control de su salud y de su vida. A la vez la paz mental que no le está dejando la carga pesada de la decisión a sus seres queridos. Recuerde eso es parte de ser proactivo en el manejo de su enfermedad.

Index

336